rororo

ro
ro
ro

Ein kritischer Leitfaden für Eltern

Ohrenschmerzen, Fieber, Neurodermitis, Husten oder Windpocken – unter diesen Krankheiten haben viele Kinder zu leiden. Doch wie kann man ihnen am besten helfen? Wann sind Medikamente sinnvoll? Wie steht es mit der Wirksamkeit und der genauen Dosierung? Oder könnte auch ein »bewährtes Hausmittel« in Frage kommen?

Dr. Gabi Hoffbauer, Fachärztin für Innere Medizin, und Dr. Nicole Schaenzler, promovierte Psychologin und Medizinjournalistin, beschreiben übersichtlich und einfach die am häufigsten auftretenden Krankheiten im Kindesalter mit Symptomen, Ursachen und Verlauf. Sie geben praktische Behandlungstipps und setzen kritisch die Wirksamkeit der Medikamente und ihren Nutzen ins Verhältnis zu Nebenwirkungen und Risiken. Die Frage, welche Medikamente und Wirkstoffe wirklich helfen und wie verträglich und empfehlenswert sie sind, beantworten sie anhand der meistgekauften und -verordneten Arzneimittel aus Deutschland, Österreich und der Schweiz. Darüber hinaus machen sie deutlich, wann Eltern auf Medikamente verzichten sollten und welche alternativen Behandlungsmöglichkeiten wirksam sind.

Ein unverzichtbares Nachschlagewerk für die richtige Anwendung von Medikamenten und Wirkstoffen bei Kindern.

Dr. Gabi Hoffbauer / Dr. Nicole Schaenzler

Handbuch Medikamente für Kinder

- Medikamente und Wirkstoffe
- Risiken und Nebenwirkungen
- Alternative Behandlungsmöglichkeiten

Rowohlt Taschenbuch Verlag

rororo mit kindern leben

Haftungsausschluss: Das vorliegende Buch ist sorgfältig recherchiert und erarbeitet worden. Dennoch erfolgen alle Angaben ohne Gewähr. Eine Haftung der Autorinnen oder des Verlags für eventuelle Schäden, die aus den im Buch gemachten Hinweisen entstehen, ist ausgeschlossen.

Veröffentlicht im Rowohlt Taschenbuch Verlag,
Reinbek bei Hamburg, April 2005

Umschlaggestaltung ZERO Werbeagentur, München
(Foto: FinePic, München)
Druck und Bindung Clausen & Bosse, Leck
Printed in Germany
ISBN 3 499 61730 7

Inhalt

Einleitung

Kinder werden mindestens ebenso oft krank wie Erwachsene. Sie bekommen zwar keine Herzinfarkte und werden nur höchst selten von einer Kniegelenksarthrose gequält, dafür haben sie sich häufiger mit Erkältungen, Infektionen, Magen-Darm-Beschwerden und manches Mal auch mit ernsteren Krankheiten herumzuschlagen.
Deshalb brauchen auch Kinder gelegentlich Medikamente, um Krankheiten rascher heilen zu lassen und vor deren Komplikationen geschützt zu werden. Allerdings genügt es dafür nicht, die Medikamentendosierung für Erwachsene einfach zu teilen oder zu vierteln, um damit bei den Kindern die gleiche Wirkung zu erzielen, aber keinen Schaden anzurichten.
Gerade Babys und Kleinkinder benötigen eine genau auf sie zugeschnittene medikamentöse Behandlung. Ihre noch unreifen Organe können viele Stoffe weniger gut aus dem Körper wieder ausscheiden, als es bei Erwachsenen der Fall ist. Außerdem können sich die Mittel in ihrem kleinen Körper, der zudem ganz anders als beim Erwachsenen zusammengesetzt ist, auch anders verteilen. Und es gibt sogar Medikamente, die bei Kindern höher dosiert werden müssen als bei Erwachsenen.

Doch hier ergibt sich gleich das erste große Problem bei der Behandlung von Kindern mit Arzneimitteln: Die Wirksamkeit und die Sicherheit der meisten Medikamente wurden und werden tatsächlich meist nur an Erwachsenen getestet. Wenn Kinder in einer solchen Studie mit berücksichtigt wurden, dann handelte es sich um Jugendliche oder allenfalls Schulkinder. Kleinkinder und Säuglinge wurden – aus verständlichen ethischen Gründen – von solchen Untersuchungen so gut wie immer ausgeschlossen. Unglücklicherweise aber müssen auch diese ganz jungen Menschen immer wieder einmal mit solchen Medikamenten behandelt werden, für die ein Beweis der Wirksamkeit und vor allem der Sicherheit in diesem Alter gänzlich fehlt.
Auch dieses Buch kann diese Lücke nicht vollständig schließen. Und es ist sogar wahrscheinlich, dass diese Lücke immer bestehen bleiben wird. Wir können aber die Empfehlung aussprechen, und dies werden wir immer wieder ganz deutlich tun, dass Eltern bei der medikamentösen Behandlung von Säuglingen und Kleinkindern ganz besonders vorsichtig sein müssen.

Das heißt, dass sie Medikamente in diesem Alter wirklich nur dann bekommen sollten,

- wenn sie dringend notwendig sind,
- wenn ihre Wirksamkeit erwiesen ist und
- wenn das Verhältnis von Nutzen zu Risiken als günstig eingeschätzt werden kann.

Da sich Eltern bei der Gabe von Medikamenten an ihre Kinder nur sehr selten auf einen wissenschaftlichen Nachweis von Wirksamkeit und Unbedenklichkeit verlassen können, müssen sie sich in erster Linie auf die Erfahrungen stützen, die mit diesen Medikamenten bereits vorliegen. Das bedeutet wiederum, dass sie bei der medikamentösen Behandlung ihrer Kinder vor allem dann auf der sicheren Seite sind, wenn sie Mittel anwenden, die bereits seit vielen Jahren auf dem Markt sind, deren Wirkung als plausibel und erfahrungsgemäß günstig erscheint und die sich andererseits als nebenwirkungsarm und weitgehend ungefährlich erwiesen haben. Der Wirksamkeitsnachweis dieser Substanzen bei Erwachsenen sollte auf jeden Fall erbracht sein, um kleine Kinder nicht überflüssigerweise unwirksamen Mitteln auszusetzen, die trotzdem mitunter gefährliche Nebenwirkungen haben können.

Die Hauptaufgabe dieses Buches sehen wir darin, die Wirksamkeit von Medikamenten und ihren Nutzen im Verhältnis zu möglichen Nebenwirkungen und Risiken zu bewerten. Dabei greifen wir in den meisten Fällen – zwangsläufig – auf jene Studien zurück, die vor allem an Erwachsenen durchgeführt worden sind. Und wir stützen unsere Bewertungen auf Forschungsergebnisse, die heute als verlässlich gelten, da sie nach gültigen wissenschaftlichen Standards durchgeführt werden.

Immer wieder werden Sie in Zeitungen, Zeitschriften und im Fernsehen Berichten begegnen, deren Aussage auch auf Ergebnissen von wissenschaftlichen Untersuchungen beruhen – oder vielmehr beruhen sollten. Eine große Zahl dieser Studien erfüllt jedoch keineswegs die geforderten Ansprüche an Wissenschaftlichkeit und Objektivität – ganz zu schweigen von der immer stärker zunehmenden Zahl an manipulierten Studienergebnissen.
Viele dieser vielfach in den Medien zitierten Untersuchungen stützen sich auf Experimente im Reagenzglas. So kann es zwar sein, dass Knoblauchextrakt einer Bakterienkultur im Reagenzglas den Garaus macht; die Ableitung, dass Knoblauch daher auch für den Menschen nützliche antibakterielle Eigenschaften besitzt, ist allerdings kühn. Dass diese Eigenschaften auch im komplizierten System Mensch zur Wirkung kommen, ist nämlich eher unwahrscheinlich. Denn jene Wirkstoffe, die im Reagenzglas

zum Absterben der Bakterien führen, werden im menschlichen Organismus vielleicht bereits im Magen oder im Darm unschädlich gemacht und können daher niemals ihr Ziel, wie z.B. eitrige Mandeln, in ausreichendem Maße erreichen. Nichtsdestotrotz wird als Nebeneffekt des Knoblauchs heutzutage angepriesen, dass dieses wohlschmeckende Gewürz antibakteriell wirke.

Was bedeutet »wissenschaftlich belegt«?

Solche Fehlinformationen des Verbrauchers haben in der letzten Zeit auf erschreckende Weise um sich gegriffen und sind selbst in angeblich seriösen Fachzeitschriften und Wissenschaftssendungen im Fernsehen gang und gäbe. Um fundiert Aufklärung zu bieten, dürfen jedoch nur klinische Studien als Nachweis von Wirksamkeit und Sicherheit eines Medikaments anerkannt werden, die an Patienten durchgeführt werden. Andere Fehlinformationen werden durch Studien bekräftigt, die zwar am Menschen erfolgen, aber weitere wissenschaftliche Kriterien nicht erfüllen.

Die einzige Studienform, die weitgehend objektive Urteile zulässt, muss u.a. »Plazebokontrolliert« durchgeführt werden. Dabei erhält ein Teil der Patienten das zu untersuchende Medikament, und ein anderer Teil wird mit einem Scheinmedikament (Plazebo) behandelt, das genauso aussieht, riecht und schmeckt wie das »echte«. Damit auch der Arzt nicht die Wirkung des getesteten Mittels beeinflussen kann, darf er ebenfalls nicht wissen, welcher Patient das echte und welcher das Scheinmittel erhält. Da also weder Patient noch Arzt wissen, wer womit behandelt wird, nennt man solche Studien »doppel-blind«. Bis auf die wenigen Fälle, bei denen eine solche doppelte »Verblindung« nicht möglich ist, müssen alle Arzneimittel nach diesem Schema getestet werden.

Ein weiteres Kriterium, das für höchstmögliche Objektivität sorgt, ist die Zusammenstellung der Patientengruppen. So würde das Ergebnis der Untersuchung stark verfälscht, wenn in der Gruppe, die das »echte« Medikament erhält, jüngere und gesündere Patienten aufgenommen wären als in jener Gruppe, die mit Plazebo behandelt wird. Zwar muss die Aufnahme der Patienten in die Behandlungsgruppen dem Zufallsprinzip folgen, aber die Verteilung nach Alter, Geschlecht, Begleiterkrankungen etc. muss in beiden Gruppen etwa gleich sein. Dies nennt man »randomisiert«. Auch sollte die Zahl der Patienten groß genug sein, um zufällige oder von den Herstellern »erwünschte« Ergebnisse weitgehend auszuschließen.

Und schließlich spielt auch die Zeitspanne, über die die Untersuchung durchgeführt wird, eine große Rolle. So kann es sein, dass die Behandlung einer Krebserkrankung durch ein Medikament, welches das Wachstum von Tumorzellen unterdrückt, innerhalb von mehreren Wochen relativ erfolgreich ist, über Jahre hinaus jedoch andere Ergebnisse zeigt.

Die Objektivität von wissenschaftlichen Studien ist nicht zuletzt auch dadurch zu beeinträchtigen, dass man ihre Ergebnisse auf die für den Arzneimittelhersteller günstigen Aussagen reduziert. Deshalb dürfen heute nur noch Studien als wissenschaftlich anerkannt werden, bei denen der zu untersuchende Parameter von Anfang an festgelegt wurde und eine anschließende Interpretation »günstiger« Ergebnisse verboten ist. Natürlich sind so genannte »harte« Größen wie Überleben bzw. Heilung weniger von äußeren Einflüssen abhängig und damit weniger manipulierbar als »weiche« Größen wie das subjektive Befinden, das sich schlecht objektiv messen lässt.

Zieht man alle diese Kriterien als Grundlage eines wissenschaftlichen Wirkungs- und Unbedenklichkeitsnachweises von Medikamenten heran, dann entfallen viele jener Studien, die besonders in den Medien kritiklos zitiert werden. Der Verbraucher ist nicht in der Lage, aus der Aussage »wissenschaftlich nachgewiesen« die Spreu vom Weizen zu trennen. Das heißt umgekehrt aber auch, dass die Information selbst durch fachspezifische Medien keinesfalls immer objektiv und kritisch, sondern letztlich oft eine Desinformation ist, die im Dienste desjenigen steht, der ein Produkt verkaufen will.

Natürlich ist es dem Hersteller von Medikamenten unbenommen, seine Produkte an den Mann – oder hier besser an das Kind – bringen zu wollen. Dennoch ist gerade in der heiklen Branche der Pharmaindustrie eine sachgerechte Information über Wirksamkeit und Sicherheit von Medikamenten die Grundvoraussetzung für eine gute und weitgehend gefahrlose Therapie. Und da diese Information weder von der Industrie noch von den – von ähnlichen Interessen geleiteten – Apotheken und leider auch nicht immer von den – meist durch oben genannte Desinformationen fehlgeleiteten – Ärzten zu erhalten ist, haben wir in diesem Buch eine möglichst objektive Bewertung der häufigsten im Kindesalter verschriebenen oder ohne Rezept erworbenen Medikamente erarbeitet.

Dabei stützen wir uns in erster Linie auf eben jene beschriebenen prospektiven, randomisierten, Plazebo-kontrollierten Doppelblindstudien sowie auf aktuelle Daten über Nebenwirkungen und Risiken.

Eigentlich sollten mittlerweile alle auf dem Markt befindlichen Arzneimittel einen solchen Wirkungs- und Unbedenklichkeitsnachweis erbracht haben. Aber leider gibt es in Deutschland noch immer eine große Zahl älterer Medikamente, die nicht – wie im Arzneimittelgesetz von 1978 gefordert – auf Wirksamkeit und Nebenwirkungen untersucht worden sind. Statt dessen hat sich die Arzneimittelbehörde damit zufrieden gegeben, dass diese Mittel in angesehenen Übersichtsartikeln, in Hand- oder Lehrbüchern aufgenommen wurden und dass aussagekräftige Experimente (also im Reagenzglas oder aus Tierexperimenten gewonnene Befunde) über diese Substanzen vorliegen.

Zu diesen Mitteln, über die kein Nachweis eines Nutzens für den kranken Menschen verfügbar ist, gehören in erster Linie pflanzliche Präparate, die so als »besondere Therapierichtung« die heute in der gesamten Europäischen Union geltenden hohen wissenschaftlichen Anforderungen unterlaufen.

Natürlich ist nicht immer harmlos

Zwar muss die Tatsache, dass ein Medikament seine Wirksamkeit und Sicherheit nicht in einer wissenschaftlichen Untersuchung erwiesen hat, nicht unbedingt bedeuten, dass es tatsächlich nicht wirksam ist. Das Zögern der meisten Hersteller, diesen fehlenden Wirkungsnachweis doch noch zu erbringen, stimmt jedoch nachdenklich. Da sich pflanzliche Präparate aufgrund des derzeitigen Trends zur »sanften Medizin« auch ohne wissenschaftlichen Hintergrund gut verkaufen und die Gefahr besteht, dass viele der Präparate einer wissenschaftlichen Überprüfung der ihnen zugeschriebenen Wirkungen nicht standhalten würden, warten die Verbraucher vermutlich vergebens auf eine solche Überprüfung.

Da der Eindruck, pflanzliche Präparate seien grundsätzlich ungefährlich und gänzlich frei von Nebenwirkungen, durchaus täuschen kann, muss eine wissenschaftliche Überprüfung ihrer Wirksamkeit und ihrer Sicherheit vor allem für die Behandlung kleiner Patienten umso mehr gefordert werden. Auch auf diese Problematik werden wir in diesem Buch immer wieder hinweisen und die derzeit oft zu leichtgläubige Hinwendung zu »natürlichen« Mitteln kritisch hinterfragen.

Das Neue ist nicht immer das Bessere

Die Hersteller von Medizinprodukten bringen immer wieder neue Präparate auf den Markt, von denen faktisch aber nur wenige dem Anspruch gerecht werden, ein völlig neuartiges, innovatives Medikament zu sein. Denn nicht selten wurde lediglich die chemische Struktur eines altbekannten Wirkstoffs minimal verändert – was bedeutet, dass eine nachhaltige Verbesserung der Wirksamkeit kaum zu erwarten ist.

Gleichwohl sind gerade die »neuen« Medikamente meist wesentlich teurer als ihre Vorgänger. Tatsächlich liegen solchen »Neuentwicklungen« nicht selten primär wirtschaftliche Erwägungen zugrunde. So besteht für eine neu entwickelte Substanz grundsätzlich für mehrere Jahre ein Patentschutz, der es der Herstellerfirma erlaubt, das neue Medikament im Alleingang verkaufen zu können. Erst wenn dieses Patent abgelaufen ist, dürfen andere Hersteller das gleiche Produkt billiger vermarkten. Diese

Interessen der Industrie sind zwar aus wirtschaftlicher Sicht vollkommen nachvollziehbar, für den Verbraucher stehen jedoch ganz andere Kriterien im Vordergrund.
Vor allem bei chronischen Erkrankungen, die wie z.B. die Neurodermitis nur sehr schwer zu therapieren sind, werden in die neuen Wirkstoffe besonders hohe Erwartungen gesetzt. Geschürt werden die Hoffnungen oft durch verheißungsvolle Vorabberichte in den Medien. Meist zeigt sich allerdings bereits nach kurzer Anwendungsdauer, dass das neue Mittel auch nicht besser oder schlechter wirkt als all die anderen, mit denen man die Krankheitserscheinungen früher gelindert hat. Schlimm ist es nur, wenn sich jetzt auch noch unerwartete Nebenwirkungen einstellen, die durch die altbewährten Präparate nicht zu erwarten waren.
Unabhängig davon, ob das Kind unter einer chronischen Erkrankung oder einem banalen Atemwegsinfekt leidet – gerade bei Kindern sollten Eltern, umso mehr, je jünger sie sind, auf alle unwirksamen, überflüssigen und potenziell gefährlichen Medikamente unbedingt verzichten. Dies gilt auch und gerade für Mittel, die erst kürzlich zugelassen wurden und zu denen noch keine einschlägigen Erfahrungswerte und erst recht keine Langzeitstudien vorliegen.
Deshalb raten wir bei einigen Präparaten von einer Behandlung bei Kindern nach derzeitigem Erkenntnisstand mit dem Vermerk »aufgrund mangelnder Erfahrung« ab – was nicht ausschließt, dass verschiedene Studien das Medikament in einigen Jahren durchaus für unbedenklich erklären. Solange jedoch (noch) keine gesicherten wissenschaftlichen Erkenntnisse vorliegen, sollten Eltern lieber auf ein älteres, gut bekanntes, oft getestetes und vielfach bewährtes Präparat zurückgreifen, auch wenn das neue Mittel als »besser wirksam« propagiert wird.
Auf dieser Basis können Eltern nicht nur angemessen den therapeutischen Nutzen des Arzneimittels gegenüber seinen potenziellen Risiken abwägen, sondern im Zweifelsfall auch möglichen Gefahren durch eine sachgerechte Anwendung und entsprechende Vorsichtsmaßnahmen vorbeugen.
Ein Arzneimittel muss zumindest einige Jahre auf dem Markt sein, bevor man endgültig seinen Nutzen und seine Gefahren beurteilen kann. Nicht ohne Grund werden immer wieder gerade zugelassene Präparate zurückgenommen, da sie sich bei der Behandlung von Kranken im Alltag als weitaus risikoreicher erweisen, als dies in wissenschaftlichen Studien an ausgesuchten Probanden der Fall war.

Entweder – oder (Die Aut-Idem-Lösung)

Viele Firmen stellen die gleichen Wirkstoffe her. Und nicht wenige behaupten mit dem Hinweis, dass ja auch die Zubereitung eine wichtige Rolle spiele, dass gerade ihr Produkt besonders gut sei. Dies ist in einigen Fällen sogar richtig. So enthalten verschiedene Säfte und Tropfen für Kinder tatsächlich Hilfsstoffe, die viel häufiger Allergien auslösen können als z.B. die Hilfsstoffe in Tabletten. Außerdem sind sehr viele Pflanzenauszüge in Alkohol gelöst; dieser sollte jedoch Kindern grundsätzlich nicht ohne Bedacht verabreicht werden und zudem durch eine Anwendung »für die Gesundheit« nicht aufgewertet werden (Letzteres gilt insbesondere für eine längerfristige Behandlung mit alkoholhaltigen Präparaten).

In der Mehrzahl der Fälle ist es jedoch weitgehend ohne Bedeutung, in welche Hilfsstoffe ein Wirkstoff eingebettet ist, das gilt ganz besonders für einfache Tabletten, Dragees, Filmtabletten, Kapseln oder Zäpfchen. Es ist schließlich der Wirkstoff, der die Wirkung vermittelt, auf den es also ankommt.

Natürlich gibt es auch hier Ausnahmen: So sind z.B. Retardpräpate mit verlangsamter Freisetzung des Wirkstoffs Theophyllin, mit denen Kinder mit schwererem Asthma bronchiale behandelt werden können, nicht prinzipiell untereinander austauschbar, da die Art der Freisetzung des Wirkstoffs und daher seine Wirkung und die Verweildauer im Körper sehr unterschiedlich sein können. Bei den meisten anderen Medikamenten spielt die Zubereitung gegenüber dem Wirkstoff jedoch nur eine untergeordnete Rolle.

Um in dem stark strapazierten Gesundheitssystem Kosten zu sparen, wurde kürzlich vom Gesundheitsministerium die Regelung eingeführt, dass der Arzt auf dem Rezept den Wirkstoff verordnet und der Apotheker dann eines derjenigen Medikamente aussucht, die sich preislich im unteren Drittel aller angebotenen Präparate befinden. Umgekehrt kann auch der Arzt bereits aus den angebotenen preisgünstigen Mitteln eines aussuchen und dies auf dem Rezept angeben.

Zwar ist der Protest der Industrie und der Apotheker gegen diese Regelung immens, und auch einige Ärzte fühlen sich dadurch in ihrer Entscheidungsfreiheit eingeengt – obwohl man ihnen weiterhin eingeräumt hat, diese Regelung zu umgehen. Andererseits fahren viele andere Länder mit dieser Regelung schon seit Jahren sehr gut, denn schließlich ist es in den meisten Fällen allein der Wirkstoff, der die gewünschte Wirkung vermittelt – und der ist in allen teuren wie preisgünstigen Präparaten gleich, wenn er vom Arzt auf dem Rezept verordnet wurde.

Lassen Sie sich also nicht durch zahlreiche zum Teil unreflektierte Pressemeldungen verunsichern: Ihr Kind wird auch mit einem preisgünstigeren Medikament gut behandelt, sofern es den richtigen Wirkstoff erhält.

Deshalb ist es nur konsequent, dass wir uns in diesem Buch vor allem an den Wirkstoffen orientieren und uns mit einigen Präparatebeispielen begnügen. Bei der Auswahl der von uns aufgeführten Medikamente haben wir uns im Übrigen vor allem an den aktuellen Zahlen der am meisten verordneten Therapeutika in Deutschland orientiert. Sollten Sie ein Präparat nicht unter diesen Beispielen finden, bedeutet dies also keineswegs, dass es nicht so gut (oder schlecht) ist wie die erwähnten Medikamente. Auch können sich die Namen der Präparate innerhalb kurzer Zeit ändern, so dass man sie aus diesem Grund nicht mehr in den Präparatebeispielen findet. Letztlich kommt es, wie gesagt, auf den Wirkstoff an.

Gefährliche Hausmittel

Da man gerade bei Kindern, umso mehr, je jünger sie sind, auf alle unwirksamen, überflüssigen und potenziell gefährlichen Medikamente unbedingt verzichten sollte, finden Sie in diesem Buch eine Vielzahl von Hinweisen auf wirklich wirksame natürliche Behandlungsmethoden, die nicht immer in der Verabreichung von Kräutern und Pflanzenextrakten bestehen müssen. Denn diese können für einige Kinder sogar eher ein Risiko darstellen als eine Quelle der Gesundheit.

Deshalb haben wir es uns zur Aufgabe gemacht, auch den therapeutischen Nutzen einiger »bewährter Hausmittel« kritisch zu hinterfragen und es außerdem einmal aus der Sicht der Kinder zu betrachten, wie unangenehm kalte Wadenwickel bei hohem Fieber, heiße Kartoffelwickel um den ohnehin schon glühenden und schmerzenden Hals oder das Gurgeln mit Salzwasser bei entzündeter Mundschleimhaut sein können.

Auch bei diesen eher einer verklärten Betrachtungsweise als wissenschaftlicher Erkenntnis entspringenden Behandlungsmaßnahmen ist zu fordern, dass nur das wirklich Wirksame und das absolut Notwendige dann einen Sinn haben, wenn das Leiden des Kindes dadurch gelindert und nicht noch weiter vergrößert wird.

Aber auch wenn wir zu der Erkenntnis gelangen, dass die meisten Hustensäfte und Halsschmerztabletten eine zu vernachlässigende Wirkung haben, soll dies nicht heißen, dass alle Mütter und Väter falsch und bedenklich handeln, wenn sie ihren Kindern einen Löffel Hustensaft geben – und damit sowohl sich selbst als auch dem Kind ein wenig Ruhe und Sicherheit vermitteln, dass sie etwas gegen dieses lästige Symptom Husten unternehmen. Allerdings sollten sie auf diese wohlschmeckende Plazebo-Handlung nur kurzfristig und vor allem nur dann zurückgreifen, wenn das angewandte Mittel keine Nebenwirkungen oder Risiken für das Kind birgt.

Nicht immer gleich eine Tablette

Hierbei ist auch zu bedenken, dass Kinder schon sehr früh bestimmte Verhaltensweisen erlernen. Und der (zu) rasche Griff zu einem Medikament, das weder einen nachgewiesenen Nutzen hat noch dringend notwendig ist, kann das Verhalten eines Menschen in die Richtung prägen, dass er auch später immer gleich zu einem Mittel greift, um sich von lästigen Symptomen zu befreien.

Uns geht es nicht darum, die Gabe eines Löffels Hustensaft zu dramatisieren. Aber wir möchten mit unseren kritischen Betrachtungen der oftmals nicht nachgewiesenen Wirksamkeit und Sicherheit von Medikamenten dazu beitragen, dass gerade leichtere Erkrankungen und Befindlichkeitsstörungen, wie sie im Kindesalter vorkommen, nicht immer Anlass für eine medikamentöse Behandlung sein müssen. Wir möchten vielmehr, dass Eltern mit ganz einfachen und natürlichen Mitteln und nicht zuletzt mit ihrer liebevollen Fürsorge das Vertrauen des Kindes darin stärken, dass diese leichteren Erkrankungen auch ohne medikamentöse Behandlung zumeist wieder vergehen. Zum anderen möchten wird Ihnen einen Leitfaden an die Hand geben, wann Sie auf gewisse Medikamente nicht verzichten sollten.
So sind es vor allem auch diese leichteren und im Kindesalter häufigen Erkrankungen und Symptome, deren medikamentöse Behandlung wir in diesem Buch kritisch beurteilen und den Eltern dabei behilflich sein wollen, welches Medikament sie dazu heranziehen können und auf welches sie lieber verzichten sollten. Dabei möchten wir auch eine Diskussionsgrundlage für den Besuch beim Arzt und Orientierungshilfen liefern – ohne Eltern und ihren leidenden Kindern unsere Bewertungen aufzwingen zu wollen.

Sehr viele schwere Krankheiten werden Sie hingegen in diesem Buch nicht besprochen finden, da sie in die Hände von Spezialisten gehören, die die individuelle Sachlage kennen. In spezieller Literatur werden Sie die nötigen Informationen dazu erhalten. Die Besprechung von Krankheiten wie Mukoviszidose, Diabetes mellitus, Leukämie oder Tuberkulose würde mehrere Bände beanspruchen. Daher haben wir uns – ohne Anspruch auf Vollständigkeit – auf die häufigsten Symptome und Krankheiten beschränkt sowie auf jene Medikamente, die für diese Fälle nicht selten auch ohne Rezept in der Apotheke erhältlich sind. Ebenso haben wir nur die wichtigsten bzw. häufigsten Neben- und Wechselwirkungen der jeweiligen Wirkstoffe aufgeführt.

Vertrauen Sie Ihrer Intuition!

Sie werden in diesem Buch viel über wirksame und weniger wirksame Medikamente, über ihre Möglichkeiten und ihre Risiken erfahren. Doch woran erkennen Eltern, ob und wann der Einsatz von Medikamenten unausweichlich ist?
Tatsächlich ist es bei Kindern vor allem im Anfangsstadium einer Krankheit nicht immer auf den ersten Blick erkennbar, ob es sich um einen harmlosen Infekt oder um die Vorboten einer behandlungsbedürftigen Krankheit handelt. Das Kind fiebert und klagt über Bauchschmerzen: Besser erst einmal abwarten? Oder in der Hausapotheke nach einem geeigneten Mittel suchen? Oder doch lieber sofort den Arzt aufsuchen? Um die

richtige Entscheidung zu treffen, ist letztlich vor allem Beobachtungsgabe – und Intuition – gefragt.
Tatsächlich erfassen Eltern meist intuitiv, ob bzw. dass sich bei ihrem Kind eine Krankheit anbahnt; dabei sind es zunächst oft weniger die Krankheitssymptome als vor allem die kleinen, für andere vielleicht kaum wahrnehmbaren Veränderungen, wie das plötzliche Ruhebedürfnis des sonst so lebhaften Kindes oder seine ungewöhnliche Unausgeglichenheit und Weinerlichkeit, die Eltern aufmerken lassen. Auf diese Intuition und vor allem auf die Gewissheit, den kleinen Patienten besser zu kennen als jeder andere, sollten sich Eltern immer dann besinnen, wenn das Unwohlsein ihres Kindes sie aus der Balance zu bringen droht.
Eltern sollten darauf vertrauen, dass das eigene Gespür immer ein besserer Ratgeber ist als etwa die Anleitungen von (Fach-)Büchern oder die gut gemeinten Ratschläge anderer. Und gerade dieses untrügliche Gespür zeigt im Zweifelsfall auch die Grenzen der Selbstbehandlung auf bzw. wann es notwendig ist, mit dem Kind umgehend einen Arzt aufzusuchen.
Intuition in Kombination mit einem »gesunden Menschenverstand«, der auch und gerade dann wertvolle Dienste leisten kann, wenn es darum geht, nüchtern Nutzen und Risiko eines Medikaments zur Linderung von Beschwerden abzuwägen, können entscheidend zur Gesundheit Ihres Kindes beitragen.
Tatsächlich sollte der Einsatz von Arzneimitteln grundsätzlich gut überlegt sein. Dafür spricht nicht nur, dass es mitunter sehr viel mehr Sinn machen kann, erst einmal den Selbstheilungskräften des kindlichen Organismus zu vertrauen: So können z.B. Durchfall, Fieber oder Erbrechen durchaus wichtige »Selbsthilfemaßnahmen« des kindlichen Organismus sein, sich von krank machenden Einflüssen zu befreien. Hinzu kommt, dass manche Krankheitszeichen gerade bei Kindern nach einigen Tagen oft von selbst wieder verschwinden – und dies ohne eine spezielle medikamentöse Behandlung.
Umgekehrt kann es sein, dass Eltern bei einer ernsten Erkrankung Ihres Kindes mögliche unerwünschte Wirkungen eines Medikaments bewusst in Kauf nehmen müssen, da nur so das Kind vor schweren Folgeerscheinungen oder bleibenden Gesundheitsschäden bewahrt werden kann. Hier sei vor allem an die meist zwingend notwendige (und zugleich in der Regel sicher wirksame) Behandlung mit Antibiotika bei bakteriellen Infektionen gedacht oder an den – kurzzeitigen – Einsatz von kortisonhaltigen Mitteln, etwa um einen schweren Neurodermitisschub zu lindern.
Schließlich kann auch der Verlauf einer Krankheit wichtige Hinweise geben, ob und wann Symptome als Alarmzeichen gewertet werden müssen. Grundsätzlich gilt: Jeder Hinweis auf eine Verschlechterung des Zustands, jedes neu auftretende Symptom sollte ernst genommen und (erneut) von einem Arzt begutachtet werden.

Im Übrigen kann es letztlich nie schaden, das Kind im Krankheitsfall von einem Arzt untersuchen zu lassen – auch dann, wenn sich die Beschwerden des Kindes als harmlos erweisen. Dies gilt erst recht für Säuglinge und Kleinkinder, die auch bei unspezifischen Symptomen möglichst immer einem Arzt vorgestellt werden sollten. Denn hinter Fieber, Unruhe, auffälliger Schläfrigkeit, Trinkunlust und Erbrechen kann sich ein harmloser Schnupfen, aber auch eine gefährliche Harnwegsinfektion oder Hirnhautentzündung verbergen.

Krankheit ist ein Teil des Lebens

Einige Kinder leiden unter einer schweren chronischen Krankheit, wie z.B. an Asthma bronchiale oder einer Neurodermitis.

Hier ist es wichtig, dass Kinder und Eltern lernen, Störungen und Krankheiten anzunehmen. Denn das ist der erste Schritt, um mit einer Krankheit so umgehen zu können, dass sie das Leben nicht massiv beeinträchtigt, sondern auf eine vernünftige Weise in den Alltag integriert wird, so dass das Leben trotzdem Freude macht und das Kind sich ungeachtet seiner Krankheit weitgehend normal entwickeln kann.

Je mehr Informationen das Kind über seine Krankheit erfährt, desto eigenständiger wird es in dessen Behandlung und desto unabhängiger ist es von der ständigen Präsenz medizinischer Hilfe. So kann z.B. ein gut geschultes Kind mit Asthma bronchiale durch tägliche Messung seines maximalen Atemflusses eine drohende Verschlechterung rechtzeitig erkennen, wenn dieser Atemfluss um einen gewissen Prozentsatz abnimmt, und diese Verschlechterung durch angemessene Erhöhung der Medikamentendosierung zumeist aufhalten.

So sei zum Abschluss noch einmal darauf hingewiesen, dass ein krankes Kind am besten aufgehoben ist, wenn seine Eltern bei der Behandlung

- ihrer Intuition und ihrem »gesunden Menschenverstand« folgen,
- landläufige Meinungen und weit verbreitete Irrtümer kritisch hinterfragen,
- dem Kind, wann immer nötig, Linderung verschaffen und
- es umgekehrt nicht mit Medikamenten oder anderen Behandlungsformen belasten, deren Wirkung fragwürdig erscheint und/oder deren Unbedenklichkeit nicht ausreichend belegt ist.

Hierbei möchten wir alle Eltern und ihre Kinder mit unserem Buch unterstützen.

Dr. Gabi Hoffbauer
Dr. Nicole Schaenzler

Kurze Anleitung zum Umgang mit diesem Buch

Um Ihnen den Umgang mit diesem Buch zu erleichtern, haben wir jedes Kapitel nach dem gleichen Prinzip aufgebaut: Nach einer kurzen **Definition** des Symptoms bzw. der Krankheit folgt die Darstellung der **häufigsten Ursachen**. Danach werden die **typischen Beschwerden** beschrieben, und ein weiterer Abschnitt befasst sich mit der Frage, **wann** das Kind von einem **Arzt** untersucht werden muss. Im nächsten Abschnitt beschreiben wir die möglichen **Folgen und Risiken** eines Symptoms bzw. einer Krankheit, die vor allem dann drohen, falls sie nicht rechtzeitig erkannt und behandelt wird.

Anschließend widmen wir einen ausführlichen Abschnitt jenen Möglichkeiten, mit denen man ein Symptom auch ohne Medikamente lindern bzw. mit denen man die medikamentöse Behandlung der Krankheit unterstützen kann (**nichtmedikamentöse Behandlung**). Auch hier nehmen wir kritisch zu vielen Hausmitteln Stellung, wenn diese z.B. unwirksam oder gar gefährlich sein können oder wenn sie das Kind zu stark belasten bzw. sein Leiden eher verschlimmern als lindern.

Im Abschnitt **Behandlung mit Medikamenten** stellen wir die wichtigsten und häufigsten Behandlungsformen des Symptoms bzw. der Krankheit vor und geben zu den eingesetzten Medikamenten eine erste Stellungnahme ab. Danach folgen die zur Behandlung dieses Krankheitsbildes am häufigsten eingesetzten **Wirkstoffe**, wobei wir in einem Kasten jeweils den Wirkstoff, ein oder mehrere **Präparatebeispiele** sowie die häufigsten **Darreichungsformen** darstellen. Anschließend erklären wir die Wirkungsweise der besprochenen Wirkstoffe.

Im Abschnitt **Anwendungen** geben wir Hinweise auf die Dosierung eines oder mehrerer Wirkstoffe, wobei wir insbesondere bei sehr häufig angewandten Wirkstoffen auch die jeweils altersgemäßen Dosierungen berücksichtigen.

In zwei weiteren Abschnitten beschreiben wir die häufigsten **unerwünschten Wirkungen** sowie **Gegenanzeigen und häufige Wechselwirkungen**. Dem folgt eine ausführliche und begründete **Bewertung** der besprochenen Wirkstoffe mit einer Empfehlung, welche sich – gemäß den aktuellen Daten unabhängiger wissenschaftlicher Studien – gut und welche sich weniger gut bzw. nicht zur Behandlung von Kindern eignen.

Fieber

Fieber ist ein häufiges Krankheitssymptom bei Kindern. Vor allem Säuglinge und Kleinkinder reagieren auf beginnende Krankheitsprozesse mit einem schnellen Anstieg der Körpertemperatur. Allerdings ist zu bedenken, dass bei ihnen bereits die normale Temperatur etwas höher liegt als bei älteren Kindern und Erwachsenen. Fieber kann langsam ansteigen oder sich relativ rasch entwickeln, sich in Abhängigkeit der Tageszeit verändern oder konstant erhöht sein. Die normale Körpertemperatur steigt im Laufe des Tages leicht an. Sie ist frühmorgens am niedrigsten, am späten Nachmittag am höchsten. Außerdem hängt die Temperatur davon ab, was und wie viel das Kind isst und trinkt sowie von seiner Kleidung, der Zimmertemperatur und ob das Kind liegt oder umhergeht, ruhig oder aufgeregt ist.

Fieber ist keine eigene Krankheit, sondern es ist ein Krankheitssymptom – auch wenn sich die Ursache für einen Anstieg der Körpertemperatur nicht immer finden lässt.

Die Angaben darüber, ab welcher Körpertemperatur Fieber vorliegt, variieren. Bei Kindern gelten meist Werte von 38,0 °C und mehr als Fieber. Von hohem Fieber spricht man bei Werten ab 39,5 °C, ab 41 °C von sehr hohem Fieber. Die Werte beziehen sich auf eine Messung im Enddarm (siehe auch weiter unten).

Ursachen

Fast immer verursachen Infektionen das Fieber. Weitere häufige Auslöser für die ansteigende Körpertemperatur sind bei Kindern:

- Verletzungen, z. B. ein Knochenbruch, große Blutergüsse,
- Zahndurchbruch,
- Medikamente,
- Vergiftungen,
- Impfungen.

Bei Säuglingen führt auch starker Durst zu einer erhöhten Körpertemperatur. Bisweilen reagieren Kinder auf starke psychische Belastungen mit Fieber.

• Nur sehr selten wird Fieber in diesem Alter durch entzündliche, rheumatische oder bösartige Erkrankungen hervorgerufen. Ebenfalls seltene Fieberursachen in diesem Alter sind Autoimmunerkrankungen, Hormonstörungen oder Stoffwechselkrankheiten. Bei einer Autoimmunkrankheit richtet sich das körpereigene Abwehrsystem gegen Teile des eigenen Körpers. Manchmal kommt es vor, dass Fieber ganz ohne erkennbare Ursache auftritt.

Fieber unterstützt fast immer die körpereigenen Abwehrvorgänge. Es beschleunigt zahlreiche dieser Reaktionen und aktiviert den gesamten Stoffwechsel sowie Herz und Kreislauf. Das kann man sogar am Puls ablesen: Mit jedem Grad Temperaturanstieg wird der Puls um zehn Schläge schneller.

Fieber entsteht dadurch, dass der Sollwert für die Körpertemperatur im Wärmeregulationszentrum des Gehirns erhöht wird. Auslöser dieser Verstellung sind Stoffe (so genannte Pyrogene), die z.B. aus Bakterien stammen oder im Rahmen der Abwehrreaktionen des Organismus aus speziellen weißen Blutzellen oder aus zerstörten Körperzellen freigesetzt werden.

Typische Beschwerden

Fieber ist in der Regel nur eines von vielen Krankheitssymptomen. Häufig führt Fieber auch zu Kopf- und Gliederschmerzen, Mattigkeit und Frieren. In einigen Fällen – insbesondere bei kleinen Kindern – kann selbst hohes Fieber rasch wieder zurückgehen, ohne dass weitere Symptome hinzugetreten wären.

TIPP: Bei einem kranken Kind ist fast immer auch das Allgemeinbefinden beeinträchtigt. Das Kind ist schläfrig, schlapp, hat keinen Appetit, weint oder quengelt, ist ungewöhnlich anhänglich und will kaum spielen. Das hilft Ihnen zu unterscheiden, ob das Kind tatsächlich krank ist oder ob es nur zu heftig herumtobte. Achten Sie auch auf eine angemessene, nicht zu warme Kleidung. Im Zweifelsfall lassen Sie Ihr Kind eine halbe Stunde lang ausruhen und wiederholen danach die Fiebermessung.

• Wenn die Temperatur ansteigt, werden die inneren Organe verstärkt durchblutet; Arme und Beine sind eher kühl. Dies lässt das Kind frösteln oder gar frieren. Zu einem Schüttelfrost kommt es meist nur bei älteren Kindern und Jugendlichen. In dieser Anfangsphase kann das Kind blass aussehen. Seine Haut fühlt sich normal oder sogar kühl an, obwohl die Temperatur im Körperinneren bereits erhöht ist.

TIPP: Verlassen Sie sich beim Verdacht auf Fieber nicht allein auf die Prüfung von Stirn oder Wangen des Kindes. Selbst wenn Arme, Beine und Kopf noch relativ kühl sind, kann die Temperatur im Rumpf schon deutlich über dem Normalwert liegen.

• Früher oder später zeigen sich meist weitere Symptome. Bei einem Infekt sind das Schnupfen, Halskratzen, Husten, Kopfweh, Bauchschmerzen, eventuell ein Hautausschlag oder andere Beschwerden.

• Fieber kann durchaus gefährlich werden: der Körper trocknet aus, Muskeleiweiß wird abgebaut und bei kleineren Kinder mit einer entsprechenden Neigung entstehen Fieberkrämpfe. Hohes Fieber trübt das Bewusstsein bis hin zur Apathie. Wenn das Fieber abfällt, fühlt sich das Kind warm an und schwitzt. Bei raschem Fieberabfall kann es zu Kreislaufstörungen kommen.

Richtig Fieber messen

Säuglinge und Kleinkinder:

Messen Sie das Fieber möglichst im Enddarm, dabei erhalten Sie die genauesten Werte. Sie legen es am besten auf den Rücken und heben beide Beinchen etwas an. Halten Sie das Kind dabei sanft fest. Fetten Sie das Thermometer etwas ein, bevor Sie es langsam und vorsichtig in den Enddarm schieben.

Schulkinder:

Wenn die Kinder frei durch die Nase atmen können, ist eine Messung im Mund möglich. Legen Sie das Fieberthermometer unter die Zunge. Das Kind soll das Thermometer fest mit den Lippen umschließen und mehrere Minuten so halten.

Größere Kinder schaffen es auch, ein Thermometer einige Minuten lang ruhig unter der Achsel liegen zu lassen.

Die Messung mit Infrarotthermometern ist einfach, allerdings schwanken die Werte bisweilen sehr stark. Wenn Sie sich unsicher sind oder eine bedrohliche Situation besteht, dann sollten Sie noch einmal im Enddarm nachmessen. Die rektale Messung liefert noch immer die exaktesten Werte.

Unterschiedliche Ergebnisse durch verschiedene Messmethoden

Ort der Messung	Normbereich	Messdauer
unter der Achsel (axillar)	36,0–37,3 °C	7 Minuten
im Mund (oral)	36,2–37,5 °C	3 Minuten
im Enddarm (rektal)	36,5–37,8 °C	3 Minuten
im Ohr mit Infrarotthermometer (aurikulär)	35,8–38,0 °C	einige Sekunden

Wann zum Arzt?

Bei leichtem Fieber bis 38,5 °C kontrollieren Sie den Wert mehrmals am Tag. Wenn es gegen Abend weiter ansteigt, befragen Sie Ihren Kinderarzt, wie Sie weiter vorgehen sollen.

Zum Arzt sollten Sie auch gehen, wenn sich die Ursache des Fiebers nicht feststellen lässt. Bei Fieber über 39,5 °C sollten Sie Ihr Kind möglichst bald einem Kinderarzt vorstellen. Warm angezogen und gut eingepackt können Sie es in die Praxis bringen. In größeren Städten gibt es mittlerweile Notfallpraxen, die am Abend und am Wochenende geöffnet sind.

Wenn das Fieber über 41 °C steigt und/oder fiebersenkende Medikamente bei hohen Werten keine Wirkung zeigen, müssen Sie sofort einen Arzt rufen. Das gilt auch, wenn das Kind zum ersten Mal einen Fieberkrampf (siehe Seite 23) erleidet oder Anzeichen eines bedrohlichen Flüssigkeitsverlusts (siehe Seite 23) bestehen. Mit so hohem Fieber sollte das Kind nicht mehr transportiert werden. Bestehen Sie auf einen Hausbesuch oder rufen Sie gegebenenfalls den Notarzt. Bleiben Sie ruhig! Ihre Angst sollte das ohnehin kranke Kind nicht zusätzlich beunruhigen.

- *Ein fiebernder Säugling muss umgehend vom Arzt untersucht werden, auch wenn das Fieber nicht über 38,5 °C steigt.*
- *Ältere Kinder mit chronischen Krankheiten und Immundefekten müssen ohne Verzögerung ärztlich untersucht werden; ebenso Kinder, die aufgrund einer anderen Krankheit Medikamente einnehmen, die die Abwehrreaktionen beeinträchtigen.*
- *Immer wiederkehrende Fieberschübe können auf eine chronische Krankheit hinweisen und müssen ärztlich abgeklärt werden.*
- *Manches Fieber lässt sich mit Medikamenten senken, steigt aber wieder an, wenn die Wirkung der Medikamente abklingt. Solches Fieber müssen Sie spätestens nach drei Tagen weiter abklären lassen.*
- *Treten zum Fieber und den Symptomen einer Erkältung weitere Beschwerden auf, insbesondere Schlafstörungen oder Unruhe, Verwirrtheit oder starke Kopfschmerzen, dann sollten Sie das Kind ebenfalls sofort zu einem Arzt bringen.*

Mögliche Risiken und Folgeschäden

Die meisten Beschwerden sind nur unangenehm, wie etwa Schwitzen oder Frösteln, Abgeschlagenheit, Kopf- und Gliederschmerzen sowie die üblichen Erkältungssymptome. Doch besonders Säuglinge und Kleinkinder sind auch gefährdet; sie können austrocknen und/oder Fieberkrämpfe erleiden.

Austrocknung

Das Fieber verursacht einen erhöhten Flüssigkeitsbedarf. Kleinere und größere Kinder gleichen den Mehrbedarf in der Regel durch viel Trinken aus. Bei Babys kann es jedoch rasch zu einer gefährlichen Austrocknung kommen, der man vielfach nur durch Infusionen in der Klinik entgegenwirken kann.

TIPP: Ein Säugling äußert seinen Durst nur durch Schreien oder Quengeln – Reaktionen, die auch auf das Fieber und seine Symptome zurückzuführen sind. Achten Sie deshalb auf andere Zeichen, die auf eine Austrocknung hinweisen. Solche Zeichen sind

- trockene Schleimhäute,
- eine verminderte Tränenbildung, die zu einem seltenen Lidschlag führt,
- große, eingefallene Fontanelle,
- tief in ihre Höhlen eingesunkene Augen,
- ausbleibende Urinausscheidung (weniger als alle vier bis fünf Stunden),
- angehobene Hautfalten verstreichen langsamer.

Eine weitere wichtige Informationsquelle ist das Körpergewicht. Je stärker das Kind an Gewicht verliert, umso größer ist das Ausmaß der Austrocknung. Eine leichte Austrocknung besteht bereits, wenn es mehr als 5 Prozent seines Gewichts durch Verdunstung von Flüssigkeit verliert. Sie müssen ihm vermehrt zu trinken geben.

Dabei gilt die Faustregel: Ein Kind braucht mit jedem Grad erhöhter Temperatur am Tag etwa 5 bis 10 ml Flüssigkeit pro Kilogramm Körpergewicht zusätzlich zum üblichen Bedarf.

Wenn das Kind mehr als zehn Prozent seines Gewichts verliert, müssen Sie es unverzüglich zu einem Arzt oder in die Klinik bringen. Der Flüssigkeitsverlust muss rasch durch Infusionen ausgeglichen werden.

Fieberkrämpfe

Manche Kinder neigen im späten Säuglings- bis Kindergartenalter dazu, auf einen Fieberanstieg im Rahmen eines Infektes mit einem Krampfanfall zu reagieren. Am häufigsten kommen Fieberkrämpfe zwischen dem 14. und 18. Lebensmonat vor. Diese Reaktionsweise ist erblich veranlagt, aber es muss ein Auslöser, wie zum Beispiel ein fieberhafter Virusinfekt, dazukommen, damit in dem noch unreifen Nervensystem ein Krampfanfall ausgelöst wird.

Beim Fieberkrampf verliert das Kind plötzlich das Bewusstsein, seine Muskeln werden steif oder sie beginnen zu zucken. Meist löst sich der Krampf nach wenigen Minuten und das Kind schläft tief und fest ein.

Rufen Sie unbedingt Ihren Kinderarzt oder bringen Sie Ihr Kind zum Arzt bzw. in die Klinik, wenn es zum ersten Mal einen Fieberkrampf erleidet. Hält der Krampfanfall län-

ger als zehn Minuten an, müssen Sie den Notarzt rufen. Er wird den Fieberkrampf mit Medikamenten unterbrechen. In der Arztpraxis oder im Krankenhaus wird das Kind genau untersucht, ob eine behandelbare Ursache den Krampfanfall ausgelöst hat, wie z.B. eine Hirnhautentzündung. Stellen die Ärzte nur einen Fieberkrampf fest, dann darf das Kind bald wieder nach Hause.
Auch wenn sich Fieberkrämpfe nicht häufig wiederholen, sollten Sie bei einem Kind, das bereits einmal einen Fieberkrampf hatte, bei jedem echten Anstieg der Körpertemperatur sofort handeln. Jedes Fieber über 38 °C müssen Sie mit Medikamenten senken. So schützen Sie Ihr Kind vor einem weiteren Fieberkrampf. Wenn dennoch wieder ein Fieberkrampf auftritt, wird Ihnen der Arzt ein krampflösendes Mittel verordnen; zumeist Diazepam (siehe Seite 33) in Form eines Zäpfchens. Das Zäpfchen geben Sie Ihrem Kind bei jedem Fieber gleichzeitig mit dem Fieberzäpfchen.

Fieberkrämpfe sind in der Regel harmlos, auch wenn die Muskelzuckungen bisweilen gefährlich ausschauen. Auch bedeuten Fieberkrämpfe nicht, dass das Kind später eine Epilepsie entwickelt. Das gilt nur für etwa ein Prozent der Kinder, die als Kleinkinder unkomplizierte Fieberkrämpfe hatten.

Nichtmedikamentöse Behandlung

Viel trinken

Bei Fieber besteht generell ein erhöhter Flüssigkeitsbedarf. Lassen Sie Ihr Kind selbst entscheiden, was es trinken mag – gleich ob Mineralwasser, verdünnte Obstsäfte, einen gesüßten Tee oder eine Limonade. Ältere Kinder mit Fieber dürfen auch ruhig mal eine Cola trinken. Wichtig ist nicht, was Ihr Kind trinkt, sondern dass es viel trinkt. Es muss ausreichend Flüssigkeit zu sich nehmen, um den erhöhten Verbrauch auszugleichen und der Gefahr einer Austrocknung vorzubeugen.

TIPP: Wenn Sie Ihr Baby stillen, dann sollten Sie es häufiger als sonst an die Brust anlegen, zumal bei Fieber auch der Energiebedarf steigt. Allerdings sind viele kleine Kinder durch das Fieber so geschwächt, dass sie das Trinken an der Brust zu sehr anstrengt. Dann bieten Sie zwischendurch immer wieder etwas ungesüßten Tee aus dem Fläschchen an. Lässt sich auf diese Weise die verloren gegangene Flüssigkeit nicht ersetzen, muss das Kind Infusionen erhalten (siehe Seite 23).

Die richtige Kleidung

Fröstelt das Kind oder besteht eine gesteigerte Muskelaktivität (»Schüttelfrost«), wie es beim Fieberanstieg der Fall ist, sollte das Kind warm angezogen und/oder auf das Bett eine weitere Decke gelegt werden, die man bei Fieberabfall mit Schwitzen und Wärmegefühl wieder leicht entfernen kann.

Einem Kind, das 39,0 °C und mehr Fieber hat, verschafft man Erleichterung, wenn man dafür sorgt, dass sein Körper von der Raumluft gekühlt werden kann. Befreien Sie Ihr Kind von überflüssiger Kleidung und ziehen Sie ihm leichte Baumwollsachen wie z.B. einen dünnen Schlafanzug oder auch nur Unterwäsche an. Liegt es im Bett, decken Sie es mit einem Laken zu. Achten Sie jedoch darauf, dass es nicht friert und keiner Zugluft ausgesetzt ist.

Kühlende Wickel, Waschungen und Bäder

Kühlende Wadenwickel mit feuchten Tüchern gelten als bewährte Hausmittel zur Fiebersenkung. Aber auf keinen Fall dürfen Sie Wadenwickel anlegen, wenn das Kind kalte Arme und Beine hat oder fröstelt. Die Tücher werden nicht mit kaltem, sondern mit eher lauwarmem Wasser getränkt.

Einigen Kindern ist der plötzliche Kältereiz sehr unangenehm. Nehmen Sie Rücksicht auf die Abneigung Ihres Kindes und verzichten Sie im Zweifelsfall auf diese Maßnahme, vor allem, wenn das Kind sich schlecht fühlt.

Bei hohem Fieber kann eine Waschung oder ein Bad mit lauwarmem Wasser Kühlung bringen. Achten Sie darauf, dass die Temperaturdifferenz nicht zu groß ist: Zu kaltes Wasser ruft nicht nur den Protest des Kindes hervor, es kann eventuell sogar den umgekehrten Effekt haben und das Fieber ansteigen lassen.

Leichte Kost

Eigentlich ist dieser Rat überflüssig. Das Kind spürt selbst am besten, was es essen möchte und was nicht. Kaum ein Kind mit 40 °C verlangt nach Pommes frites. Umgekehrt sollten Sie Ihrem Kind keine noch so gesunde Mahlzeit aufdrängen, wenn es keinen Hunger hat. In den allermeisten Fällen gleichen die Kinder einen leichten Gewichtsverlust später wieder aus. Wenn das Fieber abgeklungen und die Infektion überstanden ist, stellt sich rasch wieder ein gesunder Appetit ein.

Bettruhe

Auch das spürt ein Kind selbst am besten. Akzeptieren Sie den Wunsch Ihres Kindes. Lassen Sie es im Bett liegen, wenn es will, und erlauben Sie ihm aufzustehen und ein wenig zu spielen, sofern es das möchte. Nur das Spielen im Freien und ein hemmungsloses Herumtoben in der Wohnung sind bei Fieber tabu. Vielleicht bauen Sie Ihrem Kind ein Behelfsbett in Ihrem Wohn- oder Esszimmer. So fühlt es sich nicht allein gelassen und es kann mit Ihnen spielen. Umgekehrt haben Sie es im Blick, falls sich sein Befinden verschlechtert.

Behandlung mit Medikamenten

Wann Eltern zu fiebersenkenden Maßnahmen greifen sollten, hängt nicht allein von der Höhe des Fiebers, sondern auch von der Verfassung des Kindes ab: Einige Kinder wirken bereits bei einer erhöhten Temperatur bis 38,0 °C ermattet und krank, bei anderen scheint das Allgemeinbefinden trotz eines Temperaturanstiegs auf 39,0 °C und mehr noch erstaunlich wenig beeinträchtigt. Sofern die Temperatur nicht innerhalb kurzer Zeit auf 39,0 °C und mehr ansteigt, kann es sinnvoll sein, die fiebersenkenden Maßnahmen noch ein wenig hinauszuzögern. Warten Sie erst ab, wie sich das Fieber entwickelt und welche anderen Krankheitssymptome eventuell noch auftreten. Fieber fördert die Bekämpfung von Krankheitserregern. Andererseits belasten sehr hohe Temperaturen oder ein anhaltendes Fieber den kindlichen Organismus sehr, insbesondere Stoffwechsel, Herz und Kreislauf, wodurch es zu einer Verstärkung des Krankheitsprozesses kommen kann. Keinesfalls sollten Sie zögern, wenn Ihr Kind bereits einmal einen Fieberkrampf erlitten hat oder wenn es an chronischen Erkrankungen des Herzens, der Lunge, des Nervensystems oder an einer Stoffwechselkrankheit leidet, ihm bereits bei einem leichten Anstieg der Körpertemperatur ein Präparat zur Fiebersenkung zu verabreichen. Hier sollten die Eltern allerdings auch rasch für eine ärztliche Abklärung der Fieberursache sorgen und diese behandeln lassen.

> *Generell gilt: Sie sollten zu fiebersenkenden Maßnahmen greifen, wenn Ihr Kind unter Schüttelfrost leidet oder einen sehr kranken Eindruck macht. Auch wenn das Kind über Schmerzen wie etwa Kopfweh, Ohrweh oder Gliederschmerzen klagt, sollten Sie eingreifen. Geben Sie ihm dann bereits bei leichterem Fieber ein fiebersenkendes Mittel, das gleichzeitig die Schmerzen lindert.*

Die medikamentöse Behandlung des Fiebers ist im Allgemeinen sehr effektiv. Vor allem bei Virusinfektionen sinkt das Fieber innerhalb einer Stunde nach der Einnahme des Mittels um etwa 1 °C. Puls und Atem normalisieren sich, die Beschwerden lassen nach, und das Kind wird ruhiger.

Das sicherste Mittel zur Fiebersenkung bei Kindern ist nach wie vor Paracetamol – sofern es altersentsprechend dosiert und nur über kurze Zeit angewandt wird. Es hat neben seiner fiebersenkenden Wirkung auch schmerzlindernde Eigenschaften und mil-

dert dadurch weitere Symptome der Krankheit, die dem Fieber zugrunde liegt oder mit ihm einhergeht, etwa Kopfweh und Gliederschmerzen.
Ibuprofen wirkt ebenfalls fiebersenkend und schmerzlindernd. Darüber hinaus hat es entzündungshemmende Effekte. Wegen seiner möglichen Nebenwirkungen sollte es nur dann eingesetzt werden, wenn Paracetamol nicht in Frage kommt.
Acetylsalicylsäure und Metamizol sollten aufgrund ihrer seltenen, aber möglicherweise lebensbedrohlichen Nebenwirkungen bei Kindern und Jugendlichen nur unter ärztlicher Aufsicht verabreicht werden. Ihr Einsatz darf nur erfolgen, wenn die beiden anderen Mittel nicht eingesetzt werden können, das hohe Fieber aber unbedingt gesenkt werden muss.

Worauf Sie achten sollten

- Säuglinge unter drei Monaten dürfen ohne ärztliche Aufsicht keine fiebersenkenden oder schmerzstillenden Medikamente bekommen. In diesem Alter sind die Mechanismen zum Abbau dieser Wirkstoffe noch nicht ausgereift.
- Gerade bei Kindern sind Kombinationen verschiedener Wirkstoffe, wie sie in einigen so genannten »Grippemitteln« vorkommen, nicht sinnvoll. Einige dieser Substanzen können unangenehme bis gefährliche Wirkungen auf Herz und Kreislauf haben. Außerdem erhöht sich die Gefahr der Nebenwirkungen mit jeder Komponente, während die positive Wirkung dadurch nicht unbedingt zunimmt.
- Ebenfalls wenig empfehlenswert ist die Kombination von fiebersenkenden Mitteln mit Vitamin C. Die Wirkung des Vitamins auf ein rascheres Abklingen von Infekten ist nicht nachgewiesen, dafür kann es aber an Magen und Darm ebenfalls Nebenwirkungen auslösen bzw. verstärken.
- Fiebersenkende Medikamente sollten Sie nicht länger als drei Tage anwenden. Spätestens dann muss ein Arzt die Ursache des Fiebers klären. Möglicherweise steckt eine bakterielle Infektion dahinter, die mit einem Antibiotikum behandelt werden muss.

Fiebersenkende Medikamente

Paracetamol

Wirkstoff	Präparatebeispiele	Darreichungsformen
Paracetamol	Acetalgin® (CH), Panadol® (CH), Paracetamol ratiopharm® (D), Ben-u-ron® (A, CH, D), Benuron® Tabletten (D), Paracetamol STADA® (D), Paracetamol-AL® (D), Paracetamol Lichtenstein® (D), Paracetamol von ct® (D), Paracetamol Hexal® (D), Mexalen® (A), Becetamol® (CH), Paracetamol Generricon® (A), Pyromed® (D)	Zäpfchen, Saft, Tabletten, Brausetabletten, Kapseln

Paracetamol wirkt fiebersenkend, schmerzstillend und hat eine leichte entzündungshemmende Wirkung. Es ist noch nicht genau geklärt, wie Paracetamol diese Effekte entfaltet. Die schmerzlindernde Wirkung scheint durch das zentrale Nervensystem vermittelt zu werden.

Anwendung

Paracetamol wird in einer Dosis von zehn bis 15 mg pro Kilogramm Körpergewicht pro Einzeldosis angewandt. Bei Bedarf ist die Einnahme bis zu viermal täglich in einem Abstand von sechs bis acht Stunden erlaubt. Die Zeitabstände müssen unbedingt eingehalten werden, weil eine höhere Dosis die Leber schädigen könnte. Zäpfchen werden in einer etwas höheren Einzeldosis verabreicht, da der Wirkstoff hier nicht ganz so gut vom Körper aufgenommen wird.

Dosierung von Paracetamol

Alter des Kindes		Einzeldosis (Zäpfchen)	Tagesdosis
3–12 Monate	bis 7 kg	125 mg	max. 350 mg
	über 7 kg	125 mg	max. 500 mg
1–5 Jahre		250 mg	1000 mg
6–12 Jahre		500 mg	2000 mg
ab 12 Jahre		1000 mg	4000 mg

Unerwünschte Wirkungen

• Die wichtigste Nebenwirkung von Paracetamol ist die möglicherweise lebensbedrohliche Schädigung von Leberzellen. Sie tritt aber nur dann auf, wenn das Mittel zu hoch dosiert wird oder wenn bereits eine schwere Leberschädigung besteht.

• Bei längerfristiger Einnahme über Wochen und Monate kann es in seltenen Fällen auch zu einer Schädigung der Nieren kommen.

• Paracetamol kann auch allergische Reaktionen hervorrufen, die von Hautrötungen über Hautausschlag, Atemnot, Übelkeit bis hin zum allergischen Schock reichen können.

Sie dürfen die für das jeweilige Alter angegebene Einzeldosis keinesfalls überschreiten. Halten Sie unbedingt die Zeitabstände von sechs bis acht Stunden ein. Lassen Sie das Medikament niemals unbeaufsichtigt im Kinderzimmer liegen, und überwachen Sie die Einnahme auch bei größeren Kindern. Dann ist Paracetamol ein sehr sicheres und nebenwirkungsarmes Medikament.

Gegenanzeigen und Wechselwirkungen

• Paracetamol darf auf keinen Fall eingenommen werden, wenn dieses Mittel bereits einmal eine allergische Reaktion hervorgerufen hat oder aus anderen Gründen nicht vertragen wurde.

• Auch sollte es nicht bzw. nur unter genauer Überwachung des Arztes verabreicht werden, wenn das Kind einen Leberschaden hat, ein Meulengracht-Syndrom besteht oder es Medikamente einnimmt, die die Leber schädigen können.

• Eine ausgeprägte Funktionsstörung der Niere führt zu einer schlechteren Ausscheidung des Mittels. In diesem Fall muss nach Anweisung des Arztes die Dosis verringert und eventuell die Wartezeit zwischen zwei Einnahmen erhöht werden.

Bewertung

Paracetamol ist nach wie vor das Mittel der Wahl zur Fiebersenkung bei Kindern. Es weist neben seiner fiebersenkenden Wirkung auch schmerzlindernde und schwach entzündungshemmende Eigenschaften auf und mildert daher viele andere Krankheitssymptome. Solange Paracetamol in der richtigen Dosis und nur über einen kurzen Zeitraum hinweg angewandt wird, sind Nebenwirkungen selten.

Ibuprofen

Wirkstoff	Präparatebeispiele	Darreichungsformen
Ibuprofen	Nurofen® für Kinder Fiebersaft (D), Ibuhexal® (D), Aktren® (D), Ibuprofen von ct® (D), Brufen® (A, CH), Ibumerck® (D), Dolgit® (A, CH, D), Dolocyl® (CH), Ibuprofen Genericon® (A), Dolormin® für Kinder Ibuprofensaft (D)	Zäpfchen, Saft, Dragees, Kapseln, Tabletten

Ibuprofen wirkt fiebersenkend, schmerzlindernd und antientzündlich. Der Wirkstoff hemmt die Bildung bestimmter Stoffe, die so genannten Prostaglandine, die bei Entzündungen freigesetzt werden und Schmerzen fördern.

Anwendung

Ibuprofen wird in einer Dosis von 7,5 bis zehn mg pro Kilogramm Körpergewicht pro Einzeldosis bis zu viermal täglich angewandt. Die maximale Tagesdosis beträgt 20 bis 30 mg Ibuprofen pro Kilogramm Körpergewicht. Wichtig ist, diese Dosierung nicht zu überschreiten. Mit der Höhe der Dosis nimmt die Gefahr unerwünschter Nebenwirkungen zu.

Unerwünschte Wirkungen

• Vor allem unter einer längerfristigen Behandlung mit Ibuprofen oder bei hohen Dosen werden Bauchschmerzen, Appetitlosigkeit, Sodbrennen, Übelkeit und Erbrechen bis hin zu Magen-Darm-Geschwüren und -Blutungen beobachtet. Solch hohe Dosen werden zur Fiebersenkung kaum eingesetzt. Wenn das Kind dennoch über derartige Beschwerden klagt, müssen Sie das Mittel sofort absetzen. Dasselbe gilt für Nebenwirkungen wie Kopfschmerzen, Schwindel und Ohrgeräusche.

• Allergische Reaktionen und eine Verschlechterung eines Asthma bronchiale können bereits durch eine einzige Dosis Ibuprofen ausgelöst werden. Alle diese Nebenwirkungen erfordern einen sofortigen Abbruch der Behandlung.
• In seltenen Fällen sind nach der Einnahme von Ibuprofen Störungen der Blutbildung, Seh- und Hörstörungen, Leber- und Nierenfunktionsstörungen aufgetreten.

Gegenanzeigen und Wechselwirkungen

• Generell gilt: Ibuprofen 100 mg darf Säuglingen nicht unter sechs Monaten, Ibuprofen 200 mg Kindern nicht unter sechs Jahren, Ibuprofen 400 mg Kindern nicht unter zwölf Jahren, Ibuprofen 600 mg Kindern nicht unter 16 Jahren und Ibuprofen 800 mg nur Erwachsenen verabreicht werden.
• Keinesfalls darf Ibuprofen angewandt werden, wenn das Kind bereits einmal mit einer allergischen Reaktion darauf reagiert oder es aus anderen Gründen nicht vertragen hat.
• Nur unter ärztlicher Aufsicht – wenn überhaupt – darf das Mittel bei Magen-Darm-Erkrankungen, Asthma bronchiale, Störungen der Blutbildung oder der Blutgerinnung sowie Störungen der Leber- und Nierenfunktion eingenommen werden.
• Die gleichzeitige Einnahme von Glukokortikoiden und Ibuprofen erhöht die Gefahr, dass es zu Magen-Darm-Blutungen und -Geschwüren kommt.

Bewertung

In angelsächsischen Ländern findet das nichtsteroidale Antirheumatikum Ibuprofen schon seit langer Zeit häufig Anwendung. In letzter Zeit wird es auch in Deutschland zunehmend zur Fiebersenkung bei Kindern empfohlen. Ibuprofen wirkt wie Paracetamol fiebersenkend; seine schmerzlindernden und insbesondere seine entzündungshemmenden Wirkungen sollen stärker sein als bei Paracetamol.
Da es in höheren Dosierungen verschiedene Nebenwirkungen, insbesondere Magenbeschwerden und Nierenschäden, hervorrufen kann, ist es eher als Reservemittel zu bewerten. Es sollte erst dann eingesetzt werden, wenn das Kind Paracetamol nicht verträgt und eine Fiebersenkung notwendig ist.

Acetylsalicylsäure

Wirkstoff	Präparatebeispiele	Darreichungsformen
Acetylsalicylsäure	ASS-ratiopharm® (A, D), ASS Hexal® (D), ASS von ct® (D), ASS Stada® (D), ASS Heumann® (D), Acesal® (D), Aspirin® (A, CH, D), Aspegic® (CH)	Tabletten, Brausetabletten

Acetylsalicylsäure hemmt ähnlich wie Ibuprofen die Bildung von entzündungs- und schmerzfördernden Stoffen, den Prostaglandinen. Es wirkt fiebersenkend, schmerzlindernd und entzündungshemmend.

Anwendung

Acetylsalicylsäure sollte Kindern und Jugendlichen nur in Ausnahmefällen bei schweren Fieberzuständen und unter ärztlicher Kontrolle verabreicht werden. Die Nebenwirkungen sind zwar selten, aber lebensbedrohlich. Halten Sie die vom Arzt empfohlene Dosierung genau ein.

Unerwünschte Wirkungen

• Acetylsalicylsäure kann Magen-Darm-Probleme hervorrufen; sie reichen von Übelkeit über Bauchschmerzen, Magen-Darm-Geschwüren und -Blutungen bis hin zum Magen-Darm-Durchbruch. Das gilt insbesondere unter längerer Behandlung und bei hohen Dosen.

• In seltenen Fällen kann Acetylsalicylsäure zu Störungen der Leber- und Nierenfunktion, der Blutgerinnung und der Blutbildung sowie zu Hautblutungen führen, ein Asthma bronchiale auslösen oder ein bestehendes Asthma verschlimmern.

• In seltenen Fällen können allergische Reaktionen wie Hautausschläge bis hin zum allergischen Schock auf Acetylsalicylsäure auftreten.

• Am meisten gefürchtet ist das Reye-Syndrom. Es kann vor allem bei jüngeren Kindern, meist im Rahmen einer echten Grippe (Influenza) oder bei Windpocken, durch Acetylsalicylsäure ausgelöst werden. Diese Erkrankung führt zu schweren Schäden an Leber und Zentralnervensystem. Sie ist zwar selten, endet jedoch in bis zu 30 Prozent aller Fälle tödlich. Bei einem hohen Prozentsatz der überlebenden Kinder hinterlässt sie ausgeprägte Nervenschäden.

Gegenanzeigen und Wechselwirkungen

• Acetylsalicylsäure darf im Kindesalter nur in Ausnahmefällen zur Behandlung fieberhafter Erkrankungen eingenommen werden, da die Gefahr lebensbedrohlicher Nebenwirkungen besteht. Die Einnahme muss unbedingt unter ärztlicher Kontrolle erfolgen.

• Sofern es unter der Einnahme von Acetylsalicylsäure bereits zu allergischen Reaktionen oder anderen Nebenwirkungen gekommen ist, darf das Medikament nicht verabreicht werden.

• Bei Asthma, Magen- oder Zwölffingerdarmgeschwür, bei Störungen der Blutgerinnung sowie bei schweren Leber- und Nierenschäden sollte generell auf die Einnahme von Acetylsalicylsäure verzichtet werden.

Auch wenn der Wirkstoff für Erwachsene rezeptfrei erhältlich ist, eignet er sich keinesfalls zur Selbstmedikation für Kinder und Jugendliche!

Bewertung

Grundsätzlich sollte Acetylsalicylsäure bei Kindern und Jugendlichen nicht zur Senkung von Fieber im Rahmen eines einfachen fieberhaften Infektes angewandt werden. Es kann, wenn auch selten, zu lebensbedrohlichen Nebenwirkungen führen. Acetylsalicylsäure darf nur unter strenger ärztlicher Kontrolle verabreicht werden, und auch nur dann, wenn die anderen Mittel nicht vertragen werden oder aus anderen Gründen nicht gegeben werden dürfen und eine Fiebersenkung oder eine Schmerzbehandlung dringend notwendig ist.

Auf gar keinen Fall düfen Sie Ihrem Kind Acetylsalicylsäure geben, weil z.B. kein anderes fiebersenkendes Mittel zur Hand ist.

Metamizol

Wirkstoff	Präparatebeispiele	Darreichungsformen
Metamizol	Minalgin® (CH), Metalgin® (D), Novaminsulfon-ratiopharm® (D), Novalgin® (A, CH, D), Novaminsulfon Lichtenstein® (D), Berlosin® (D), Analgin® (D), Inalgon® neu (A)	Tropfen, Tabletten, Zäpfchen, Sirup, Injektionslösung

Metamizol, auch Novaminsulfon genannt, wirkt fiebersenkend und schmerzlindernd. Der genaue Wirkmechanismus ist noch nicht bekannt.

Anwendung

Metamizol darf allenfalls als Reservemittel unter ärztlicher Aufsicht angewandt werden, wenn ein dringender Anlass zur Fiebersenkung besteht und das Fieber mit Paracetamol und Ibuprofen nicht ausreichend gesenkt werden kann. Wenn der Arzt Metamizol verordnet hat, müssen Sie unbedingt (exakt) die von ihm vorgeschriebene Dosis sowie die vereinbarten Kontrolluntersuchungen – insbesondere des Blutbildes – einhalten.

Unerwünschte Wirkungen

- Ein relativ seltenes, aber lebensbedrohliches Ereignis unter der Behandlung mit Metamizol ist eine Schädigung des Knochenmarks. Sie kann die Blutbildung beeinträchtigen oder völlig zum Erliegen bringen. Deshalb muss unter einer Behandlung mit diesem Wirkstoff regelmäßig das Blutbild kontrolliert werden.
- Weitere Nebenwirkungen sind Allergien bis zum allergischen Schock sowie Hautreaktionen bis hin zum lebensbedrohlichen Lyell-Syndrom, wobei sich Haut und Schleimhäute wie bei einer Verbrennung großflächig vom Körper ablösen.
- Auch Leber- und Nierenschäden werden beobachtet, vor allem bei einer länger dauernden Anwendung.

• Eine intravenöse Injektion kann, insbesondere wenn sie zu schnell erfolgt, zu einem heftigen Blutdruckabfall bis hin zu einem Kreislaufschock führen.
• Die Behandlung mit Metamizol kann Asthmaanfälle auslösen oder ein bestehendes Asthma verschlimmern.

Gegenanzeigen und Wechselwirkungen
• Säuglinge unter drei Monaten bzw. unter fünf Kilogramm sollten möglichst nicht mit Metamizol behandelt werden.
• Metamizol darf nicht angewandt werden, wenn bereits früher einmal unter der Behandlung mit diesem Wirkstoff oder mit ihm verwandten Substanzen (Pyrazolone) allergische Reaktionen oder andere schwere Nebenwirkungen aufgetreten sind.
• Es sollte auch nicht Kindern gegeben werden, die unter Blutbildungsstörungen leiden oder die zur Behandlung anderer Krankheiten Medikamente erhalten, bei denen ebenfalls die Gefahr einer Störung der Blutbildung besteht.
• Kinder mit allergischem Asthma, bekannter Analgetika-Intoleranz, Glukose-6-Phosphat-Dehydrogenase-Mangel und akuter hepatischer Phorphyrie dürfen nicht mit Metamizol behandelt werden.

Bewertung
Metamizol ist ein weiteres Reservemedikament, das zur Verfügung steht, wenn mit anderen Maßnahmen keine ausreichende Fiebersenkung erzielt werden kann, diese aber dringend erforderlich ist. Da es schwere Nebenwirkungen, insbesondere potenziell lebensbedrohliche Störungen der Blutbildung, hervorrufen kann, muss die Einnahme vom Arzt überwacht und das Blutbild regelmäßig kontrolliert werden. Metamizol eignet sich nicht zur Selbstmedikation ohne vorherige Absprache mit dem Arzt. In England, den USA, Kanada und Australien ist Metamizol aufgrund seiner möglichen Nebenwirkungen nicht mehr erhältlich!

Mittel gegen Fieberkrämpfe

Wirkstoff	Präparatebeispiele	Darreichungsformen
Diazepam	Diazepam Desitin® rectal tube (D), Diazepam-ratiopharm® Zäpfchen (D), Faustan® Zäpfchen (D), Stesolid® Rectal Tube (D)	Zäpfchen, Mikroklistier

Diazepam gehört zur Gruppe der Benzodiazepine, die beruhigende, angstlösende, muskelentspannende und krampflösende Eigenschaften haben. Außerdem beugt Diazepam einen Fieberkrampf vor. Diese Effekte entfalten die Benzodiazepine, indem sie im zentralen Nervensystem den Einfluss eines Botenstoffs verstärken, der auf viele Funktionen hemmend wirkt.

Anwendung

Zur Vorbeugung eines Fieberkrampfes gibt man Kindern, die bereits einen oder mehrere Fieberkrämpfe hatten, das Diazepam in Form eines Zäpfchens oder Mikroklistiers zusätzlich zu einem fiebersenkenden Mittel wie Paracetamol. Es wird zwei Tage lang alle zwölf Stunden in einer Dosis von etwa 0,5 mg pro Kilogramm Körpergewicht verabreicht. Säuglinge sollten maximal zehn mg Diazepam pro Tag erhalten, Kleinkinder nicht mehr als 20 mg täglich.

Dosierung von Diazepam – Zäpfchen oder Mikroklistier à 5 mg

Alter/Gewicht des Kindes	Einzeldosis
Säuglinge	1/2 (– 1) Zäpfchen
Kleinkinder bis 15 kg	1 Zäpfchen
Kleinkinder über 15 kg	2 Zäpfchen (oder 1 Zäpfchen à 10 mg)

Am häufigsten kommt ein unkomplizierter Fieberkrampf vor. Er endet in der Regel nach wenigen Minuten von allein, so dass eine akute Behandlung nicht nötig ist. Geben Sie Ihrem Kind, das nach einem Fieberkrampf friedlich eingeschlafen ist, auf keinen Fall ein krampflösendes Medikament.

Die Akutbehandlung eines Fieberkrampfes, vor allem des ersten, bleibt immer dem Arzt vorbehalten. Wenn es sich um einen komplizierten oder lang anhaltenden Krampf handelt, muss der (Not-)Arzt den Krampf mit Medikamenten unterbrechen, das Kind in der Praxis oder in der Klinik genau untersuchen und eventuell eine weitere Behandlung einleiten.

Unerwünschte Wirkungen

- Bei Erwachsenen fürchtet man die Nebenwirkungen wie Abhängigkeit und Missbrauch. Sie spielen jedoch keine Rolle bei der kurzfristigen Gabe von Diazepam im Säuglings- und Kleinkindesalter.
- Diazepam ruft häufig Müdigkeit und Schwäche hervor. Das kann dazu führen, dass das Kind weniger trinkt, benommen und verwirrt ist.
- Außerdem kann der Wirkstoff auch gegenteilige Effekte provozieren. Er kann das Kind erregen, Unruhe und Angst auslösen. In diesen Fällen sollten Sie auf die Vorbeugung von Fieberkrämpfen mit Diazepam verzichten bzw. diese sofort beenden.

• In seltenen Fällen, insbesondere bei zu hohen Dosen, kann die Atmung des Kindes durch Diazepam beeinträchtigt werden. In einem solchen Fall müssen Sie sofort den Notarzt rufen, der dem Kind ein Gegenmittel verabreicht.

Gegenanzeigen und Wechselwirkungen

• Ist unter der Behandlung mit Diazepam oder anderen Mitteln dieser Wirkstoffgruppe (Benzodiazepine) schon einmal eine allergische Reaktion aufgetreten oder wurde das Mittel aus einem anderen Grund nicht vertragen, sollte man auf eine medikamentöse Vorbeugung vor Fieberkrämpfen mit diesem Wirkstoff verzichten.

• Bei einem angeborenen grünen Star, schweren Leberschäden, Atemstörungen oder bei einer angeborenen Muskelerkrankung (Myasthenia gravis) darf Diazepam nicht angewandt werden.

• Wenn die Gefahr von komplizierten Fieberkrämpfen vorliegt, kann der Arzt auch andere Mittel zur kurz- oder längerfristigen Vorbeugung verordnen, so z.B. Clonazepam oder Phenytoin.

• Diazepam sollte Säuglingen unter sechs Monaten möglichst nicht verabreicht werden.

• Außerdem sollte das Mittel nicht zusammen mit anderen Medikamenten gegeben werden, die ebenfalls dämpfend auf das zentrale Nervensystem wirken.

Bewertung

Diazepam ist ein gut wirksames und weitgehend sicheres Mittel zur Behandlung und zur Vorbeugung von Fieberkrämpfen bei Kindern, die dazu neigen. Allerdings muss das Mittel dem Alter entsprechend dosiert sein und darf nicht zu häufig angewandt werden. Mit dem Arzt sollte vereinbart werden, ob wirklich bei jedem Fieber Diazepam zur Vorbeugung eines Fieberkrampfes eingesetzt werden sollte. Fieber kann bei Kindern bekanntlich sehr häufig auftreten und dieses Mittel ist schließlich auch nicht frei von Nebenwirkungen. Auf keinen Fall darf ein Kind nach seinem fünften Geburtstag noch Diazepam erhalten, wenn seine Körpertemperatur ansteigt. Die Neigung zu Fieberkrämpfen hört in diesem Alter so gut wie immer auf.

Erkältungskrankheiten – Grippaler Infekt

Eine Erkältung, auch grippaler Infekt genannt, ist die häufigste aller Erkrankungen im Kindesalter. Im Alter von drei bis fünf Jahren durchleben die Kinder durchschnittlich zehn bis zwölf grippale Atemwegsinfekte im Jahr. Wenn man berücksichtigt, dass ein grippaler Infekt überwiegend in der kalten Jahreszeit auftritt, dann kann es durchaus vorkommen, dass ein Kind in diesem Alter während der Herbst- und Wintermonate fortlaufend erkältet ist.

Die meisten Kinderärzte halten diesen altersbedingten Häufigkeitsgipfel auch nicht für Besorgnis erregend. Im Gegenteil: Der kindliche Organismus erwirbt im Allgemeinen durch die Bekämpfung des Krankheitserregers eine Immunität gegen eine erneute Infektion mit genau diesem Erreger. Jeder überwundene Infekt bedeutet deshalb immer auch eine Stärkung des noch jungen Immunsystems.

Der grippale Infekt muss von der echten Virus-Grippe oder Influenza unterschieden werden. Sie ist durch einen deutlich schwereren Verlauf gekennzeichnet, kommt aber sehr viel seltener vor (siehe Kasten, Seite 38ff.).

Ursachen

Eine Vielzahl von Viren kann eine Erkältung verursachen. Sie siedeln sich meist in den Schleimhäuten von Nase, Rachen, Kehlkopf und Luftröhre an und befallen im weiteren Verlauf oft auch die Bronchien. Die Viren werden durch Tröpfcheninfektion übertragen, also durch Versprühen erregerhaltigen Speichels beim Sprechen, Niesen oder Husten oder auch durch Schmierinfektion mit virushaltigen Sekreten. Eine Erkältung ist sehr ansteckend.

Typische Beschwerden

Die ersten Symptome sind eine trockene, brennende oder wunde Nase, häufiges Niesen sowie ein leichtes Kratzen im Hals. Bis sie sich bemerkbar machen, vergehen nur Stunden bis wenige Tage nach der Infektion. Kurz danach schwillt die Nasenschleimhaut an und sondert ein zunächst meist wässrig-klares, später weiß-gelbliches Sekret ab. Die Nasenatmung ist behindert und die Augen können tränen. Die Rachenschleimhäute sind rot und geschwollen. Wenn die Erkältung weitere Atemabschnitte betrifft, leidet das erkrankte Kind nicht nur an einer verstopften Nase, Halsschmerzen und Schluckbeschwerden, sondern zusätzlich noch an Heiserkeit und Husten.

Erwachsene fühlen sich in den ersten Tagen nach der Infektion fast immer müde und abgeschlagen und leiden häufig an Kopf- und Gliederschmerzen. Vor allem bei jüngeren Kindern ist das Allgemeinbefinden mitunter nur gering beeinträchtigt. Nicht selten spielen und toben sie, ohne ihrer laufenden Nase oder ihrem Husten besondere Aufmerksamkeit zu schenken. Es kann aber auch sein, dass Frösteln und Fieber auftreten.

Besonders Säuglinge und Kleinkinder leiden mitunter unter hohem Fieber. Gewöhnlich verschwindet es nach 48 Stunden wieder. Nicht selten beeinträchtigt eine Erkältung einen Säugling sehr stark. Weil er noch nicht gleichzeitig atmen und trinken kann, kann die erschwerte Nasenatmung auch zu einer Trinkschwäche führen.

Wann zum Arzt?

Sie sollten Ihr Kind von einem Kinderarzt untersuchen lassen:

- wenn die Erkältung länger als fünf bis sieben Tage dauert,
- das Fieber über 39 °C ansteigt (siehe auch Fieber, ab Seite 19) oder
- das Fieber nicht innerhalb von 48 Stunden verschwindet.

Außerdem müssen Sie einen Arzt aufsuchen, wenn nach einigen Tagen plötzliches oder hohes Fieber auftritt und/oder andere Symptome hinzukommen. Säuglinge mit Fieber oder Erkältungssymptomen sollten möglichst sofort vom Arzt untersucht werden.

Mögliche Risiken und Folgeschäden

Gerade bei Kindern geschieht es sehr häufig, dass die Erkältungsviren im Verlauf des grippalen Infekts die Abwehrkräfte in den Atemwegen so schwächen, dass es zusätzlich zu einer bakteriellen Infektion kommt. Zu den häufigsten Komplikationen dieser Art gehören eine Hals- oder Mandelentzündung, eine Bronchitis sowie eine Mittelohr- oder Nebenhöhlenentzündung.

Nichtmedikamentöse Behandlung

Viel frische Luft

Ist das Kind fieberfrei und hat es Lust nach draußen zu gehen, dann tun Sie es. Es spricht nichts dagegen, mit ihm einen kurzen Spaziergang zu unternehmen oder auf den Balkon oder in den Garten zu gehen. Vermeiden Sie aber bitte, dass sich andere Kinder anstecken. So sollten Einkäufe oder Besuche von öffentlichen Spielplätzen mit dem kranken Kind tabu sein.

TIPP: Achten Sie darauf, dass das Kind warm angezogen und vor Kälte und Zugluft geschützt ist. Erkältete Säuglinge und Kleinkinder müssen im Freien zum Schutz ihrer Ohren grundsätzlich eine Mütze tragen.

Luftfeuchtigkeit

Bei zu trockener Luft kann die Nase ihre Filterfunktion nicht optimal erfüllen. Sorgen Sie deshalb für eine ausreichende Luftfeuchtigkeit in den Räumen, vor allem während der Heizungsperiode.

TIPP: Sie können zum Beispiel in der Nacht einen Wäscheständer mit feuchten Handtüchern ins Kinderzimmer stellen. Achten Sie auch darauf, dass die Raumtemperatur nicht zu hoch ist. Etwa 18 °C sind ideal.

Behandlung mit Medikamenten

Eine ursächliche Therapie eines durch Viren verursachten grippalen Infekts ist nicht möglich. Die medikamentöse Behandlung richtet sich danach, welche Beschwerden im Vordergrund stehen, so vor allem Fieber (siehe Seite 19ff.), Schnupfen (siehe Seite 41ff.), Halsschmerzen (siehe Seite 52ff.) und Husten (siehe Seite 65ff.). Diese Symptome und ihre Behandlung werden separat besprochen.

Echte Virus-Grippe oder Influenza

Die echte Virus-Grippe oder Influenza ist eine ernst zu nehmende Erkrankung. Sie tritt hierzulande zwischen Dezember und April gehäuft auf und ist stark ansteckend. Influenzainfektionen kommen jedoch nicht jedes Jahr vor, sondern meist schubweise in einem Abstand von mehreren Jahren. Dann allerdings können sogar viele Millionen Menschen über mehrere Kontinente hinweg daran erkranken. Eine solche Grippeepidemie ist in Deutschland in den letzten Jahren ausgeblieben – auch wenn die Presse immer wieder gern das Gegenteil behauptet und regelmäßig von einer angeblichen Epidemiegefahr durch Influenza berichtet.

Ursachen und typische Beschwerden

Die Influenzaviren dringen ebenso wie die harmloseren Viren, die eine Erkältung verursachen, über den Mund- und Rachenraum in den Körper ein und siedeln sich auf den Schleimhäuten an.

Typische Symptome der Virusgrippe sind:

- ein plötzlicher Beginn mit schwerem Krankheitsgefühl,
- rasch ansteigendes Fieber bis zu 40 °C,
- starke Kopf- und Gliederschmerzen,
- trockener Reizhusten,
- bei älteren Kindern auch Schüttelfrost und Schweißausbrüche.

Ein Schnupfen ist in den ersten Tagen oft nur schwach ausgeprägt. Typisch für die Virusgrippe ist auch die Gefahr schwerer Folgeerscheinungen wie zum Beispiel eine Mittelohrentzündung, eine Bronchitis oder eine Lungenentzündung (Pneumonie), aber auch Entzündungen des Gehirns (Enzephalitis) oder des Herzmuskels (Myokarditis). Doch auch wenn die gefürchteten Komplikationen ausbleiben, kann es bis zu zwölf Wochen dauern, bis sich ein Grippekranker wieder vollständig erholt.

Nicht zuletzt, um bei drohenden Komplikationen umgehend Behandlungsmaßnahmen einleiten zu können, ist bei Influenza erkrankten Kindern, insbesondere bei Säuglingen und Kleinkindern, meist ein Krankenhausaufenthalt notwendig.

Behandlung

Da es für Kinder unter zwölf Jahren keine ursächliche Therapie gibt, steht die Linderung der Symptome im Vordergrund. Zur medikamentösen Fiebersenkung sollte bei Kindern möglichst nur Paracetamol (siehe Seite 27) zum Einsatz kommen. Wenn zusätzlich eine bakterielle Zweitinfektion auftritt, wird diese mit Antibiotika behandelt. Generell gilt, dass die erkrankten Kinder viel trinken sollen.

Der einzige Wirkstoff, der sich bislang zur Behandlung der Influenza-Viren vom Typ A und B als wirksam erwiesen hat und in Deutschland zugelassen ist, ist Zanamivir (Relenza®). Das Medikament wird mit einem Pulverinhalator inhaliert. Weitere ähnlich wirksame Medikamente werden vermutlich in Kürze zugelassen. Zanamivir darf nur Kindern verordnet werden, die älter als zwölf Jahre sind. Es blockiert den viruseigenen Botenstoff Neuraminidase, der die Vermehrung der Grippeviren im menschlichen Körper kontrolliert. Auf diese Weise verhindert das Medikament eine Ausbreitung des Influenzaerregers im Körper. Die Krankheitsdauer wird verkürzt und die Symptome verlaufen milder.

Diese Wirkungen treten allerdings nur dann ein, wenn Zanamivir unmittelbar nach Ausbruch der Krankheit, spätestens aber zwei Tage danach, eingenommen wird. Als Nebenwirkung können akute Verkrampfungen der Luftwege (Bronchospasmen) auftreten, die unter Umständen zu Atembeschwerden und Asthmaanfällen führen. Aus diesem Grund

sollten auch ältere Kinder mit chronischen Atembeschwerden und Asthma dieses Mittel nicht einnehmen. Als weitere Nebenwirkungen sind Kopfschmerzen, Übelkeit und Magen-Darm-Störungen möglich.
Die zweite bei der echten Grippe wirksame und in Deutschland zugelassene Substanz ist Amantadin, die jedoch nur den selteneren Typ A erfasst.

Grippeimpfung

Einen gut wirksamen Schutz vor Influenza bietet die Grippeimpfung mit inaktivierten Influenzaviren. Die Grippeimpfung muss jedes Jahr mit dem jeweils aktuellen Impfstoff wiederholt werden. Die Influenzaviren verändern sich ständig und weisen eine hohe Variabilität auf; entsprechend wird der Impfstoff jedes Jahr neu zusammengesetzt. Wichtig ist auch, dass die Impfung rechtzeitig erfolgt. Der Körper braucht etwa 14 Tage, um einen vollständigen Immunschutz aufzubauen.
Letztlich empfiehlt sich bei Kindern vor allem dann eine Grippeimpfung, wenn sie unter einer Immunschwäche, zum Beispiel infolge einer längeren Behandlung mit kortisonhaltigen Tabletten, einem angeborenen oder erworbenen Immundefekt oder an einer schweren chronischen Erkrankung wie etwa Asthma bronchiale leiden.

Schnupfen

Schnupfen (Rhinitis) ist in der Regel ein lästiges, aber harmloses Symptom eines viral bedingten grippalen Infekts. Gewöhnlich verschwindet der Schnupfen nach einigen Tagen von selbst wieder.

Ursachen

- Schnupfen im Rahmen einer banalen Atemwegsinfektion wird durch Viren, und zwar überwiegend Rhinoviren, verursacht und ist außer im Säuglingsalter meist harmlos.

Nasennebenhöhlenentzündung

Eine bakterielle Zweitinfektion der Nebenhöhlen liegt möglicherweise vor, wenn der Schnupfen über längere Zeit besteht und das abgesonderte Sekret zähflüssig wird und sich gelb oder grünlich verfärbt. Weitere Symptome für eine Nasennebenhöhlenentzündung können ein Druckgefühl und/oder Schmerzen in der Stirnmitte oder unterhalb der Wangenknochen sein.

Welche Nasennebenhöhlen betroffen sind, hängt vor allem vom Alter des Kindes ab. Während schon Säuglinge eine Siebbeinhöhlenentzündung erleiden können, entstehen Entzündungen der Kieferhöhlen gewöhnlich erst ab dem Kindergartenalter. Stirnhöhlenentzündungen treten frühestens im Schulalter auf. Eine bakterielle Infektion der Nasennebenhöhlen muss vom Arzt behandelt werden. Er wird in den meisten Fällen ein Antibiotikum (siehe Seite 97ff.) einsetzen.

- An einen Heuschnupfen ist zu denken, wenn der Schnupfen zum Dauerzustand wird und die Schleimhäute immer wieder große Mengen Schleim produzieren. In diesem Fall ist der Schnupfen eine allergische Reaktion der Nasenschleimhäute auf bestimmte Substanzen, die so genannten Allergene (siehe auch Heuschnupfen ab Seite 132).

Zieht sich der Heuschnupfen über das ganze Jahr hin, dann besteht eine Sensibilität gegenüber Substanzen, die das Kind immer umgeben. Dazu gehören vor allem Hausstaub, Milben, Tierhaare, aber auch Federn oder Schimmelpilze. Tritt der Heuschnupfen dagegen nur in bestimmten Jahreszeiten auf, dann sind die allergieauslösenden Substanzen mit großer Wahrscheinlichkeit Pollen von Gräsern, Sträuchern, Bäumen und anderen Pflanzen.

• Schließlich kann eine »laufende Nase« auch im Rahmen einiger klassischer Kinderkrankheiten auftreten, etwa bei Masern oder Keuchhusten.
• Eine seltene Form des Schnupfens ist die so genannte Rhinopathia vasomotorica. Aufgrund einer Fehlfunktion der Blutgefäße in der Nasenschleimhaut kann es bei dieser Krankheit immer wieder zu Nasenlaufen oder einer verstopften Nase kommen. Auslöser sind chemische, mechanische, hormonelle oder psychische Faktoren.

Typische Beschwerden

Viele Erkältungskrankheiten beginnen mit einem Schnupfen. Er zeigt sich zunächst mit einem trockenen Gefühl bzw. mit einem Brennen oder Kitzeln in der Nase und geht mit Niesreiz und Niesen einher. Später schwillt die Nasenschleimhaut an. Das macht es schwer, durch die Nase zu atmen, und die Nase beginnt zu laufen. Der Schleim ist anfangs wässrig und durchsichtig, nach kurzer Zeit verdickt er sich und wird weiß bis gelblich. Gleichzeitig oder kurz nach Beginn des Schnupfens treten oft auch weitere Symptome der Erkältung auf, insbesondere Halsschmerzen (siehe Seite 52ff.) und Husten (siehe ab Seite 65).

Wann zum Arzt?

Das Kind muss von einem Arzt untersucht werden, wenn der Schnupfen
• länger als sieben Tage besteht oder
• nach Tagen der Besserung wieder verstärkt mit zähflüssigem grünen Sekret auftritt.
In diesem Fall kann sich eine bakterielle Entzündung der Nasennebenhöhlen entwickelt haben.
Beim Säugling sind hohes Fieber und Trinkschwäche sowie ein fortwährendes Schreien aufgrund einer behinderten Nasenatmung ebenfalls Anlässe für einen Arztbesuch. Das Gleiche gilt für jeden chronischen Schnupfen sowie für den Verdacht, dass sich hinter dem Schnupfen eine Allergie verbirgt. Hier muss der Arzt nach Abklingen des akuten Schnupfens einen Allergietest durchführen.

Mögliche Risiken und Folgeschäden

Sofern keine weiteren Infektionen oder Komplikationen hinzukommen, ist ein Schnupfen als Begleiterscheinung einer Erkältung harmloser Natur und heilt meist von selbst wieder aus.

Nichtmedikamentöse Behandlung

Richtiges Schnäuzen

Durch falsches Schnäuzen kann das Nasensekret über den Verbindungsgang zwischen Nase und Ohr, der Ohrtrompete oder Tube, zum Mittelohr hin getrieben werden und so unter Umständen einer Mittelohrentzündung Vorschub leisten. Kleineren Kindern müssen Sie beim Schnäuzen oft noch helfen.

TIPP: Wenn Ihr Kind noch nicht aus beiden Nasenlöchern gleichzeitig schnäuzen kann, halten Sie erst das eine Nasenloch zu und dann das andere. Achten Sie darauf, dass das Kind den Schleim nicht mit aller Kraft ins Taschentuch schnäuzt. Denn dabei kann ein Überdruck entstehen, der den Nasenschleim ebenfalls in Richtung Ohr drückt.

Muttermilch und Salz zur Verflüssigung des Nasensekrets

Das Freihalten der Nasenatmung ist gerade im Säuglingsalter sehr wichtig. Ist die Nasenatmung massiv behindert, ist der Säugling, der nur durch die Nase atmen kann, unter Umständen nicht mehr in der Lage zu trinken. Bei gestillten Säuglingen hat sich Muttermilch bewährt, von der ein bis zwei Tropfen mehrmals am Tag vorsichtig mittels einer Pipette in jedes Nasenloch geträufelt werden. Bei nicht gestillten Säuglingen und Kleinkindern eignet sich zur Verflüssigung des Nasensekrets auch physiologische Kochsalzlösung, die ebenfalls mittels Pipette tropfenweise angewendet wird. Dafür wird 1/2 Teelöffel Koch- oder Meersalz in einem Glas lauwarmem und über mehrere Minuten abgekochtem Wasser aufgelöst. Altenativ stehen Salznasensprays als Fertigarzneimittel zur Verfügung (siehe Seite 47ff.).

Behandlung mit Medikamenten

Schnupfen im Rahmen eines Atemwegsinfekts ist eine harmlose Erscheinung, die nach einigen Tagen von selbst wieder vergeht. Dennoch kann es in Ausnahmefällen sinnvoll sein, kurzzeitig Nasentropfen zu verabreichen, die die Nasenschleimhäute abschwellen lassen. Dies gilt vor allem für Kinder, die zu einer Mittelohr- und/oder einer Nebenhöhlenentzündung neigen. Beide Erkrankungen werden durch einen erschwerten Sekretfluss oder einen Sekretstau begünstigt.

Hier sind vor allem Säuglinge und Kleinkinder gefährdet: Bei ihnen sind der Verbindungsgang (Tube) von der Nasenhöhle ins Mittelohr sowie die Zugänge zu den Nasennebenhöhlen (Siebbein) noch sehr eng.

Die abschwellenden Nasentropfen lösen nicht nur einen Sekretstau auf, sondern sie bewirken außerdem rasch und zuverlässig eine deutliche Erleichterung der Atmung. Ihr Einsatz kann in Betracht gezogen werden, wenn die Nasenatmung so stark eingeschränkt ist, dass das Kind in der Nacht nicht richtig schlafen kann.

Tipps zur Anwendung von Nasentropfen und Nasenspray

- Putzen Sie Ihrem Kind vor der Anwendung von Nasentropfen oder -sprays noch einmal die Nase. Lassen Sie es selbst schnäuzen, sobald es das kann.
- Beim Säugling saugen Sie ganz vorsichtig das Sekret mit einem sehr dünnen und biegsamen Röhrchen aus der Nase ab. Auf diese Weise erreicht eine größere Menge des Mittels die Schleimhaut und kann seine Wirkung am besten entfalten.
- Lassen Sie Ihr Kind entscheiden, ob es ein Nasenpray oder Nasentropfen möchte. Sprays eignen sich etwas besser als Tropfen, da sich die Wirkstoffe mit dem Sprühnebel besser verteilen. Manche Kinder empfinden das Einbringen von Nasentropfen jedoch als angenehmer.
- Es hat sich bewährt, Babys und Kleinkinder hinzulegen, wenn man ihnen die Nasentropfen oder das Spray verabreicht.
- Wenn Sie die Nasentropfen oder das -spray anwenden, halten Sie die Pipette beziehungsweise die Sprayflasche so lange zusammengedrückt, bis sie vollständig aus der Nase herausgezogen ist. Sie könnten sonst Sekret in die Pipette saugen.
- Jedes Kind sollte sein eigenes Fläschchen und seine eigene Pipette bekommen und namentlich kennzeichnen. Das vermeidet, dass sich andere Familienmitglieder anstecken.

Beachten Sie allerdings, dass abschwellende Nasentropfen richtig eingesetzt werden sollen. Das heißt

- altersentsprechend und auf keinen Fall zu hoch dosiert sowie
- ohne ärztliche Aufsicht nicht länger als fünf bis höchstens sieben Tage.

Ein falscher Einsatz von Nasentropfen ist nicht unproblematisch. Bei längerfristiger Anwendung führt der abschwellende Effekt zu einer verminderten Durchblutung der Nasenschleimhaut. Die Folgen sind eine Austrocknung sowie eine chronische Entzündung der Nasenschleimhaut mit Borkenbildung, Schleimhautuntergang und üblem Geruch.

Auch kann die Schleimhaut etwa vier bis sechs Stunden nach Anwendung der Nasentropfen wieder verstärkt anschwellen. Das legt eine erneute Anwendung nahe und verleitet dazu, die abschwellenden Nasentropfen länger als nötig einzusetzen.

Auch hier gilt: Wenden Sie die Nasentropfen keinesfalls länger als maximal sieben Tage an. Die angegriffene Schleimhaut braucht Zeit, um sich wieder vollständig zu regenerieren.

Abschwellende Nasentropfen (Sympathomimetika)

Wirkstoff	Präparatebeispiele	Darreichungsformen
Naphazolin	Coldan® (A), Rhinex® K Nasenspray (D), Rhinex S® Nasentropfen für Säuglinge (D), Piniol Nasenspray® (D)	Nasentropfen, -spray
Oxymetazolin	Nasivin® (A, CH, D), Nasivin Sanft® (D), Wick® Sinex Lösung (D), Wick Nisex® Nasenspray (A), Vicks Sinex® (CH)	Nasentropfen, -spray, -gel
Tetryzolin	Tetrilin® K (D), Rhinopront® (D), Rhinopront Top® (CH), Tyzine® (D)	Nasentropfen, -spray
Tramazolin	Ellatun 1/2® (D) Ellatun N® (D), Rhinospray® (D)	Nasentropfen, -spray
Xylometazolin	Olynth® (CH, D), Otriven® gegen Schnupfen (D), Otrivin® (A, CH), Nasengel/Spray/Tropfen-ratiopharm® (D), Nasengel/Spray/Tropfen AL® (D), Imidin® K (D), Imidin N® (D), Nasan® (D), Nasben® (CH), Schnupfen Endrine® (D)	Nasentropfen, -spray, -gel

Abschwellende Nasentropfen (Sympathomimetika) verengen die Blutgefäße in der Nasenschleimhaut. Auf diese Weise schwellen die Nasenschleimhäute ab und sondern weniger Sekret ab. Die Zugänge zu den Nasennebenhöhlen und zur Tube, dem Verbindungsgang zwischen Nase und Mittelohr, öffnen sich wieder. Der Schleim, der sich dort angesammelt hat, kann wieder abfließen. Alle genannten Wirkstoffe haben den gleichen therapeutischen Effekt, lediglich die Wirkdauer variiert. So hält bei Xylometazolin und Tramazolin die Wirkung am längsten an, weshalb sie sich besonders zur Anwendung in der Nacht eignen.

Anwendung

Abschwellende Symphatomimetika kommen bei Kindern als Nasentropfen, als Nasenspray oder als Nasengel zum Einsatz. Wichtig ist, dass man sie nur kurzfristig anwendet.

• In der Praxis empfiehlt es sich, wechselweise jeweils nur ein Nasenloch zu behandeln.

• Wenn sich Ihr Kind während des Tages durch die behinderte Nasenatmung nur geringfügig beeinträchtigt fühlt, sollten Sie die Nasentropfen nur abends kurz vor dem Einschlafen verabreichen.

• Setzen Sie die Nasentropfen umgehend ab, wenn eine Atmung durch die Nase weitgehend wieder möglich ist und keine Gefahr eines Sekretstaus (mehr) besteht.

• Einen störenden Restschleim lassen Sie dann ins Taschentuch abschnäuzen, bis sich die Nasenschleimhäute wieder normalisiert haben.

Im Folgenden wird die altersentsprechende Dosierung pro Tag für zwei Wirkstoffe aufgeführt, die besonders häufig angewendet werden.

Alter	Konzentration	Dosierung pro Nasenloch
Xylometazolin		
Säuglinge	0,025 %	bis zu 3x tgl. 1–2 Tropfen
2–5 Jahre	0,05 %	bis zu 3x tgl. 1–2 Tropfen bzw. 1 Hub (Sprühstoß)
ab 6 Jahre	0,1 %	bis zu 4x tgl. 1–2 Tropfen bzw. 1–2 Hub bzw. etwas Gel
Oxymetazolin		
Säuglinge	0,01 %	bis zu 2–3x tgl. 1–2 Nasentropfen
2–5 Jahre	0,025%	bis zu 3x tgl. 1–2 Nasentropfen
ab 6 Jahre	0,05 %	bis zu 3x tgl. 1–2 Nasentropfen bzw. 1 Hub oder etwas Gel

Unerwünschte Wirkungen

• In seltenen Fällen kann es zu einem brennenden Schmerz, einem Stechen und einem Austrocknungsgefühl in der Nase kommen.

• In Einzelfällen sind bei Kindern ein beschleunigter Herzschlag (Tachykardie), leichte Blutdruckerhöhung, Unruhe und Schlaflosigkeit aufgetreten, bei Säuglingen und Kleinkindern auch Krämpfe. Ebenso sollen bereits Todesfälle durch Herz- und Atemstillstand vorgekommen sein.

• Ein Langzeitgebrauch führt fast immer zu einer Schädigung der Nasenschleimhaut (s.o.).

Gegenanzeigen und Wechselwirkungen

• Säuglinge und Kinder, bei denen eine der oben genannten Erscheinungen aufgetreten sind, dürfen die abschwellenden Nasentropfen nicht anwenden. Gleiches gilt, wenn bereits eine Schädigung der Nasenschleimhaut besteht.

• Bestehen schwere organische Herz- und Gefäßveränderungen oder ein Engwinkelglaukom, dürfen abschwellende Nasentropfen ebenfalls nicht eingesetzt werden.

• Tetryzolin 0,05% und Tramazolin 0,0632% dürfen nicht bei Kindern unter zwei Jahren, Tetryzolin 0,1% und Tramazolin 0,126% nicht bei Kindern unter sechs Jahren angewandt werden.

Bewertung

Zur kurzzeitigen Behandlung einer stark behinderten Nasenatmung, und zwar vor allem nachts, aber auch, wenn das Kind zu Mittelohr- und/oder Nebenhöhlenentzündung neigt, sind abschwellende Nasentropfen wirksame und sinnvolle Medikamente. Dies gilt nicht für Säuglinge: Hier sollte Muttermilch oder eine milde Salzlösung den abschwellenden Nasentropfen vorgezogen werden.

Generell gilt: Abschwellende Nasentropfen dürfen nur in altersentsprechender Konzentration lokal verabreicht werden. Wichtig ist auch, dass sie gering dosiert und vor allem nur so lange wie unbedingt nötig angewendet werden. Bei Kindern unter sechs Jahren sollten Sie Nasentropfen nur unter ärztlicher Aufsicht anwenden.

Salzlösungen

Wirkstoffe	Präparatebeispiele	Darreichungsformen
Natriumchlorid	Olynth® salin (D), Otrisal® (D), Tetrisal® (D)	Nasentropfen, Spray
Emser Salz	Emser® Salz (D), Emser® Nasenspray (D), Emser® Nasensalbe N (D)	Nasentropfen, Spray, Nasensalbe
Meerwasser	Rhinomer® 1 Soft (D), Rhinomer® 2 Medium (D), Rhinomer® 3 Intensiv (D), Rhinomer® Nasenspray (D), Rhinospray Atlantik® (D)	Nasentropfen, Spray
Meerwasser, Dexpanthenol	mar® plus Nasenspray Isotone (D), Bepanthen (CH)	Nasenspray

Kochsalz- und Meerwasserlösungen haben keine schleimhautabschwellende Wirkung, rufen aber durch eine pH-Verschiebung eine Alkalisierung und damit eine Verflüssigung des Schleims hervor. So kann der Schleim besser abfließen und die Nase wird freier. Ihre Wirkung hält weniger lange an als bei den abschwellenden Nasentropfen. Dafür ist

die Dauer der Anwendung nicht begrenzt: Salzlösungen als Spray, Tropfen oder Salbe dürfen durchaus über einen längeren Zeitraum angewandt werden.
Dexpanthenol soll die Wundheilung fördern. Durch diese Eigenschaft verspricht das Präparat, die durch den Schnupfen angegriffene Nasenschleimhaut zu pflegen und zu schützen.

Anwendung

Säuglinge und Kinder unter zwei Jahren:

Geben Sie jeweils einen Sprühstoß einer milden Salzlösung vorsichtig in die Nase. Milde Salzlösungen sind zum Beispiel Olynth® Salin, Otrisal® baby, Rhinomer® 1 Soft, Tetrisal®, mar® plus. Die Anwendung erfolgt nach Bedarf; bis maximal sechsmal am Tag ist erlaubt.

Kinder ab zwei Jahren:

In diesem Alter können Sie je nach Präparat ein bis zwei Sprühstöße bzw. die gleiche Menge Tropfen in jedes Nasenloch geben, und zwar insgesamt vier- bis sechsmal am Tag.

Kinder ab sechs Jahren:

Schulkinder erhalten je nach Bedarf mehrmals täglich ein bis zwei Sprühstöße bzw. die gleiche Menge Tropfen in jedes Nasenloch.

Unerwünschte Wirkungen

Nebenwirkungen sind nicht bekannt.

Gegenanzeigen und Wechselwirkungen

Die Salzlösungen können auch mit anderen Mitteln kombiniert werden; Gegenanzeigen sind nicht bekannt.

- Einige Nasensalben, etwa Emser® Nasensalbe N, enthalten ätherische Öle und sind für Kinder unter zwei Jahren nicht geeignet.
- Präparate mit einem höheren Anteil an Meerwasser sollten Säuglingen und Kleinkindern nicht verabreicht werden.

Bewertung

Die Gabe von Salzlösungen ist generell unbedenklich.
Ratsam sind die Salzlösungen auch zur Anfeuchtung der Schleimhaut bei Nasentrockenheit und bei langwierigem Schnupfen mit starker Borkenbildung. Achten Sie bei Säuglingen und Kleinkindern auf eine milde Dosierung des Nasensprays oder der Tropfen. Die heilfördernden Eigenschaften von Dexpanthenol konnte in Studien bislang nicht belegt werden.

> *Sie sollten zur Linderung einer behinderten Nasenatmung zuerst ein salzhaltiges Präparat einsetzen, bevor Sie abschwellende Nasentropfen anwenden.*

Pflanzliche Schnupfenmittel

Wirkstoffe	Präparatebeispiele	Darreichungsformen
Kiefernnadel-, Pfefferminz-, Latschenkiefer-, Eukalyptusöl, Thymol	Nasentropfen-ratiopharm® pflanzlich (D)	Lösung
Pfefferminz-, Thymianöl	Nasulind® (D)	Nasensalbe
Kamillenextrakt, Eukalyptusöl	Soledum® med Nasentropfen (D)	Nasentropfen

Alle genannte Präparate versprechen Hilfe bei Schnupfen sowie bei akuten oder chronischen Entzündungen der Nasenschleimhäute. Die wesentliche Wirkung dürfte in der Kühlung und dem starken Duft begründet sein.

Anwendung

Nasentropfen-ratiopharm® pflanzlich und Soledum® med Nasentropfen werden mehrmals täglich in jedes Nasenloch geträufelt. Kinder im Alter von sechs bis zwölf Jahren erhalten ein bis zwei Tropfen, ältere Kinder zwei bis drei Tropfen.
Von der Salbe Nasulind® wird drei- bis viermal täglich eine etwa erbsengroße Menge in jede Nasenöffnung tief eingeführt und durch leichtes Massieren von außen gut verteilt.

Unerwünschte Wirkungen

- In seltenen Fällen kann es zu Brennen und Kribbeln in der Nase und/oder im Rachenraum kommen. Sehr selten können auch allergische Reaktionen auftreten.
- Bei Säuglingen und Kleinkindern können ätherische Öle zu Verkrampfungen in den Bronchien führen und Atemstörungen bis hin zu bedrohlichen Asthmaanfällen auslösen.

Gegenanzeigen und Wechselwirkungen

- Naturheilmittel, die ätherische Öle enthalten, sind für Säuglinge und Kleinkinder nicht geeignet. Bei den Kindern besteht die Gefahr, dass sie asthmaähnliche Anfälle bis hin zum Atemstillstand erleiden.
- Die Mittel dürfen auch bei älteren Kindern nicht angewendet werden, wenn eine Krankheit vorliegt, die die Atemwege verengt, so beispielsweise bei Asthma bronchiale oder obstruktiver Bronchitis.

Bewertung

Für Säuglinge und Kleinkinder sind pflanzliche Schnupfenmittel auf keinen Fall geeignet. Auch ältere Kinder sollten auf diese Mittel möglichst verzichten.
Bislang ist eine Wirksamkeit der Mittel nicht belegt, andererseits aber können sie gefährliche Nebenwirkungen hervorrufen.

Pflanzliche, homöopathische und vitaminhaltige Präparate gegen Schnupfen und Nasennebenhöhlenentzündung (Sinusitis)

Wirkstoffe	Präparatebeispiele	Darreichungsformen
Extrakt aus Enzianwurzel, Primelblüten, Sauerampferkraut, Holunderblüten, Eisenkraut	Sinupret® Dragees Bionorica (D), Sinupret® forte Dragees Bionorica (D), Sinupret® Tropfen Bionorica (D)	Dragees, Tropfen
Extrakt aus Thymiankraut, Primelwurzel, Anisöl	Sinuforton® Kapseln (D)	Kapseln
Extrakt aus Thymiankraut, Eukalyptusöl, Anisöl	Sinuforton® Tropfen	Tropfen
Homöopathika	Euphorbium compositum SN® (D), Euphorbium compositum Nasentropfen SN® (D), Sinuselect® Tropfen (D), Sinfrontal® Tabletten (D), Sinusitis Hevert® N Tabletten (D)	Tropfen, Tabletten Nasentropfen
Retinol (Vitamin A1), Tocopherol (Vitamin E)	Coldastop® (D)	Nasenöl
Dexpanthenol	Nasicur® (D), Bepanthen® (CH)	Spray

Bis auf die Vitaminkombination Coldastop® finden alle genannten homöopathischen und pflanzlichen Kombinationspräparate Anwendung sowohl bei Schnupfen als auch zur Behandlung von Entzündungen der Nasennebenhöhlen. Einigen Präparaten, wie den Sinusitis Hevert® Tabletten, werden zusätzlich eine vorbeugende Wirkung gegen Infekte zugeschrieben. Außerdem sollen diese Mittel zur Vorbeugung des Heuschnupfens dienen. Die Wirksamkeit dieser Präparate ist jedoch bislang nicht ausreichend dokumentiert.

In der Regel enthalten die flüssigen Zubereitungen Alkohol. Daher wird allgemein empfohlen, sie nicht bei Kindern unter drei Jahren einzusetzen, auch wenn auf den jeweiligen Beipackzetteln die Altersbegrenzung teilweise mit zwei Jahren angegeben ist. Dagegen empfehlen einige Hersteller sogar, alkoholhaltige Präparate Kindern nicht unter sechs Jahren zu verabreichen.

Die öligen vitaminhaltigen Nasentropfen sollen die Schleimhaut vor Austrocknung und Verhornung schützen und dadurch auch vorbeugend gegen das Eindringen von Krankheitserregern wirken.

Anwendung

Die Präparate sind in Tropfen-, Dragee- oder Tablettenform erhältlich. Sie werden nach ärztlicher Anweisung ein- bis mehrmals täglich eingenommen beziehungswiese zur örtlichen Anwendung in die Nase geträufelt oder gesprüht. Auch die pflanzlichen, vitaminhaltigen oder homöopathischen Präparate dürfen Säuglingen und Kleinkindern, wenn überhaupt, nur nach Absprache mit dem Arzt verabreicht werden.

Unerwünschte Wirkungen

- In seltenen Fällen kann es bei den pflanzlichen Mitteln zu einer Magenunverträglichkeit und/oder allergischen Reaktionen kommen.
- Die Anwendung der öligen vitaminhaltigen Nasentropfen kann in seltenen Fällen Reizhusten auslösen. Wenn sie in die Lunge gelangen, ist eine Schädigung der Lunge nicht auszuschließen.

Gegenanzeigen und Wechselwirkungen

- Wenn eine Allergie gegen einen der pflanzlichen Inhaltsstoffe besteht, darf das Mittel nicht eingenommen werden.
- Sinupret® Tropfen Bionorica und Sinupret® Dragees Bionorica sind für Säuglinge und Kleinkinder nicht geeignet. Auch wenn der Hersteller hier keine Einschränkung für diese Altersgruppe angibt, sollten Sinuforton® Tropfen aufgrund ihres Gehalts an ätherischen Ölen Säuglingen und Kleinkindern ebenfalls nicht verabreicht werden.
- Sinupret® forte Dragees und Sinuforton® Dragees dürfen von Kindern unter zwölf Jahren nicht eingenommen werden. Wegen mangelnder Erfahrung dürfen auch Sinfrontal® Tabletten Kindern unter zwölf Jahren nicht verordnet werden.
- Sinuforton® Tropfen dürfen nicht bei entzündlichen Erkrankungen von Magen, Darm und Galle sowie bei schweren Lebererkrankungen gegeben werden.

Bewertung

Eine Behandlung mit diesen Mitteln ist nicht zu empfehlen. Die Wirksamkeit der pflanzlichen, homöopathischen und vitaminhaltigen Kombinationspräparate ist nicht hinreichend belegt; Nebenwirkungen lassen sich dagegen keinesfalls ausschließen. Wenn eine bakterielle Entzündung der Nebenhöhlen vorliegt, ist in der Regel ein Antibiotikum angezeigt.

Halsschmerzen

Halsschmerzen sind eine vergleichsweise häufige Begleiterscheinung bei banalen Atemwegsinfektionen. Die durch die Erkältungserreger hervorgerufene Entzündung betrifft oft auch die Rachenschleimhaut, mitunter auch Rachen- und Gaumenmandeln.

Ursachen

- Wenn die Beschwerden als Begleiterscheinung eines grippalen Infekts auftreten, werden sie meist durch Viren, insbesondere durch Rhinoviren, verursacht.
- Bestehen die Halsschmerzen über eine längere Zeit und/oder hat das Kind Fieber und ist sein Befinden durch die Krankheit stark beeinträchtigt, kann eine **bakterielle Infektion** vorliegen. Diese wird vor allem durch Streptokokken hervorgerufen.
- Eine weitere recht häufige Ursache von Halsschmerzen ist das Pfeiffer'sche Drüsenfieber. Es wird aufgrund der stark angeschwollenen Rachenmandeln häufig mit einer bakteriellen Mandelentzündung verwechselt, obwohl es durch Viren (Ebstein-Barr-Viren) verursacht wird.
- Immer wiederkehrende Halsschmerzen können durch chronisch vergrößerte Rachenmandeln (Polypen, Rachenmandelhyperplasie) oder Gaumenmandeln verursacht werden. Das gilt besonders dann, wenn sie mit einem Dauerschnupfen, einer behinderten Nasenatmung oder mit anderen chronischen Erscheinungen im Hals-Nasen-Ohrenbereich einhergehen.
- Weitere Formen von Halsentzündungen können in seltenen Fällen durch eine Leukämie, Tuberkulose oder Diphtherie (Seite 54) bedingt sein.

Mandelentzündung (Tonsillitis, Angina)

Charakteristisch für eine Streptokokkeninfektion der Mandeln (Tonsillen) ist, dass die Symptome plötzlich auftreten; das Fieber steigt innerhalb kurzer Zeit auf über 39 °C an und es bestehen starke Halsschmerzen. Vor allem die Schluckbeschwerden können dem Kind schwer zu schaffen machen. Dabei sind die Mandeln entzündlich geschwollen, hochrot und haben meist weiße bis gelbliche, streifen- oder punktförmige Beläge. Weitere Begleitsymptome sind ein unangenehmer Mundgeruch und die kloßige bzw. »verwaschen« wirkende Sprechweise des Kindes. Mitunter sind auch die Lymphknoten im Kieferwinkel schmerzhaft geschwollen. Vor allem bei kleineren Kindern können zusätzlich Bauchschmerzen und Erbrechen auftreten.

Scharlach

Von Scharlach sprechen Mediziner nur dann, wenn zusätzlich zur Streptokokkeninfektion der Mandeln ein charakteristischer Hautausschlag (Exanthem) besteht. Dieser stecknadelkopfgroße, feinfleckige Ausschlag breitet sich meist am zweiten Krankheitstag von Gesicht, Achseln und Leisten über den ganzen Körper aus. Außerdem ist die Zunge entzündlich gerötet (Erdbeer- oder Himbeerzunge). Zugleich besteht eine starke Rötung der Wangen, während Mund und Kinn (blasses Dreieck) ausgespart bleiben. Nach einigen Tagen bilden sich Hautausschlag und Rötungen zurück. Eine kleieförmige Hautschuppung am Körper und eine grobe Schuppung an Handflächen und Fußsohlen setzen etwa ab Ende der zweiten Woche nach überstandener Akutphase ein.
Alle durch Streptokokken verursachten Infektionen sollten mit Penicillin oder bei Penicillinallergie mit anderen ähnlich wirksamen Antibiotika behandelt werden, um das Kind vor möglichen Folgeschäden an Gelenken, Herz und Nieren zu schützen.

Pfeiffer'sches Drüsenfieber

Das Pfeiffer'sche Drüsenfieber (Mononukleose) beginnt in der Regel mit unspezifischen Symptomen, wie mäßig hohem Fieber, Müdigkeit, Kopf- und Gliederschmerzen. Im weiteren Verlauf schwellen die Lymphknoten in Hals und Nacken an, seltener auch in den Achselhöhlen oder am ganzen Körper, und es kommt zu starken Halsschmerzen mit Schluck- und Sprechbeschwerden. Die Mandeln sind stark vergrößert, hochrot und weisen sehr oft weißliche oder graue Beläge auf. Wenn das Kind unter Oberbauchschmerzen und/oder Übelkeit leidet, könnte eine Vergrößerung der Milz (Splenomegalie) vorliegen. Sehr selten kommt es zu einer Leberentzündung. Sie äußert sich durch eine Gelbfärbung der Haut (Gelbsucht, Ikterus), eventuell auch durch Schmerzen im linken Oberbauch.
Wenn die Erkrankung ohne weitere Komplikationen verläuft, verschwinden die Halsschmerzen sowie alle anderen Symptome gewöhnlich innerhalb von zwei bis drei Wochen von selbst. Müdigkeit und Appetitmangel können jedoch noch mehrere Wochen, mitunter sogar Monate anhalten.
Bei älteren Kindern und Jugendlichen sind im Allgemeinen die Beschwerden in der Akutphase stark ausgeprägt. Bei Säuglingen und Kleinkindern verläuft die Erkrankung dagegen oft ohne oder zumindest ohne eindeutige Symptome.
Wenn ein Pfeiffer'sches Drüsenfieber aufgrund seiner Ähnlichkeit mit einer bakteriellen Mandelentzündung versehentlich mit Penicillin, insbesondere mit Amoxicillin (siehe Seite 107f.) behandelt wird, kommt es häufig zu einem Hautausschlag. Dabei handelt es sich aber nicht um eine Penicillinallergie.

Diphtherie

Diphtherie ist eine hochgradig ansteckende, schwere bakterielle Infektionskrankheit. Ihre bisweilen lebensbedrohlichen Komplikationen werden durch das Bakteriengift (Toxin) des Erregers Corynebacterium diphtheriae verursacht. Nach Einführung der aktiven Impfung galt die Erkrankung als nahezu besiegt; doch durch Impflücken infolge zunehmender Impfmüdigkeit tritt sie inzwischen wieder etwas häufiger auf.

Typische Beschwerden

Diphtherie verursacht zunächst eine akute Entzündung im Hals-, Nasen- und Rachenraum sowie in den Mandeln. Später können die Bakteriengifte andere Organe schädigen, so vor allem den Herzmuskel, die Nerven und die Nieren.

Typische Anfangssymptome sind starke Schmerzen im Hals und beim Schlucken, sowie Kopfschmerzen, Abgeschlagenheit und mäßig hohes Fieber. Typisch sind weißliche Beläge im Rachen, in der Nase (bei Nasendiphterie), auf dem Kehlkopf (echter Krupp) oder bei Säuglingen am Nabel. Das Fieber steigt im weiteren Verlauf an. Charakteristisch ist außerdem der süßliche Mundgeruch, er riecht nach vergärenden Äpfeln. Wenn auch der Kehlkopf betroffen ist, treten ein bellender Husten und Atemnot bis hin zu lebensgefährlichen Erstickungsanfällen hinzu.

Säuglinge und Kleinkinder sind häufig von der so genannten Nasendiphtherie betroffen. Sie äußert sich unter anderem durch einen eitrigen blutigen Schnupfen, weiße Beläge in der Nase sowie Krustenbildung am Naseneingang.

Behandlung

Um Organschädigungen vorzubeugen, wird in der Regel schon bei Verdacht auf Diphtherie ein Gegengift (Antitoxin) eingesetzt. Die beiden Antibiotika Penicillin oder Erythromycin helfen zusätzlich, die Anzahl der Diphtheriebakterien zu verringern. Wenn die Behandlung rechtzeitig einsetzt, sind die Heilungsaussichten gut.

Typische Beschwerden

Insbesondere im Anfangsstadium eines banalen Atemwegsinfekts sind Symptome wie Trockenheitsgefühl, Kratzen und/oder Brennen im Hals bzw. im Rachenbereich, aber auch Schluck- und/oder Sprechbeschwerden charakteristisch.

Das Krankheitsgefühl und die Beschwerden sind meist stärker ausgeprägt, wenn auch die Rachen- und Gaumenmandeln (Tonsillen) von der Virusinfektion betroffen sind oder eine bakterielle Mandelentzündung vorliegt. Dann kann das Kind schlecht schlucken und es vermeidet das Essen und Trinken. Säuglinge wollen nicht gestillt werden; ältere Kinder leiden an Schluckbeschwerden und haben eine kloßige Sprache. Das Fieber ist bei bakteriellen Halsentzündungen meist höher und das Krankheitsgefühl stärker ausgeprägt. Geschwollene und auf Druck schmerzhafte Lymphknoten am Hals können ebenfalls auf eine bakterielle Ursache der Halsschmerzen hinweisen.

Tipps bei Verdacht auf Mandelentzündung

- Je jünger ein Kind ist, desto seltener klagt es über Halsschmerzen. Ein Indiz dafür, dass ein Säugling oder Kleinkind dennoch von einer akuten Mandelentzündung betroffen ist, ist eine konstante Verweigerung des Stillens beziehungsweise des Trinkens. Da dem Kind das Schlucken schwer fällt, versucht es auf diese Weise, den Schmerz zu vermeiden.
- Überlassen Sie eine Racheninspektion unbedingt dem Kinderarzt. Bestimmte Krankheitszeichen, wie etwa ein Belag auf den Mandeln, sind für den Laien häufig nur schwer erkennbar. Abgesehen davon empfinden es vor allem kleinere Kinder, die an Schmerzen leiden, als sehr unangenehm, wenn sie den Mund weit aufhalten müssen. Außerdem kann die Untersuchung im Extremfall einen akuten Atemstillstand auslösen.

Wann zum Arzt?

Gehen Sie mit Ihrem Kind zum Kinderarzt, wenn

- sich die Halsschmerzen nach zwei Tagen nicht gebessert haben,
- Fieber besteht und/oder
- Ihr Kind unter starken Schluck- und Sprechbeschwerden leidet.

Ebenso ist ein Arztbesuch notwendig, wenn neue Symptome auftreten, etwa wenn die Lymphknoten anschwellen oder es zu einem Hautausschlag kommt. Sie müssen auch einen Arzt aufsuchen, wenn sich Ihr Baby oder Kleinkind weigert zu trinken.

Mögliche Risiken und Folgeschäden

Halsschmerzen im Rahmen einer banalen Atemwegserkrankung werden meist durch Viren verursacht. Sie sind harmlos und heilen von allein wieder ab.
Ganz anders sieht dies bei bakteriellen Hals- und Mandelentzündungen aus. Hier besteht die Gefahr von Komplikationen und Folgeerkrankungen. Eine relativ häufige Komplikation der bakteriellen Mandelentzündung ist ein so genannter Peritonsillar- oder Tonsillenabszess. Darunter versteht man eine Ansammlung von Eiter im Bereich

der Halsweichteile. Infektionen mit Streptokokken können schwerwiegende Folgeerscheinungen nach sich ziehen, so vor allem das rheumatische Fieber, das unter anderem durch hohes Fieber und Gelenkschmerzen sowie einer Entzündung des Herzens gekennzeichnet ist. Ebenso können das Herz und die Nieren durch Streptokokkeninfektionen in Mitleidenschaft gezogen werden. In seltenen Fällen führt die Ausbreitung der Erreger zu einer Gehirnhautentzündung oder einer Blutvergiftung. Grundsätzlich gilt: Etwa drei Wochen nach Ablauf einer Streptokokkeninfektion sollten Herz und Urin ärztlich kontrolliert werden.
Komplikationen infolge des Pfeiffer'schen Drüsenfiebers können praktisch alle Organe betreffen. Zu den häufigsten Folgeerscheinungen gehören Hepatitis und Gehirn- und Gehirnhautentzündung, seltener kommt es zu Entzündungen der Lungen, des Rippenfells oder der Nieren. Sehr selten sind eine Entzündung des Herzmuskels (Myokarditis) oder des Herzbeutels (Perikarditis) sowie ein Milzriss.

Nichtmedikamentöse Behandlung

Kühlende Maßnahmen

Eis hat kurzfristig eine leicht betäubende und sanft abschwellende Wirkung auf die Schleimhaut. Deshalb sind bei Halsschmerzen praktisch alle kühlenden Maßnahmen sinnvoll. Gönnen Sie Ihrem Kind ein Eis am Stiel, erlauben Sie älteren Kindern das Lutschen von Eiswürfeln und bieten Sie kalte Getränke an. Wenn Ihr Kind danach verlangt oder zumindest keine Abneigung gegen Kälte hat, können Sie ihm auch ein in kaltes Wasser getauchtes Leinen- oder Baumwolltuch als Halswickel umlegen.

Bonbons

Das Lutschen von Bonbons regt den Speichelfluss an und lindert das brennende oder trockene Gefühl im Hals sowie die schmerzhaften Schluckbeschwerden. Welche Lutschbonbons in Frage kommen, dürfen Sie dem Geschmack Ihres Kindes überlassen. Auf angeblich therapeutisch wirksame Halstabletten, Pastillen oder Gurgellösungen können Sie getrost verzichten. Die meisten Mittel sind nicht wirksamer als die gut schmeckenden Frucht-, Schoko-, Karamell- und andere Bonbons (zu den Mitteln, die betäubende Stoffe enthalten, siehe Seite 58).

Flüssigkeitszufuhr

Bei starken Schluckbeschwerden können Sie Ihrem Kind, sofern es überhaupt etwas essen möchte, flüssige bzw. pürierte Speisen anbieten, also Kartoffelbrei, Pudding,

Suppe, eine Quarkspeise oder Joghurt. Wichtiger als eine regelmäßige Nahrungszufuhr ist das Trinken. Ihr Kind muss ausreichend Flüssigkeit aufnehmen. Das hält die Schleimhäute feucht und mildert dadurch die Beschwerden. Achten Sie deshalb vor allem darauf, dass Ihr Kind viel trinkt. Vermutlich wird es wegen der starken Schluckbeschwerden selbst kaum nach einem Getränk verlangen.

TIPP: Fruchtsäfte sind bei akuten Halsschmerzen nicht so geeignet, da ihre Fruchtsäuren die Schleimhaut zusätzlich reizen können.

Behandlung mit Medikamenten

In der Apotheke können Sie aus einer Vielzahl rezeptfreier Lutschtabletten, Gurgellösungen oder Sprays gegen Halsschmerzen wählen. Je nach Wirkstoff oder Wirkstoffkombination versprechen sie entzündungshemmende (Antiphlogistika), schmerzbetäubende (Lokalanästhetika), keimreduzierende (Antiseptika) oder antibiotische (Lokalantibiotika) Wirkungen.

Faktisch gibt es bis heute keine aussagekräftigen Studien, die den therapeutischen Nutzen dieser Medikamente nach streng wissenschaftlichen Maßstäben belegen. Lediglich Präparaten, die eine örtliche Schmerzbetäubung bewirken, wird ein kurzzeitiger schmerzlindernder Effekt bescheinigt. Dieser Effekt ist jedoch rein symptomatisch und hat keinen gesundheitsfördernden Einfluss auf die Ursache der Erkrankung.

Bei einer längerfristigen Einnahme von Präparaten, die ein Betäubungsmittel enthalten, besteht zudem die Gefahr, dass eine Verschlimmerung wie etwa die Entstehung einer bakteriellen Mandelentzündung, nicht rechtzeitig erkannt und behandelt wird.

Andere Halsschmerzmittel, allen voran die örtlich angewandten antibiotikahaltigen Präparate sind fast immer wirkungslos. Dies gilt nicht nur bei viralen, sondern auch bei bakteriellen Halsinfektionen. Die Wirkstoffe erreichen nur die Schleimhautoberfläche, während die Erreger in den Zellen oder tief im Gewebe liegen. Sie sind daher auch nicht zur örtlichen Begleitbehandlung von bakteriellen Mandelentzündungen geeignet. Bei bakteriellen Halsentzündungen kommt ohnehin nur eine Behandlung mit Antibiotika in Tablettenform oder als Saft in Frage. Hinzu kommt, dass einige Mittel erhebliche Nebenwirkungen haben und allergische Reaktionen auslösen können.

Alle diese Fakten sollten Eltern bedenken, wenn sie meinen, sie müssten die Halsschmerzen ihres Kindes mit einem Präparat aus der Apotheke lindern. Auch wenn die Schluck- und Sprechbeschwerden das Kind sehr quälen, so steht doch außer Frage, dass bei harmlosen Halsschmerzen im Rahmen eines grippalen Infekts eine medikamentöse Behandlung nicht nur unnötig ist, sondern im Einzelfall sogar eher schädlich sein kann.

Synthetische Wirkstoffe

Mittel zur Abtötung von Krankheitserregern (Antiseptika)

Wirkstoffe	Präparatebeispiele	Darreichungsformen
Aluminium-chlorat	Mallebrin® Konzentrat gegen Halsschmerzen (D)	Gurgellösung
Cetrimonium	in Lemocin® Lutschtabletten (D)	Lutschtabletten
Cetylpyridinium	Dobendan® (A, D), in Dolo-Dobendan® Lösung (D), in Frubienzym® (D), Frubizin® Halspastillen (D), in frubizin® forte Halsschmerztherapeutikum (D), in Tyrosolvetten® Lutschtabletten (D)	Gurgellösung, Lutschtabletten, Pastillen, Tabletten
Chlorhexidin	Chlorhexamed® (A, CH, D), Corsodyl® (D), in Hexoraletten® N (D), in Lemocin® CX Gurgellösung (D)	Gurgellösung, Lutschpastillen
Dequalinium	Decatylen® (CH), Halspastillen Rezeptur 535® (CH), Sorot® Lutschtabletten (D), Gurgellösung-ratiopharm® (D), Tonsillol® (A)	Lutschtabletten, Pastillen, Gurgellösung
Hexetidin	Doreperol® N Rachenspülung /Rachenspray (D), Hexetidin-ratiopharm® (D) Hexoral® Lösung (A, D), Hexoral® Spray (D), Hextril® (CH)	Gurgellösung, Spray
Polyvidon-Jod	Betaisodona® Mund Antiseptikum (D)	Gurgellösung

Örtlich betäubende Mittel (Lokalanästhetika)

Wirkstoffe	Präparatebeispiele	Darreichungsformen
Benzocain	Anaestherit® (A), Anaesthesin® (D), in Dorithricin® Halstabletten (D), in Hexoraletten® N (D), in Dolo-Dobendan Lutschpastillen (D), in Dolo-Dobendan® Lösung (D), in frubizin® forte Halsschmerztherapeutikum (D), in Tyrosolvetten® Lutschtabletten (D)	Lutschtabletten, Pastillen
Lidocain	in Lemocin® Lutschtabletten (D), in Dorithricin® Limone Halstabletten (D), Dynexan® Mundgel (D)	Lutschtabletten, Gel
Polidocanol	lex® Salbe (D)	Salbe

Entzündungshemmende Stoffe (Antiphlogistika)

Wirkstoffe	Präparatebeispiele	Darreichungsformen
Cholinsalicylat	Mundisal® Gel (D)	Gel

Örtlich angewandte Antibiotika (Lokalantibiotika)

Wirkstoffe	Präparatebeispiele	Darreichungsformen
Bazitracin, Tyrothricin	Anginomycin® (D)	Lutschtabletten
Fusafungin	Locabiosol® (D)	Spray
Tyrothricin	in Dorithricin® original Halstabletten (D), in Dorithricin® Limone (D), in Lemocin® Lutschtabletten (D)	Lutschtabletten

Enzyme

Wirkstoffe	Präparatebeispiele	Darreichungsformen
Lysozym	Lysozym Inpharzam® (CH), in Frubienzym® (D)	Tabletten

Desinfizierend wirkende Mittel und antibiotikahaltige Präparate sollen die Erreger von Mund-, Hals- und Rachenentzündungen abtöten. Das kann ihnen aber nur unvollständig gelingen, weil sie lediglich die Oberfläche der Schleimhaut erreichen.
Entzündungshemmende Medikamente sollen die Entzündung zurückdrängen und dadurch Halsschmerzen beziehungsweise Schmerzen im Mundraum lindern.
Das gleiche Ziel haben Mittel, die lokal betäubende Substanzen (Lokalanästhetika) enthalten.
Der Wirkstoff Lysozym ist das gleiche Enzym, welches der Körper herstellt, um Krankheitserreger abzutöten. Allerdings ist die Wirksamkeit von Mitteln, die dieses Enzym enthalten, nach den derzeitigen wissenschaftlichen Untersuchungen begrenzt.

Anwendung

Die Lutschtabletten, Pastillen, Gurgel- oder Spraylösungen werden mehrmals täglich lokal angewendet. Bei einigen Lutschtabletten, so etwa Frubienzym®, wird empfohlen, sie langsam in den Backentaschen zergehen zu lassen. Die Lösungen und Tropfen zum Gurgeln löst man in einem halben Glas Wasser auf oder verdünnt sie entsprechend. Die Salben und Gele werden vor allem bei schmerzhaften Entzündungen in der Mundschleimhaut angewendet. Man gibt sie mehrmals täglich auf die erkrankten Stellen und reibt sie eventuell leicht ein.

Lutschpastillen und Gurgellösungen sind wegen der Gefahr des Verschluckens generell nicht für Kleinkinder geeignet. Auch Lutschtabletten sollten, wenn überhaupt, bei Kindern unter drei Jahren nur dann zum Einsatz kommen, sofern sie zerrieben werden können.

Unerwünschte Wirkungen

• Bei kleineren Kindern, deren Mund- und Rachenschleimhaut noch besonders empfindlich ist, kann es zu örtlichen Schleimhautreizungen und Missempfindungen wie Kribbeln, Brennen oder Taubheitsgefühl kommen. Das gilt vor allem für Präparate, die Benzocain enthalten. Diese unerwünschten Wirkungen sind meist nur von kurzer Dauer, aber sehr unangenehm für das betroffene Kind.

• In seltenen Fällen können einige Antiseptika sowie die Wirkstoffe Lysozym und Benzocain zu Hautreizungen wie Ausschlägen, Rötungen oder stark juckenden Quaddeln (Urtikaria) führen.

• Sehr selten verursacht die Anwendung von Cetylpyridinum, Chlorhexidin und Tyrothricin allergische Reaktionen. Das Lokalanästhetikum Benzocain kann eine Allergie auslösen, bei welcher der Körper auch auf andere Substanzen allergisch reagiert, die mit diesem Stoff chemisch verwandt sind. Man spricht von einer so genannten Paragruppenallergie.

• Bei zu hohen Dosen von Lidocain können schwerwiegende Störungen des zentralen Nervensystems und/oder des Herz-Kreislaufsystems nicht ausgeschlossen werden.

• Chlorhexidin und Hexetidin können vorübergehend das Geschmacksempfinden beeinträchtigen, bei sehr langer Anwendung auch Zähne und Zunge verfärben. Zudem kann Chlorhexidin mitunter ein Taubheitsgefühl auf der Zunge verursachen, das nach dem Absetzen des Mittels jedoch wieder vergeht. Auch Polyvidon-Jod-haltige Mittel verfärben bei längerem Gebrauch die Zähne. Nach dem Absetzen des Medikaments bildet sich die Verfärbung allerdings meist wieder zurück.

• Daneben können noch zahlreiche weitere Nebenwirkungen wie Übelkeit, Brechreiz und sogar Schlafstörungen von verschiedenen Mitteln verursacht werden.

Gegenanzeigen und Wechselwirkungen

• Alle genannten Präparate sind laut Angaben der Hersteller nicht für Säuglinge unter drei Monaten beziehungsweise sechs Monaten geeignet. Präparate, die neben den Hauptwirkstoffen auch ätherische Öle wie Eukalyptusöl (Cineol) oder Levomenthol enthalten, sollten wegen der Gefahr von Atemstörungen generell für Kinder unter drei Jahren tabu sein. Daneben ist zu beachten, dass einige Lösungen Alkohol enthalten.

• Dolo-Dobendan® Lösung ist nicht für Kinder unter sechs Jahren geeignet.

• Aluminiumchlorat darf Kindern nicht unter zwölf Jahren verabreicht werden.

• Dorithricin® original Halstabletten sowie Locabiosol® Spray sollten Kindern unter drei Jahren nicht gegeben werden.

• Generell sollten Dorithricin® original und Dorithricin® Limone Halstabletten, Lemocin® Lutschtabletten sowie Frubizin® Forte Halsschmerztherapeutikum nicht zum Einsatz kommen, wenn frische Wunden im Mund- bzw. Halsbereich bestehen.

• Polyvidon-Jod darf nicht verabreicht werden, wenn eine Jodüberempfindlichkeit oder eine Schilddrüsenüberfunktion vorliegt.
• Grundsätzlich dürfen Säuglinge und Kleinkinder keine Tabletten zum Lutschen und keine Lösung zum Gurgeln erhalten, da sie sich an diesen Mitteln verschlucken können.
• Hat das Kind bereits auf eine in den Mitteln enthaltene Substanz allergisch reagiert, darf diese nicht wieder angewandt werden. Bei einer Allergie auf Hühnereiweiß dürfen Lysozym-haltige Mittel nicht verabreicht werden, da Lysozym auf Hühnereiweiß gezüchtet wird. Die Wirkung einiger Mittel (z.B. Frubizin®) kann durch Milch oder Lecithin beeinträchtigt werden.

Bewertung

Die meisten der genannten Präparate können nicht empfohlen werden. Ihre Wirksamkeit und ihr Nutzen als Arzneimittel sind nicht ausreichend belegt. Andererseits lässt sich nicht ausschließen, dass sie unerwünschte Nebenwirkungen hervorrufen können, die nicht immer harmlos sind.
Einige desinfizierend wirkende Mittel können tatsächlich die Anzahl der Krankheitserreger im Mund- und Rachenraum verringern. Dennoch dringen sie nicht weit genug in die Tiefe des infizierten Gewebes vor und verkürzen daher weder die Krankheitsdauer noch schützen sie vor möglichen Komplikationen einer solchen Infektion. Das gilt auch für lokal auf die Schleimhaut aufgebrachte Antibiotika.
Lokalantibiotika bergen dazu noch die Gefahr in sich, eine Allergie auszulösen, so dass dieses Antibiotikum bei einer schweren Erkrankung nicht mehr in Form von Tabletten oder einer Infusionen eingesetzt werden kann.
Vor dem Hintergrund, dass bei der Mehrzahl der Mittel auch unerwünschte Wirkungen auftreten können, kann die Empfehlung daher nur lauten: Gerade kleine Kinder, die an vorübergehenden Halsbeschwerden leiden, sollte man nicht unnötig den Gefahren einer zweifelhaften medikamentösen Behandlung aussetzen.
Präparate, die ein Oberflächenanästhetikum enthalten, haben eine schmerzlindernde Wirkung. Dies gilt sowohl für Mittel gegen Halsschmerzen als auch für Gele und Salben, die bei Entzündungen der Mundschleimhaut direkt auf die erkrankten Stellen aufgetragen werden. Hierbei ist der Wirkstoff Lidocain wegen seiner besseren Verträglichkeit dem Benzocain vorzuziehen.
TIPP: Bei leichten Halsschmerzen bewirken nichtmedikamentöse Maßnahmen, wie das Lutschen von Bonbons (nur für ältere Kinder) oder eine Extraportion Eis meist eine ähnlich spürbare Linderung der Beschwerden. Und das ohne das Risiko von Überempfindlichkeitsreaktionen oder Allergien.

Bei ausgeprägten Halsschmerzen mit Schluckstörungen und stark beeinträchtigtem Allgemeinbefinden sollten Sie das Kind von einem Arzt untersuchen lassen. Eventuell ist eine Behandlung mit Antibiotika nötig, um vor weiteren Komplikationen zu schützen.

Pflanzliche Stoffe

Wirkstoffe	Präparatebeispiele	Darreichungsformen
Extrakt aus Eibischwurzel, Kamillenblüten, Schachtelhalmkraut, Walnussblättern, Schafgarbenkraut, Eichenrinde, Löwenzahnkraut	Tonsilgon® Tropfen (D), Tonsilgon® Dragees (D)	Tropfen, Dragees
Extrakt aus Kamillenblüten, Anisöl, Pfefferminzöl	Kamillosan®-Mundspray (D)	Spray
Extrakt aus Pfefferminz-, Anis-, Eukalyptus-, Fenchel-, Nelken-, Salbei-, Zimtöl, Levomenthol, Thymol	Salviathymol® N Flüssigkeit (D)	Gurgellösung
Extrakt aus Pelargoniumwurzel	Umckaloabo® (D)	Tropfen

Sonstige Präparate

Wirkstoffe	Präparatebeispiele	Darreichungsformen
Dexpanthenol	Bepanthen® Roche Lutschtabletten (D), Bepanthen® Pastillen (CH)	Tabletten, Pastillen
Emser Salz	Emser® Pastillen zuckerfrei (D)	Pastillen
Homöopathika	Meditonsin® (D), Metavirulent® (D), Tonsiotren® H Tabletten (D), toxi-loges N® Tabletten (D), toxi-loges® Tropfen (D)	Tropfen, Tabletten

Je nach den enthaltenen Wirkstoffen sollen die pflanzlichen bzw. homöopathischen Mittel eine entzündungshemmende, adstringierende, das heißt zusammenziehende oder desinfizierende Wirkung haben. Oder sie sollen das Immunsystem stimulieren und auf diese Weise vor häufig wiederkehrenden Halsentzündungen schützen.

Anwendung

Die meisten pflanzlichen und homöopathischen Präparate können drei- bis viermal täglich verabreicht werden. Tropfen werden in einem halben Glas Wasser zum Gurgeln verdünnt. Mittel, die das Immunsystem anregen sollen, werden bei akuten Infektionen oftmals häufiger gegeben, teilweise bis zu einer Dosis stündlich.

Unerwünschte Wirkungen

- Grundsätzlich können alle pflanzlichen Substanzen eine allergische Reaktion auslösen. Setzen Sie das Mittel sofort ab, wenn unter einer Behandlung Hautausschläge oder andere Nebenwirkungen auftreten.
- Bei Säuglingen und Kleinkindern sowie älteren Kindern mit Asthma bronchiale und anderen chronischen Atemwegserkrankungen kann die Einnahme von ätherischen Ölen zu einer akuten Verengung der Bronchien und gefährlicher Atemnot führen.
- Außerdem enthalten viele dieser Mittel Alkohol. Ihre Anwendung bei Kindern unter sechs Jahren wird nicht empfohlen.

Gegenanzeigen und Wechselwirkungen

- Präparate, die Pfefferminzöl (Menthol), Anisöl (Anethol), Eukalyptusöl (Cineol) sowie Levomenthol enthalten, dürfen Säuglingen und Kleinkindern nicht verabreicht werden. Auch Kinder, die an Asthma bronchiale oder Keuchhusten leiden, sollten nicht mit solchen Mitteln behandelt werden.
- Kinder, die bereits einmal auf einen der Inhaltsstoffe allergisch reagiert haben, dürfen nicht damit behandelt werden. Kinder, die auf Kamille oder andere Korbblütler allergisch reagieren, wie z.B. Beifuß, dürfen nicht mit Kamilleextrakten behandelt werden.
- Zu Gegenanzeigen und Wechselwirkungen der homöopathischen Präparate und Umckaloabo® siehe Immunstimulanzien (Seite 85ff.); für Emser Salz siehe Rhinologika (Seite 48).

Bewertung

Bislang liegen keine verlässlichen wissenschaftlichen Studien vor, welche die Effekte der pflanzlichen und homöopathischen Mittel gegen Halsschmerzen belegen. Dem steht gegenüber, dass diese natürlichen Mittel dennoch Nebenwirkungen haben können, die bisweilen sogar das Leben des Kindes bedrohen können. Dies gilt auch für so populäre Hausmittel wie den Kamillenblütenextrakt.

Wie schon mehrfach darauf hingewiesen wurde, können ätherische Öle, vor allem Kampfer, Eukalyptusöl (Cineol) und Pfefferminzöl (Menthol), gefährliche Wirkungen auf das zentrale Nervensystem und auf die Atemwege haben.

Grundsätzlich gilt: Alle Präparate auf Pflanzenbasis können allergische Reaktionen hervorrufen.

Aufgrund des fehlenden Wirkungsnachweises und möglicher potenziell bedrohlicher Nebenwirkungen sind auch pflanzliche und homöopathische Mittel zur Behandlung von Halsschmerzen und Entzündungen der Mundschleimhaut nicht zu empfehlen. Dies gilt umso mehr, je jünger das Kind ist, das an Halsschmerzen leidet.

Husten

Husten entsteht durch eine Reizung von Rachen, Bronchien oder Lunge. Er dient dazu, übermäßigen Schleim oder Fremdkörper nach außen zu transportieren und damit aus den Atemwegen zu entfernen. Husten ist ein Symptom und keine eigenständige Krankheit.

Ursachen

Husten kann viele verschiedene Ursachen haben. Am häufigsten tritt Husten im Rahmen eines Atemwegsinfektes auf, der auf eine Virusinfektion zurückgeht.
Der Husten wird wahrscheinlich durch Bakterien verursacht, wenn er

- über längere Zeit besteht,
- von hohem Fieber begleitet wird,
- ein starkes Krankheitsgefühl verursacht und
- sich der anfangs durchsichtige bis weiße Auswurf gelb oder grünlich verfärbt.

Nicht selten pfropfen sich die Bakterien auf eine zunächst virale Infektion auf. Man spricht von einer Sekundär- oder Zweitinfektion.

- Bakteriell bedingte Erkrankungen, die mit Husten einhergehen, sind die bakterielle Bronchitis, die Lungenentzündung (S. 99f.) und der Keuchhusten. Bei einer Lungenentzündung kann der Husten als Symptom auch fehlen.

Keuchhusten

Keuchhusten (Stickhusten, Pertussis) ist eine langwierige Infektionskrankheit.

Ursachen und typische Beschwerden

Sie wird durch das Bakterium Bordetella pertussis hervorgerufen, dessen Giftstoffe die wichtigsten Symptome der Krankheit verursachen. Keuchhusten beginnt mit einer unspezifischen Anfangsphase mit Schnupfen, Bindehautentzündung, erhöhter Temperatur und leichtem Husten. Diese Phase dauert etwa ein bis zwei Wochen; dann kommt es zu der typischen Keuchhustenerkrankung mit ihren stakkatoartigen Hustenanfällen, die häufig Erbrechen auslösen.

Auf eine tiefe Einatmung folgen plötzlich bis zu 20 heftige Hustenstöße, wobei das Kind meist die Zuge herausstreckt. Anschließend verengt sich die Stimmritze, was der Einatmung ein typisches ziehendes, juchzendes Geräusch verleiht. Oft folgt kurz darauf ein weiterer Hustenanfall; das Kind gerät immer stärker in Atemnot, schließlich nimmt die Haut unter dem Sauerstoffmangel eine Blaufärbung an. Am Ende dieser Anfälle spuckt das Kind einen zähen, glasigen Schleim, der aus den Bronchien kommt, und kann sich erbrechen. Der hohe Druck im Brustkorb kann zu Blutungen unter die Bindehaut sowie zu Nasenbluten führen; während des Anfalls sind die Venen an der Schläfe und am Hals prall gefüllt. Die Hustenanfälle können sich bis zu 50-mal am Tag wiederholen und das Kind an den Rand seiner Kräfte bringen. Meist klingen die Hustenattacken erst nach drei bis sechs Wochen wieder langsam ab. Besonders bei sensiblen und psychisch auffälligen Kindern können sie aber noch sehr lange Zeit immer wieder auftreten. Säuglinge und Kleinkinder haben keine typischen Hustenanfälle. Eine Keuchhusten-Infektion äußert sich bei ihnen stattdessen mit kläglichem Wimmern und kurzen, zum Teil lebensgefährlichen Atemstillständen. Aus diesem Grund müssen Babys und Kleinkinder im Krankenhaus behandelt werden.

Behandlung

Bei älteren Kindern werden Antibiotika gegeben, vor allem Erythromycin, andere Makrolide (siehe Seite 112f.), Cotrimoxazol (siehe Seite 124f.) oder Amoxicillin (siehe Seite 107f.). Sie beeinflussen den Verlauf der Krankheit jedoch nur gering. Ganz wichtig ist, dass das Kind sehr viel trinkt. Die Flüssigkeit braucht es, damit sich der zähe Schleim löst und verflüssigt. Bieten Sie häufig kleine Mahlzeiten an.

Keuchhusten-Schutzimpfung

Besser als eine nur mäßig wirksame Behandlung ist der Schutz vor einer Keuchhusten-Infektion. Ab dem Säuglingsalter können die Kinder geimpft werden. Vor einigen Jahren noch wurde vielfach befürchtet, dass die Keuchhusten-Schutzimpfung eine Gehirnentzündung auslösen könnte. Doch mittlerweile wird das stark angezweifelt. In sehr seltenen Fällen kann es nach der Impfung zu einem schockähnlichen Zustand kommen, in dem das Kind blass und apathisch dasitzt. Nach Minuten bis Stunden erholt es sich aber wieder vollkommen.

- Husten tritt zusammen mit anderen Erkältungssymptomen häufig bei den typischen Kinderkrankheiten auf.
- Chronischer oder immer wiederkehrender Husten kann durch sich häufig wiederholende Infektionen verursacht sein. In den meisten Fällen geht er jedoch auf eine Allergie oder eine chronische Reizung der Atemwege zurück, etwa durch Zigarettenrauch oder andere irritierende Stoffe in der Atemluft.

• Husten kann ebenfalls ein Symptom für Bronchialasthma (siehe Seite 153ff.) sein. Das Asthma kann sowohl allergisch bedingt als auch durch Infektionen oder durch eine starke körperliche Anstrengungen ausgelöst worden sein.
• Bellender Husten ist eines von mehreren Symptomen beim so genannten Pseudokrupp. Heute weiß man, dass Pseudokrupp ebenfalls durch virale oder seltener durch bakterielle Atemwegsinfektionen verursacht wird.

Pseudokrupp (Krupp-Syndrom)

Beim Pseudokrupp kommt es im Rahmen einer Virusinfektion zu einer akuten Schwellung der Luftröhre unterhalb des Kehlkopfs.

Typische Beschwerden

Durch die Schwellung verengt sich die Luftröhre und die eingeatmete Luft verursacht ein eigentümliches Geräusch. Häufig ruft sie auch einen bellenden Husten und Heiserkeit hervor und kann, wenn die Luftröhre nur noch wenig Luft hindurchlässt, zu Atemnot führen. Meist sind Säuglinge und Kleinkinder betroffen. Oft wachen sie nachts aus völliger Gesundheit heraus auf, allenfalls mit leichtem Fieber und Erkältungssymptomen, und zeigen die oben beschriebenen Symptome.

Behandlung

In leichteren Fällen stehen der Husten und das Geräusch beim Einatmen im Vordergrund. Hier kann zur Behandlung bereits feuchte, kalte Luft ausreichen. Beruhigen Sie das Kind und bringen Sie es in den Garten oder auf den Balkon. Hilfreich ist auch, im Badezimmer die Luft anzufeuchten, indem Sie die Dusche aufdrehen. Wenn diese Maßnahmen nicht ausreichen, können Sie ihm ein Zäpfchen mit ein bis drei mg Cortison pro Kilogramm Körpergewicht geben.
Rufen Sie den Notarzt, sobald zu dem Atemgeräusch und dem Husten Atemnot hinzukommt. Glücklicherweise verläuft der Pseudokrupp auch in den schwereren Fällen meist glimpflich.

• In seltenen Fällen ist Husten eine Reaktion auf einen in die Bronchien geratenen Fremdkörper, wie zum Beispiel eine kleine Nuss oder ein Spielzeugteil. Husten tritt auch als Reflex auf, wenn man den äußeren Gehörgang reizt. Er kann als Begleitsymptom bei Hirnhautentzündungen auftreten sowie bei Erkrankungen des Magens, des Darms und der Nieren. Auch ein psychisch bedingter Husten ist möglich.

Typische Beschwerden

Ein Husten kann das Kind sehr quälen. Das gilt insbesondere bei unproduktivem, trockenen Husten, bei dem kaum oder gar kein Schleim gebildet wird. Der ständige Hustenreiz belastet das Kind sehr und lässt es nachts nicht schlafen. Bei den meisten Atemwegsinfektionen beginnt der Husten in den ersten Tagen eher trocken, bis er sich löst. Dann wird in der Bronchialschleimhaut mehr flüssiges Sekret gebildet, das mit dem Husten nach außen transportiert wird. Dieser lockere, produktive Husten ist meist weniger belastend. Aber bei häufigen und starken Anfällen kann auch er das kranke Kind sehr erschöpfen. Nach dieser Phase der Schleimproduktion wird der Husten wieder trockener. Gelegentlich kann er auch nach dem Abklingen des akuten Infekts noch längere Zeit als Reizhusten weiterbestehen.
Meist ist Husten nur eines von vielen Symptomen. Alle zusammen weisen den Weg zur Diagnose der dem Husten zugrunde liegenden Erkrankung.

Wann zum Arzt?

Das Kind muss unbedingt vom Arzt untersucht werden, wenn

- ein Husten im Rahmen eines Atemwegsinfekts länger als fünf bis sieben Tage besteht,
- es Hinweise auf eine bakterielle Infektion als Ursache des Hustens gibt, wie etwa hohes Fieber, ein schweres Krankheitsgefühl, gelber bis grünlicher Schleim, oder
- das Kind ohne weitere Anzeichen einer Infektion hustet.

Gleiches gilt für anfallsartigen Husten mit Atemnot und Erbrechen sowie für jeden Husten, der mit einem Geräusch beim Ein- oder Ausatmen oder mit Atemnot einhergeht. In all diesen Fällen dürfen Sie Ihrem Kind kein hustenstillendes Mittel geben. Es könnte die Symptome verschleiern und den natürlichen Reflex zum Abhusten unterdrücken.

Mögliche Risiken und Folgeschäden

Husten als Symptom eines Atemwegsinfekts klingt in der Regel von allein wieder ab, insbesondere wenn er durch Viren ausgelöst wurde. Allerdings kann ein viraler oder bakterieller Infekt auch zu Bronchialasthma führen. Das wiederum muss möglichst rasch ärztlich behandelt werden (siehe Seite 153ff.). Nur so können Sie möglichen Schäden an den Atemwegen vorbeugen, die durch diese Krankheit häufig entstehen.

Nicht jede bakterielle Infektion, die Husten verursacht, muss mit Antibiotika behandelt werden. Doch bei einem schweren Krankheitsbild ist dies dringend notwendig. Ebenso wie beim Verdacht, dass sich eine bakterielle Bronchitis auf die Lunge ausdehnt und in eine Lungenentzündung übergehen könnte. Auch wenn eine bakterielle Infektion zu Bronchialasthma führt, muss das Kind zusätzlich zu den speziellen Asthmamitteln mit einem Antibiotikum behandelt werden.

Lassen Sie Ihr Kind bei länger anhaltendem Husten sowie bei weiteren Symptomen, wie Atemgeräuschen oder Atemnot, vom Arzt untersuchen.

Nichtmedikamentöse Behandlung

Viel Flüssigkeit

Bei Husten im Rahmen eines Atemwegsinfekts ist es das Wichtigste, den Kindern viel Flüssigkeit zu verabreichen. Nur wenn genügend Flüssigkeit zur Verfügung steht, kann sich der Schleim in den Bronchien lösen und abgehustet werden. Allerdings können Sie den natürlichen Verlauf der Erkrankung dadurch kaum beeinflussen. Ein Atemwegsinfekt verursacht zuerst einen trockenen Reizhusten, der zu seiner Lockerung ein paar Tage benötigt.

TIPP: Lassen Sie Ihr Kind nach seinem Geschmack und seinen Vorlieben bestimmen, was es trinken möchte. Wenn Ihrem Kind die Husten- und Kräutertees nicht schmecken und es sie schrecklich findet, dann lassen Sie ihm seinen Willen. Limonaden und Fruchtsäfte erfüllen den Zweck, dem Körper viel Flüssigkeit zuzuführen, genauso gut. Auch Suppen sind für dieses Ziel sinnvoll, solange das Kind sie gerne isst.

Inhalationen

Eine weitere Maßnahme zur Lösung von festsitzendem Schleim sind Inhalationen mit heißem Wasserdampf. Doch viele Kinder mögen Inhalationen nicht. Bedenken Sie bitte auch hier, dass sich der anfangs zähe Schleim nach wenigen Tagen meist von allein löst. Sie müssen Ihr Kind also nicht unnötig mit Inhalationen plagen.

Für viele Kinder sind Inhalationen nicht nur unangenehm, sie können auch noch zu Verletzungen führen. So kann sich das Kind am

Auf einen Zusatz von ätherischen Ölen sollten Sie verzichten. Das gilt auch für den beliebten Kamilleextrakt. Ätherische Öle gelangen mit dem Wasserdampf gar nicht bis in die kleinen Bronchien und tragen auch nicht weiter zur Schleimlösung bei. Stattdessen können sie Allergien auslösen und zu Reizungen im Mund- und Rachenbereich bis hin zu gefährlichen Krämpfen in den Atemwegen und zum Atemstillstand führen.

Wasserdampf verbrühen, wenn es mit dem Gesicht zu nah an die Schüssel mit dem heißem Wasser kommt.

Physiotherapie

Gelegentlich sind auch physiotherapeutische Maßnahmen sinnvoll, etwa bei einem länger bestehenden, festsitzenden Husten wie er zum Beispiel infolge häufiger nacheinander auftretender Infekte bestehen kann. Solche Maßnahmen sind etwa das vorsichtige Abklopfen des Rückens, ein Rütteln des Brustkorbs mit aufgelegten Händen, bestimmte Lagerungen oder Atem- und Hustentechniken.
Lassen Sie die Behandlung von einem Physiotherapeuten durchführen, der mit Kindern bereits Erfahrung hat. Bei einem einfachen Husten wie bei einer banalen Erkältung sind solche Maßnahmen nicht notwendig.

Behandlung mit Medikamenten

Bei einem harmlosen Husten im Zusammenhang mit einem leichten, viral bedingten Atemwegsinfekt müssen Sie keine Medikamente einsetzen. So unendlich viele Säfte, Tropfen, Einreibungen, Inhalationen und Tabletten es gegen Husten gibt, so wenig ist deren Wirkung bis heute nachgewiesen.

Alle Medikamente, die mit dem Ziel eingesetzt werden, den Schleim zu lösen oder ein festsitzendes oder verfestigtes Sekret zu verflüssigen, konnten diese Wirkung bisher in wissenschaftlichen Untersuchungen nicht eindeutig bestätigen. Das gilt sowohl für chemisch definierte Wirkstoffe als auch für pflanzliche Schleimlöser.

Leider verhallt der Hinweis, dass die Wirkung dieser Mittel nicht sicher belegt ist, ungehört sowohl bei den Patienten als auch bei den verordnenden Ärzten. Im Gegenteil: Über viele Jahrzehnte hat sich die Verordnung von Hustensäften und Hustentropfen sowie von Einreibungen und Dampfbädern bei Husten zu einer Selbstverständlichkeit entwickelt. Mittlerweile werden die Kosten für diese Mittel für Erwachsene nicht mehr von den gesetzlichen Krankenkassen erstattet. Die Verschreibungen für Kinder werden von dieser Vorschrift jedoch nicht berührt. Vielleicht beruhigt es Eltern ja, wenn sie ihren hustenden Kindern einen wohlschmeckenden Saft verabreichen. Sicher ist es auch einfacher, als das Kind ständig daran zu erinnern, dass es nun besonders viel trinken soll. Und auch die Kinder gewöhnen sich möglicherweise an die Streicheleinheit des Hustensaftes und drängen ihre Eltern, damit sie ihn bei jeder Erkältung wieder bekommen. Gesichert ist, dass Inhalationen mit Wasserdampf, eventuell mit Zusatz von Salz, einen zähen, festsitzenden Schleim flüssiger machen und das Abhusten erleich-

tern. Keinen Vorteil bringt es hingegen, wenn man dem Wasser ätherische Öle zusetzt.
Ätherische Öle können bei entsprechend disponierten Kindern zu lokalen Reizungen und allergischen Reaktionen bis hin zu schwerer Atemnot und Atemstillstand führen. Das gilt auch für die Einreibungen mit Mitteln, die ätherische Öle enthalten.
Hier sollen die Wirkstoffe von der warmen Haut gelöst und mit der Atemluft eingeatmet werden. Auch diese Substanzen können allergische Reaktionen bis hin zu Atemnot hervorrufen und die Haut von Säuglingen und Kleinkindern stark reizen.
Bei quälendem, trockenen Reizhusten, der das Kind stark erschöpft und es nachts am Schlafen hindert, werden so genannte Hustenstiller oder Hustenblocker eingesetzt. Sie ändern zwar nichts an der zugrunde liegenden Krankheit oder an deren Verlauf, aber sie verschaffen dem Kind Linderung. Daher können sie eine hilfreiche Maßnahme sein. Hustenblocker sind bei unangenehmem, aber harmlosen Reizhusten die einzigen nachgewiesenermaßen wirksamen Medikamente. Dennoch dürfen sie nur wenige Tage lang verabreicht werden. Jedes Kind mit länger anhaltendem trockenen Husten muss vom Arzt untersucht und behandelt werden.

Schleimlösende Medikamente (Expektoranzien)

Chemisch definierte Expektoranzien

Wirkstoffe	Präparatebeispiele	Darreichungsformen
Acetylcystein	ACC®-Hexal (A, D), ACC Eco® (CH), Acetylcystein »Nycomed«® (A), NAC-ratiopharm® (D), Fluimucil® (A, CH, D), Acemuc® (D), Acemucol® (CH), Bromuc® (D), Azubronchin® (D), NAC STADA® (D), Mucofluid® (CH)	Saft, Granulat zum Auflösen, Brausetabletten, Tabletten, Kapseln
Ambroxol	Mucosolvan® (A, D), Mucosolvon® (CH), Ambroxol-ratiopharm® (D), Ambrobene® (A), Ambrohexal® (A), Ambroxol AL® (D), Ambroxol Heumann® (D), Fluibron® (CH), Mucophlogat® (D)	Tabletten, Kapseln, Saft, Lösung für Inhalationen
Bromhexin	Bisolvon® (A, CH, D), Bromhexin Berlin-Chemie® (D), Bromhexin-ratiopharm® (D), Husto Sol® (CH)	Saft, Tropfen, Tabletten, Lösung für Inhalationen

Die chemisch definierten Schleimlöser sollen die großen Bestandteile des Schleimes spalten, die für dessen Zähigkeit verantwortlich sind. Das soll den Schleim dünnflüssiger machen und das Abhusten erleichtern.

Anwendung

Die schleimlösenden Hustenmittel kommen häufig als Saft, Tropfen, bei älteren Kindern auch als Tabletten, mitunter auch als Inhalationslösung zum Einsatz. Säuglinge und Kinder bis zu einem Jahr sollten nicht mit Acetylcystein behandelt werden. Ausnahme: Das Kind erhält das Medikament unter ärztlicher Kontrolle im Krankenhaus.

Maximale Dosierung in mg pro Tag			
Alter des Kindes	**Acetylcystein**	**Ambroxol**	**Bromhexin**
Säuglinge	–	2x 3 mg	3x 4 mg
bis 2 Jahre	3x 50 mg	2x 7,5 mg	3x 4 mg
1–5 Jahre	3x 100 mg	3x 7,5 mg	3x 4 mg
6–14 Jahre	2x 200 mg	2–3x 15 mg	3x 8 mg
über 14 Jahre	3x 200 mg	2–3x 15–30 mg	3x 8–16 mg

Um den Hustenreiz in der Nacht nicht zu verstärken, wird entgegen dem hier dargestellten Dosierungsschema häufig empfohlen, die Dosen nur morgens und mittags einzunehmen.

Unerwünschte Wirkungen

- Alle drei Wirkstoffe können Sodbrennen, Übelkeit und Erbrechen verursachen.
- Allergische Reaktionen, vom Hautausschlag bis zum allergischen Schock, sind ebenfalls unter der Behandlung mit diesen Mitteln möglich.
- Selten können die Mittel Asthmaanfälle und Atemnot auslösen.
- In seltenen Fällen treten nach der Einnahme von Acetylcystein Kopfschmerzen, Übelkeit, Sodbrennen und Tinitus auf.

Gegenanzeigen und Wechselwirkungen

- Grundsätzlich gilt: Geben Sie niemals gleichzeitig ein schleimlösendes Medikament und einen Hustenblocker. Durch den eingeschränkten Hustenreflex ist ein gefährlicher Sekretstau möglich.
- Acetylcystein wird heute nicht mehr als Inhalationslösung angewandt, da es bei einigen Asthmatikern eine gefährliche Verengung in den Atemwegen ausgelöst hat. Kinder mit Bronchialasthma sollten auch bei den anderen beiden Wirkstoffen auf Inhalationslösungen verzichten.
- Bei einer Allergie auf den Wirkstoff darf das entsprechende Mittel nicht eingenommen werden. Bei Kindern mit einer Paragruppenallergie dürfen verschiedene flüssige Zubereitungen nicht gegeben werden.

- Bei eingeschränkter Nierenfunktion dürfen Ambroxol und Bromhexin, wenn überhaupt, nur mit Vorsicht und in niedriger Dosierung eingesetzt werden.
- Acetylcystein kann die Aufnahme von Antibiotika behindern. Man sollte die beiden Substanzen in einem Abstand von mindestens zwei Stunden einnehmen.
- Bisolvon® Hustensaft darf nicht verabreicht werden, wenn eine Fruktoseintoleranz besteht.

Bewertung

Obwohl diese chemisch definierten Schleimlöser in großen Mengen verordnet und ebenso häufig ohne Rezept in Apotheken gekauft werden, gibt es bis heute nur wenige wissenschaftlich einwandfreie Studien, welche die Wirkung dieser Mittel überprüft haben. Die meisten dieser Studien wurden an älteren Menschen mit chronischer Bronchitis durchgeführt. Eine kritische Auswertung von mehreren, zum Teil jedoch methodologisch nicht einwandfreien Untersuchungen kam zu dem Ergebnis, dass eine Langzeitbehandlung mit diesen Schleimlösern das Wiederaufflammen der chronischen Bronchitis geringgradig vermindern kann. Auf keinen Fall kann man diese Ergebnisse auf die Wirksamkeit der Medikamente bei Kindern mit einem akuten Atemwegsinfekt übertragen.

Von der französischen Arzneimittelüberwachungsbehörde wurden die oben genannten Expektoranzien generell als unzureichend wirksam eingestuft.

Die Wirkung dieser Expektoranzien ist ungeachtet ihrer häufigen Verordnungen noch immer ungewiss. So können wir Eltern nur raten, ihren Kindern das Abhusten durch ausreichende Flüssigkeitszufuhr zu erleichtern und auf diese Medikamente zu verzichten.

Auch wenn schleimlösende Mittel meist gut vertragen werden, können sie in Einzelfällen doch Nebenwirkungen hervorrufen.

Pflanzliche Expektoranzien

Wirkstoffe	Präparatebeispiele	Darreichungsformen
Extrakt aus Thymiankraut, Primelwurzel, Spitzwegerichkraut	Bronchicum Elixir plus® (D)	Tropfen
Extrakt aus Thymiankraut, Seifenkrautwurzel, Quebrachorinde	Bronchicum Tropfen® N (D)	Tropfen

Wirkstoffe	Präparatebeispiele	Darreichungsformen
Extrakt aus Efeublättern	Prospan® (D), Sinuc® (D), Hedelix® (D), Sedotussin® Efeu (D), Bronchoforton Saft/Tropfen (D)	Saft, Tropfen, Tabletten, Brausetabletten, Zäpfchen
Extrakt aus Thymiankraut	Tussamag N® Saft/Tropfen (D), Thymipin® N (D), Soledum® Saft/Tropfen (D), Thymiverlan® (D)	Saft, Tropfen, Zäpfchen
Extrakt aus Efeublättern, Thymiankraut	Bronchipret® Saft/Tropfen (D)	Tropfen, Saft
Extrakt aus Thymiankraut, Primelwurzel	Sinuforton® Saft (D), Kinder Em-eukal® Hustensaft (D)	Saft
Myrtol	Gelomyrtol® (D)	Kapseln
Extrakt aus Kampfer, Levomenthol, Pfefferminzöl	Optipect® Tropfen (D)	Tropfen
Extrakt aus Thymiankraut, Primelwurzel, Quebrachorinde, Bibernellwurzel, Grindeliakraut	Bronchicum Elixir N (D)	Tropfen
Extrakt aus Thymiankraut, Primelwurzel, Rosenblüten, Bibernellwurzel, Grindeliakraut	Melrosum Hustensirup® (D)	Saft

Auch einer Vielzahl pflanzlicher Substanzen wird nachgesagt, dass sie trockenen Husten lösen und weitere Erkältungssymptome lindern können.

Anwendung

Pflanzliche Hustensäfte, Hustentropfen sowie die in Kapseln, Tabletten und Zäpfchen enthaltenen Mittel sollen drei- bis viermal täglich verabreicht werden; in einigen Fällen auch öfter. Achten Sie auf die vom Hersteller empfohlene Dosis für das jeweilige Alter und überschreiten Sie diese nicht. Insbesondere Kapseln und Tabletten eignen sich prinzipiell nur für ältere Kinder. Viele pflanzliche Hustenmittel enthalten Alkohol, selbst wenn der Hinweis »für Kinder« darauf vermerkt ist.

Unerwünschte Wirkungen

- Einige pflanzliche Stoffe, insbesondere Myrtol, Ekalyptusöl (Cineol) und Primelwurzelextrakte, können Magen-Darm-Beschwerden hervorrufen.
- Letztlich können alle pflanzlichen Substanzen allergische Reaktionen auslösen.
- Säuglinge und Kleinkinder sollten nicht mit ätherischen Ölen (z.B. Anis-, Eukalyptus-, und Pfefferminzöl) behandelt werden. Diese Mittel können zu Atemstörungen bis hin zu Atemstillstand führen. Das gilt auch für ältere Kinder mit Asthma. Inhalationen mit ätherischen Ölen können bei ihnen eine akute Verengung der Bronchien und gefährliche Atemnot hervorrufen. Diese Kinder sollten deshalb nicht damit behandelt werden.

Gegenanzeigen und Wechselwirkungen

Säuglinge sollten nicht mit Efeuextrakten behandelt werden. Zudem ist der Einsatz der ätherischen Öle Cineol (Eukalyptusöl), Myrtol, Menthol (Pfefferminzöl) und Kampfer im Säuglings- und Kleinkindalter nicht erlaubt, auch wenn dies vom Hersteller nicht gekennzeichnet ist.

Bewertung

Bisher liegen weder für Einzelpräparate noch für Kombinationen mit verschiedenen Wirkstoffen Wirkungsnachweise durch verlässliche wissenschaftliche Studien vor. Eine jüngere, nach geltenden wissenschaftlichen Methoden sorgfältig durchgeführte Studie konnte für den Wirkstoff Myrtol eine Besserung der Hustenanfälle und des allgemeinen Befindens belegen. Doch auch dieses Ergebnis muss durch weitere Untersuchungen bestätigt werden.

Auch wenn sie gut schmecken, gesund riechen und Eltern wie ihren kranken Kindern das Gefühl geben, etwas gegen den Husten zu tun, gibt es bisher keine ausreichenden Belege für eine echte Wirkung dieser Mittel. Da aber pflanzliche ebenso wie chemisch definierte Substanzen unerwünschte und vor allem für Säuglinge und Kleinkinder bedrohliche Nebenwirkungen haben können, sollte man auf sie möglichst verzichten und den Husten vor allem durch viel Flüssigkeit lockerer machen.

Äußerlich anwendbare schleimlösende Mittel

Wirkstoffe	Präparatebeispiele	Darreichungsformen
Eukalyptusöl (Cineol)	Soledum Balsam Lösung® (D)	Lösung
Eukalyptus-, Kiefernnadelöl	Transpulmin Kinderbalsam® S (D), Bronchoforton Kinderbalsam® (D), Pinimenthol Erkältungsbalsam S mild® (D), Transpulmin Baby Lösung® (D)	Salbe, Tropfen
Eukalyptus-, Fichtennadelöl	Babix Inhalat N® (D)	Tropfen

Wirkstoffe	Präparatebeispiele	Darreichungsformen
Eukalyptusöl-, Levomenthol, Kampfer	Transpulmin Balsam® (D)	Creme
Eukalyptusöl, Levomenthol, Kiefernnadelöl	Pinimenthol® Liquidum (D), Pinimenthol Erkältungssalbe (D)	Tropfen, Salbe
Eukalyptus-, Fichtennadel-, Pfefferminzöl	Bronchoforton Salbe® (D)	Salbe
Menthol, Kampfer, Eukalyptus-, Terpentinöl	Wick VapoRub® Erkältungssalbe (D)	Salbe

Badezusätze

Wirkstoffe	Präparatebeispiele	Darreichungsformen
Kampfer, Eukalyptusöl	Kneipp Erkältungsbad spezial® (D)	Badezusatz
Eukalyptusöl	Pinimenthol Erkältungsbad® für Kinder (D)	Badezusatz

Die äußerlich anwendbaren Substanzen zur Schleimlösung können direkt inhaliert werden. Dazu geben Sie eine bestimmte Menge der Substanz in heißes Wasser. Oder das Mittel wird auf Rücken und Brust aufgetragen und erreicht durch sein Verdampfen die Atemwege. Bei den Einreibungen erwärmen die ätherischen Öle die Haut, was bei der subjektiven Bewertung der Wirksamkeit eine besondere Rolle spielt. Auch Badezusätze sollen durch Einatmen der ätherischen Öle den Husten lockern und weitere Beschwerden lindern.
Einen objektiven Nachweis ihrer Wirksamkeit, wie er heute für Medikamente eigentlich gefordert wird, haben diese Arzneimittel bisher nicht erbracht.

Anwendung

Je nach Präparat werden die Tropfen oder Salben mehrmals täglich und vor allem am Abend auf Brust und Rücken aufgetragen oder in heißes Wasser gegeben und inhaliert. Die Lösungen und Salben enthalten ätherische Öle, die auch in Erkältungsbädern enthalten sind.

Unerwünschte Wirkungen

• Ätherische Öle können bei Säuglingen und Kleinkindern zu Atemstörungen bis hin zu schwerer Atemnot und Atemstillstand führen. Aber auch bei älteren Kindern sollte man diese Mittel – wenn überhaupt – nur mit Vorsicht anwenden. Das gilt insbesondere für Kampfer und Pfefferminzöl (Menthol), aber auch für Eukalyptusöl (Cineol) und Fichtennadelöl. Kampfer wurde in den USA und Großbritannien wegen der Gefahr von Atemstörungen, Krämpfen und Bewusstseinsverlusten vom Markt genommen.

• Als weitere Nebenwirkung können Hautreizungen und Allergien auftreten. Dabei müssen Sie unbedingt vermeiden, dass die Mittel ins Gesicht gebracht werden.

Gegenanzeigen und Wechselwirkungen

• Säuglinge und Kleinkinder sollten nicht mit äußerlich anwendbaren schleimlösenden Mitteln behandelt werden, die Kampfer, Menthol (Pfefferminzöl), Cineol (Eukalyptusöl), Kiefernnadel- oder Fichtennadelöl enthalten, auch wenn die Präparate laut Packungsbeilage für Säuglinge und Kleinkinder geeignet sein sollen.

• Keinesfalls dürfen diese Mittel zum Einsatz kommen, wenn Asthma bronchiale oder Keuchhusten besteht.

• Bei bekannter Allergie gegen einen Wirkstoff oder mehrere Inhaltsstoffe von Erkältungssalben, Inhalationslösungen oder Erkältungsbädern dürfen Sie diese nicht anwenden.

• Äußerlich anzuwendende Mittel sollten nicht auf frische Wunden oder vorgeschädigte Haut (z.B. Verbrennungen) aufgetragen werden.

> *Auch andere ätherische Öle stehen im Verdacht, vor allem bei Säuglingen und Kleinkindern gefährliche Atemstörungen bis hin zu Atemstillständen auszulösen. Seien Sie mit diesen Mitteln bei Kindern insgesamt sehr vorsichtig.*

Bewertung

Eine über den angenehmen Geruch hinausgehende Wirkung ist bislang nicht sicher belegt. Jedoch können diese Mittel gerade bei Säuglingen und Kleinkindern schwere Nebenwirkungen hervorrufen. Aus diesem Grund sollte man auf sie möglichst verzichten und versuchen, einen einfachen Husten mit viel Flüssigkeit zu lösen. Lassen Sie bei länger anhaltenden Beschwerden das Kind von einem Arzt untersuchen und behandeln.

Hustenblocker (Antitussiva)

Morphinabkömmlinge

Wirkstoffe	Präparatebeispiele	Darreichungsformen
Codein	Codipront mono® (D), Bronchicum Mono Codein® (D), Codicaps N Kindersaft® (D), Tryasol Codein® (D), Codicaps Mono® (D), Codeinsaft/Codeintropfen von ct® (D), Kodein Knoll® (CH), Codipertussin® (A, D), Tricodein Solco® (A, CH)	Saft, Tropfen, Tabletten, Kapseln
Dextro-methorphan	NeoTusssan® Hustensaft (D), Emedrin® (CH), Wick Formel 44 Husten-Stiller® (D, A)	Saft

Antihistaminika

Wirkstoffe	Präparatebeispiele	Darreichungsformen
Diphenhydramin	Benadryl N infant® (D), Benadryl N Hustensaft® (D)	Saft

Andere chemisch definierte Hustenblocker

Wirkstoffe	Präparatebeispiele	Darreichungsformen
Clobutinol	Silomat® (A, D), Tussed Hustenstiller® (D), Stas® Hustenstiller (D)	Saft, Tropfen, Dragees
Noscapin	Capval® (D), Tussanil N® (CH)	Saft, Tropfen, Dragees
Pentoxyverin	Sedotussin® (A,D)	Saft, Tropfen, Tabletten, Kapseln, Zäpfchen

Kombinationen

Wirkstoffe	Präparatebeispiele	Darreichungsformen
Codein, Phentyl-toloxamin	Codipront® (D)	Kapseln, Tropfen, Saft
Codein, Chlorphenamin	Codicaps® (D)	Kapseln
Dextro-methorphan, Norephedrin, Carbinoxamin	Rhinotussal Saft® (D)	Saft

Hustenstiller oder Hustenblocker beeinflussen das Hustenzentrum im Gehirn und führen zu weniger Hustenreiz. Chemisch gesehen sind Hustenblocker keine einheitliche Medikamentengruppe.

• Der älteste Wirkstoff ist Codein; er hat auch die beste Wirksamkeit. Codein ist ein Abkömmling des Morphins und somit pflanzlicher Herkunft. Es unterdrückt den Hustenreiz sehr gut, kann aber besonders bei jüngeren Kindern gefährliche Nebenwirkungen entfalten. Bei älteren Kindern könnte er bei falscher Anwendung sogar zu einer Abhängigkeit führen. Codein darf, wenn überhaupt, nur kurzfristig und in genau vorgeschriebener Dosierung gegeben werden. Die sorgfältige Kontrolle durch Eltern und Arzt ist hier besonders wichtig. Schwerer Reizhusten erfordert gelegentlich die Behandlung mit diesem sehr wirksamen Medikament. Ähnliches gilt für Dextromethorphan. Es stammt ebenfalls vom Morphin ab, wirkt aber nicht ganz so stark wie Codein.

• Eine dieser beiden Substanzen ist auch in vielen Kombinationspräparaten enthalten. Zusätzlich mischen die Hersteller meist ein Antihistaminikum (siehe unten) und/oder ein Sympathomimetikum bei. Das Sympathomimetikum bewirkt, dass sich die Bronchien erweitern. Als Nebenwirkungen können Zittern, Herzklopfen und Nervosität auftreten, weshalb diese Präparate für Kinder nicht geeignet sind.

• Viele Antihistaminika (siehe auch Allergien Seite 133) wie Diphenhydramin haben neben ihrer antiallergischen Wirkung auch einen beruhigenden Effekt. Die Kinder werden dadurch müde und schlafen besser ein; auch das Durchschlafen gelingt besser. Allein schon aus diesem Grund husten die Kinder weniger. Auf den Husten selbst haben Antihistaminika einen weniger guten Einfluss, da sie den Schleim eher verfestigen.

• Die hustenstillenden Substanzen Noscapin, Clobutinol und Pentoxyverin sind weniger stark wirksam als Codein und Dextromethorphan; allerdings führen sie auch zu geringeren Nebenwirkungen. Noscapin liegt in seiner Wirksamkeit und seinen Nebenwirkungen zwischen Codein und den beiden anderen Mitteln. Die beiden Wirkstoffe Clobutinol und Pentoxyverin beeinflussen das Atemzentrum nicht und machen auch nicht abhängig. Sie sind daher auch ohne Rezept in der Apotheke erhältlich. Allerdings wird die Wirksamkeit dieser beiden Mittel in wissenschaftlichen Untersuchungen nicht einheitlich als günstig beurteilt.

Anwendung

Wichtig ist, dass Sie Hustenblocker bei einer harmlosen Bronchitis mit trockenem Reizhusten nur wenige Tage lang geben; dann sollte sich der Schleim von alleine verflüssigen und abgehustet werden können. Sinnvoll ist auch, das Mittel vor allem abends vor dem Einschlafen zu geben. Das Kind kann damit besser schlafen und sich in einer ruhigen Nacht von den Strapazen des Hustens erholen. Bei schweren Hustenattacken im Rahmen einer Keuchhusten-Infektion kann das Mittel natürlich auch am Tage eingenommen werden.

Eine Behandlung mit Codein und verwandten Stoffen ist nur in Ausnahmefällen nötig und gehört in die Hand eines erfahrenen Kinderarztes.

Zur Behandlung eines quälenden Reizhustens eignet sich ohne größere Einschränkungen vor allem der Wirkstoff Clobutinol. Deshalb werden hier die Tagesdosierungen für diesen Stoff angegeben.

Clobutinol

Alter des Kindes	Tagesdosis
unter 2 Jahre	bis zu 3x 10–20 mg
2–3 Jahre	bis zu 3x 20 mg
4–6 Jahre	bis zu 3x 20–30 mg
7–12 Jahre	bis zu 3x 30–40 mg
über 12 Jahre	bis zu 3x 40–80 mg

Unerwünschte Wirkungen

• Codein und verwandte Stoffe können zu Atemstörungen bis hin zum Atemstillstand führen. Das gilt insbesondere dann, wenn sie in zu hoher Dosierung genommen werden. Sie dürfen deshalb die verordnete Dosis niemals überschreiten. Sorgen Sie dafür, dass Kinder das Mittel nicht eigenständig einnehmen können. Bei Säuglingen und Kleinkindern kann Codein zu Vergiftungen führen. Es darf in diesem Alter nur unter sorgfältiger Überwachung und keinesfalls ohne ärztliche Absprache verabreicht werden.

• Pentoxyverin kann besonders bei Säuglingen und Kleinkindern Atemstörungen verursachen. Bei Säuglingen darf es nicht eingesetzt werden, da es auch Krampfanfälle hervorrufen kann.

• Alle Hustenstiller können Übelkeit und Erbrechen hervorrufen, Codein verursacht außerdem häufig Verstopfung. Außerdem können die Mittel allergische Reaktionen hervorrufen.

• Schwindel und Benommenheit sind weitere Nebenwirkungen, die bei allen Hustenblockern mit Ausnahme von Pentoxyverin vorkommen können.

• Geben Sie nicht gleichzeitig ein schleimlösendes Medikament und einen Hustenblocker. Durch den eingeschränkten Hustenreflex ist ein gefährlicher Sekretstau möglich.

Gegenanzeigen und Wechselwirkungen

• Kinder unter einem Jahr dürfen nicht mit Codein, Dextromethorphan und Pentoxyverin behandelt werden.

• Hustenblocker sind bei starker Schleimbildung generell nicht erlaubt, da sie das Abhusten des Schleims behindern (s.o.).

• Bei Asthma bronchiale mit der Gefahr schwerer Asthmaanfälle dürfen Codein und Dextromethorphan nicht eingesetzt werden. Sie könnten die gestörte Atemfunktion weiter verschlimmern.

• Codein sollte Kindern, bei denen oder in deren Familie eine Anfälligkeit für Suchtkrankheiten besteht, keinesfalls unkontrolliert verschrieben werden. Das gilt, obwohl die in den Hustenblockern enthaltenen Dosen keine angenehme Stimmung hervorrufen und die Gefahr einer Abhängigkeit durch diese Medikamente sehr gering ist.

- Bei einer Allergie gegen einen Wirkstoff oder einen anderen Inhaltsstoff dürfen die entsprechenden Mittel nicht angewandt werden.

Bewertung

Hustenblocker sind grundsätzlich sinnvolle Medikamente, wenn sie kurzfristig einen schweren, quälenden Reizhusten unterdrücken und das Kind dadurch – besonders in der Nacht – zur Ruhe kommen kann. Auch bei Keuchhusten, der mit heftigsten und von Erbrechen begleiteten Hustenanfällen einhergeht, können diese Mittel hilfreich sein.

Allerdings wird der Wert dieser Mittel durch die Nebenwirkungen eingeschränkt. Gerade die stark wirksamen Medikamente wie Codein und verwandte Stoffe sowie Pentoxyverin können gefährliche Nebenwirkungen haben. Das gilt besonders für Säuglinge und kleine Kinder. Die Mittel dürfen, wenn überhaupt, nur unter ärztlicher Aufsicht gegeben werden.

Auf keinen Fall darf man Hustenblocker Kindern mit produktivem, lockeren Husten und Schleimbildung geben. Diese Mittel behindern das Abhusten und beeinträchtigen durch den aufgestauten Schleim die Atmung. Außerdem stellt der Schleim einen guten Nährboden für das Wachstum von Bakterien dar.

Medikamente mit geringeren Nebenwirkungen sind zwar ungefährlicher, ihre Wirkung wird in wissenschaftlichen Untersuchungen aber als eher gering eingestuft. Dennoch sind sie auf jeden Fall ein Versuch wert.

Special: Immunstimulanzien

Erkältungen gehören zu den häufigsten Erkrankungen bei Kindern. Auch wenn mehr als zehn bis zwölf Erkältungskrankheiten im Jahr das Kind und seine Eltern belasten und sie fast zur Verzweiflung treiben können, so bedeutet dies noch lange nicht, dass das Immunsystem nicht richtig arbeitet. Vielmehr zeigen die häufigen Infektionen der Atemwege, dass sich die Abwehr mit zahlreichen Krankheitserregern auseinander setzt und dabei funktionsfähige Abwehrreaktionen aufbaut. Echte Schwächen des Immunsystems sind hingegen äußerst selten.

Dennoch wurden in den letzten Jahren Therapien entwickelt, die das vermeintlich schwache Immunsystem stimulieren und seine Funktionen verbessern sollen. Für derartige Behandlungen werden jährlich enorme Geldsummen ausgegeben. Doch bisher ist bei den meisten Maßnahmen unklar, ob sie überhaupt eine positive Wirkung nach sich ziehen und ob sie die Anzahl der Infekte tatsächlich verringern. Dem steht gegenüber, dass viele der eingesetzten Medikamente keinesfalls frei von Nebenwirkungen sind; das gilt auch dann, wenn sie pflanzlicher Herkunft sind.

Es gibt sicher keine generell erfolgreichen Methoden, mit denen man Kinder vor häufigen Infektionen schützen kann. Schließlich muss man auch in Frage stellen, ob ein übermäßiges Abschirmen der Kinder vor Infektionen wirklich richtig ist. Dadurch wird möglicherweise das Immunsystem daran gehindert, sich zu einem wertvollen Schutz zu entwickeln, der ein ganzes Leben hält.

Dennoch gibt es einige Richtlinien, die dazu beitragen können, dass ein Kind zwar nicht jeder Infektion entgeht, sich aber möglichst rasch wieder davon erholt.

Nichtmedikamentöse Behandlung

Die Empfehlungen für ein gut funktionierendes Immunsystem unterscheiden sich letztlich kaum von denen für eine gesunde Lebensweise. Achten Sie jedoch darauf, dass Sie das richtige Maß finden zwischen einem übermäßigen Behüten auf der einen Seite und allzu drakonischen Abhärtungsmaßnahmen auf der anderen Seite.

Gesunde Ernährung

Für Kinder gilt ebenso wie für Erwachsene: Eine gesunde Ernährung ist abwechslungsreich und ausgewogen. Sie enthält viele Vitamine, nicht zu viel Fett und ist vor allem nicht zu üppig. Im Gegensatz zu der Befürchtung vieler Mütter, ihre Kinder könnten zu wenig essen, steigt die Zahl übergewichtiger Kinder immer mehr an.
Schließlich muss den Kindern das Essen auch schmecken. Es soll ihnen Spaß machen, gesund zu essen, und sie sollten frühzeitig lernen, was sie gerne mögen und wie viel sie davon brauchen.

TIPP: Nicht vergessen: Ein allzu »gesundes Essen« zu Hause darf nicht dazu führen, dass Kinder ihre Lieblingsspeisen heimlich futtern.

Heutzutage wird die Rolle des gesunden Essens im Hinblick auf ein gut funktionierendes Immunsystem oft überbewertet. Unzählige Ratschläge zu einem gesunden Essen entspringen eher einem Wunschdenken oder einer Ideologie, als dass sie sich auf wissenschaftliche Erkenntnisse gründen.

Viel Bewegung

Bewegung und Sport beeinflussen tatsächlich zahlreiche Faktoren des Immunsystems auf positive Weise. Daraus kann man jedoch nicht einfach folgern, dass körperliche Aktivität bei Kindern die Häufigkeit von Infektionskrankheiten verringert. Die Fitness hilft allerdings, eine Krankheit leichter und schneller zu überwinden. Außerdem erhöht Sport das Wohlbefinden und schützt von Kindesbeinen an vor vielen späteren Krankheiten.

Keine Überforderung

So wie man Kinder nicht mit einem permanenten „Muss" zum gesunden Essen überfordern sollte, so sollte man ihnen Überlastungen auch in Schule und Freizeit ersparen. Anhaltender, zu hoher Leistungsdruck im Unterricht, aber auch der moderne Freizeitstress können nicht nur die natürliche Entwicklung eines Kindes einengen, sondern die permanente Überforderung macht es auch anfälliger für Krankheiten.

Freude am Leben

Jedes Kind sollte die vielen Facetten des Lebens auf spielerische Weise und mit viel Spaß entdecken. Lassen Sie ihm genügend Raum für seine eigene Welt, damit es Freude daran empfinden kann. Lachen, Herumtollen und mit Freunden spielen ist vielleicht gesünder als das viel gepriesene tägliche Glas Orangensaft oder eine gute Schulnote.

Nicht rauchen

Diese Aufforderung gilt zunächst für die Eltern und weniger für die Kinder. Rauchende Eltern sind nicht nur ein schlechtes Vorbild für das spätere Verhalten der Kinder. Es ist auch erwiesen, dass Zigarettenrauch in der Wohnung die Kinder anfälliger für Erkältungen und allergische Krankheiten der Atemwege macht.

TIPP: Sie wünschen von Ihren Kindern ein gesundheitsbewusstes Verhalten? Schaffen Sie selbst die Voraussetzungen dafür, indem Sie auf das Rauchen verzichten.

Behandlung mit Medikamenten

Die Frage, ob man einem scheinbar schwachen Immunsystem mit Hilfe von immunstimulierenden Mitteln auf die Beine helfen muss, lässt sich unmissverständlich verneinen. Für die meisten dieser Mittel liegen keine eindeutigen wissenschaftlichen Wirkungsbelege vor. Nebenwirkungen auch gefährlicher Art lassen sich dagegen nie ausschließen. Abgesehen von dieser Diskrepanz aus nicht nachgewiesener Wirkung und potenzieller Gefahr werden die Mittel auch noch mit einem falschen Ziel eingesetzt.

Das Immunsystem der Kinder ist weder krank oder geschwächt, sondern es ist im natürlichen Aufbau begriffen. Erkältungen, vor allem in der kalten Jahreszeit, sind für Kinder normal.

Pflanzliche Substanzen

Wirkstoffe	Präparatebeispiele	Darreichungsformen
Extrakt aus Sonnenhutkraut	Echinacea-ratiopharm® (D), Echinacea STADA® (D), Echinacin Madaus® (A, CH)	Saft, Tropfen, Tabletten, Lutschtabletten, Tees, Injektionslösung
Extrakt aus Pelargonienwurzel	Umckaloabo® (D)	Tropfen
Extrakt aus Eleutherococcus-Wurzel	Eleu-Kokk® (D)	Tropfen, Dragees
Extrakt aus Sonnenhutwurzel, Thujakraut, Indigowurzel	Esberitox® N (D)	Tropfen, Tabletten

Homöopathische Mittel

Wirkstoffe	Präparatebeispiele	Darreichungsformen
Homöopathische Komplexmittel	Lymphomyosot® (D), Contramutan D/ -N® (D), toxi-loges® (D), Lymphozil® (D), toxi-loges N® (D), Gripp-Heel® (D), metavirulent® (D), Meditonsin® (D)	Tropfen, Saft, Dragees, Tabletten, Injektionslösung

Bakterienpräparate

Wirkstoffe	Präparatebeispiele	Darreichungsformen
abgetötete Bakterien, die häufig Atemwegsinfektionen verursachen	Broncho-Vaxom® Kinder (D)	Granulat, Kapseln
abgetötete Darmbakterien	Pro-Symbioflor® (D)	Tropfen
lebende und abgetötete Darmbakterien	Symbioflor 1®® (D, A)	Tropfen

Immunstimulanzien sollen bei häufig wiederkehrenden oder chronischen Infekten das Immunsystem anregen. Die Idee hinter Bakterienpräparaten ist folgende: Durch den Kontakt mit potenziell krank machenden Bakterien baut das Immunsystem vermehrt Abwehrkräfte gegen diese Bakterien auf.

Dem Pelargonienwurzelextrakt werden neben immunstimulierenden Wirkungen auch antibiotische und schleimlösende Effekte zugesprochen.

Anwendung

Die verschiedenen Präparate sollten entsprechend der Anweisung der Hersteller bzw. nach ärztlicher Verordnung eingenommen werden. Die meisten pflanzlichen und homöopathischen Präparate werden drei- bis viermal täglich eingenommen, bei einigen von ihnen soll die Einnahme stündlich erfolgen.

Die Gabe von Sonnenhut (Echinacin) geht nicht selten mit unerwünschten Nebenwirkungen einher. Daher wird empfohlen, die Medikamente nur acht Wochen lang einzunehmen und die Behandlung erst nach einer längeren Pause zu wiederholen. Einige Hersteller von Echinacin-Präparaten raten, Kindern dieses Mittel erst ab dem 12. Lebensjahr zu verabreichen. Bisher liegen für Kinder keine ausreichenden Untersuchungen vor. Andere Hersteller erlauben die Gabe auch bei jüngeren Kindern, wenn die Dosis entsprechend reduziert wird.

Auch die Anwendung der Bakterienpräparate ist auf einen bestimmten Zeitraum begrenzt.

Unerwünschte Wirkungen

• Bei einer Behandlung mit immunstimulierenden Präparaten besteht generell die Gefahr, eine möglicherweise vorhandene Neigung zu Allergien zu verstärken. Auch können bisher nicht aufgetretene Autoimmunerkrankungen ausbrechen, sofern eine Bereitschaft des Körpers dazu besteht.

• Die pflanzlichen oder homöopathischen Präparate, die Echinacin enthalten, können allergische Reaktionen bis hin zum allergischen Schock auslösen. Genannt werden Juckreiz und Hautausschlag sowie Schwindel, Blutdruckabfall und Atemstörungen bis hin zum Asthma bronchiale.

• Homöopathische Präparate können am Beginn der Behandlung zu einer Verstärkung der Beschwerden führen. Auch Bakterienpräparate können anfangs die Symptome verstärken.

• Bakterienpräparate können ebenfalls allergische Reaktionen hervorrufen, außerdem verursachen sie gelegentlich leichte Magen-Darm-Beschwerden.

Gegenanzeigen und Wechselwirkungen

• Bei einer bekannten Allergie gegen Korbblütler ist die Behandlung mit Echinacin-haltigen Medikamenten verboten.

• Echinacin in Tablettenform darf nicht verabreicht werden, wenn eine angeborene Fruktoseintoleranz besteht.

• Echinacin darf ebenfalls nicht gegeben werden bei Tuberkulose, HIV-Infektion, Leukämie und Autoimmunerkrankungen.

• Auf die Behandlung mit Pelargonienwurzelextrakt muss bei erhöhter Blutungsneigung verzichtet werden; Gleiches gilt bei schweren Leber- und Nierenschäden. Hierzu liegen noch zu wenige Erfahrungen vor.

• Lymphomyosot Tabletten sollten nicht verabreicht werden, wenn eine Schilddrüsenerkrankung besteht.

• Meditonsin® und Broncho-Vaxom® sollten Kindern unter einem Jahr nicht verabreicht werden. Außerdem darf Broncho-Vaxom® nicht eingesetzt werden, wenn eine akute Darminfektion vorliegt.

• Bakterienpräparate dürfen nicht gegeben werden, wenn Impfungen mit Lebendimpfstoffen geplant sind. Zwischen den beiden Behandlungen muss ein Abstand von mindestens vier Wochen liegen.

• Einige Präparate enthalten Alkohol. Schon allein deshalb sollte vor allem bei kleineren Kindern von einer länger andauernden Anwendung abgesehen werden.

Bewertung

Die meisten der pflanzlichen Präparate und viele homöopathische Zubereitungen enthalten Echinacin (Sonnenhutextrakt). Die Wirksamkeit dieser Substanz ist vielfach untersucht worden; wenn man jedoch nur die Studien berücksichtigt, die nach heutigem Stand als wissenschaftlich zuverlässig gelten, dann sind die Ergebnisse widersprüchlich und die Belege für eine Wirksamkeit eher dünn. Diese Daten reichen kaum aus, um eine Behandlung mit diesem Mittel sicher zu begründen.

Für homöopathische Zubereitungen und Komplexmittel zur Immunstimulation liegen keine eindeutigen, wissenschaftlich akzeptierten Wirkungsbelege vor. Einzig für das Präparat Broncho-Vaxom gibt es einige verlässliche Studien. Ihnen zufolge reduziert das Mittel bei Patienten mit chronischer Bronchitis oder wiederkehrenden Atemwegsinfektionen die Anzahl der Infektionen sowie die Menge der benötigten Antibiotika. Das Präparat enthält verschiedene abgetötete Bakterien.

Das Mittel aus Pelargonienwurzelextrakt wird auch als Antibiotikum und Schleimlöser geführt. Doch um tatsächlich eine antibiotische Wirkungen zu entfalten, ist es zu gering dosiert. Schwache antibakterielle Wirkungen werden erst in einer weit höheren Dosis beobachtet, als sie in dem Präparat enthalten sind. Auch sind die Wirkungen des Mittels bislang nicht ausreichend belegt.

> *Mit Immunstimulanzien sollte man generell zurückhaltend umgehen. Das gilt ganz besonders für das kindliche, noch nicht ausgereifte Immunsystem. Man kennt auch heute noch nicht alle Funktionen und Reaktionen des Immunsystems. Hinzu kommt, dass man nicht genau weiß, welche positiven und welche weniger günstigen Abwehrreaktionen man durch eine Behandlung mit unspezifischen Immunstimulanzien auslöst.*

Kinder sollten mit Echinacin-haltigen Präparaten gar nicht behandelt werden. Einerseits wurden bislang keine eindeutige Wirkung nachgewiesen und andererseits sind schwere Nebenwirkungen nicht auszuschließen. Bedenklich ist auch, dass viele dieser Präparate Alkohol enthalten.

Einzig bei den Bakterienpräparaten ist eine gewisse Wirksamkeit nachgewiesen worden. Die Zahl der Infektionen konnte durch diese Mittel in wissenschaftlich verlässlichen Studien gesenkt werden. Ein Therapieversuch kann bei der geringen Gefahr meist leichter Nebenwirkungen durchgeführt werden.

Dennoch ist noch einmal darauf hinzuweisen, dass häufige Infekte bei Kindern bis in die Grundschulzeit hinein zum normalen Entwicklungsprozess der körpereigenen Abwehr gehören.

Ohrenschmerzen

Ohrenschmerzen sind eine häufige Erscheinung im Kindesalter. Meist treten sie bei einer akuten Mittelohrentzündung (Otitis media acuta) auf, die wiederum oft im Zusammenhang mit einem Atemwegsinfekt vorkommt. Ebenso kann sich eine Mittelohrentzündung im Rahmen einer klassischen Kinderkrankheit entwickeln, so z.B. bei Masern oder Scharlach. Seltener werden Ohrenschmerzen bei Kindern durch eine Entzündung des äußeren Gehörgangs (Otitis externa) hervorgerufen.

Ursachen

Akute Mittelohrentzündung

Eine akute Mittelohrentzündung wird meist durch Bakterien ausgelöst, in erster Linie Pneumokokken, Haemophilus influenzae, Streptokokken und bei Säuglingen auch Staphylokokken, seltener durch Viren. Vor allem bei Säuglingen und Kleinkindern handelt es sich bei der Mittelohrentzündung häufig um eine fortgeleitete Infektion aus dem Nasen-Rachenbereich.

Im Anschluss an die Virusinfektion kommt es zu einer bakteriellen Zweitinfektion, oder die bereits vorhandenen bakteriellen Krankheitserreger steigen von der Nasenhöhle über einen Verbindungsgang, der auch Ohrtrompete, Tube oder Eustachische Röhre genannt wird, in das Mittelohr auf. Der Hohlraum im Mittelohr ist mit Schleimhaut ausgekleidet und durch das Trommelfell vom äußeren Gehörgang abgetrennt. Dort verursachen die Erreger eine schmerzhafte Entzündung, die mit vermehrter Schleim-, mitunter auch mit Eiterbildung einhergeht.

Wenn gleichzeitig die Tube durch eine Schleimhautschwellung verschlossen ist, kann das entzündliche Sekret nicht abfließen und die Erreger können sich in dem nun abgeschlossenen Mittelohr weiter vermehren. Säuglinge und Kleinkinder sind besonders häufig betroffen, weil bei ihnen die Tube noch sehr kurz ist und die Erreger schneller ins Mittelohr gelangen können als bei älteren Kindern.

• Eine Variante der Mittelohrentzündung ist der so genannte Mittelohr- bzw. Tubenmittelohrkatarrh. Bei ihm sammelt sich als Folge einer gestörten Tubenbelüftung Flüssigkeit im Mittelohr an. Auch diese Störung wird bei Kindern oft durch einen banalen Atemwegsinfekt ausgelöst, sie kann aber auch durch chronisch vergrößerte Rachenmandeln entstehen.

Durch die Belüftungsstörung entsteht im Mittelohr ein Unterdruck; es sammelt sich vermehrt Sekret an, das eindickt und so eine Art Verstopfungs- oder Völlegefühl bewirkt. Sobald Bakterien aus der Nase ins Mittelohr gelangen, kann eine solche Sekretansammlung schnell in eine akute Mittelohrentzündung übergehen. Auch diese Erkrankung bedarf der ärztlichen Abklärung und Behandlung.

- Eine akute Gehörgangsentzündung wird meist durch Bakterien, seltener durch Viren, Pilze oder durch eine Allergie, etwa gegen Haarwaschmittel oder Ohrentropfen, hervorgerufen. Häufigste Ursache sind bei Kindern kleinste Hautverletzungen im Gehörgang, die meist durch eine unsachgemäße Ohrreinigung entstehen. Ein weiterer häufiger Grund für eine Infektion der Gehörgangshaut ist der Kontakt mit verunreinigtem Badewasser.
- Seltener kommt im Kindesalter eine Gehörgangsentzündung infolge einer Mittelohrentzündung mit länger bestehender Ohrsekretion vor.

Typische Beschwerden

- Eine akute Mittelohrentzündung kann einseitig oder seltener beidseitig auftreten. Sie beginnt meist plötzlich mit heftigen, stechenden Schmerzen, Klopfen und Druckgefühl in einem Ohr bzw. in beiden Ohren. Weitere Symptome sind Fieber, ein allgemeines Krankheitsgefühl, eine verminderte Hörfähigkeit und Kopfschmerzen. Kleinere Kinder können auch zu Erbrechen neigen. Säuglinge sind weinerlich, trinken schlecht und greifen sich eventuell auffällig oft ans Ohr.

Das Trommelfell gibt nach einigen Tagen unter dem Druck der Sekretansammlung nach und platzt, so dass das gestaute Sekret über den Gehörgang nach außen abläuft. In der Regel führt diese Eröffnung des Trommelfells zu einer deutlichen Schmerzlinderung. Die Öffnung im Trommelfell verschließt sich von selbst wieder, wenn die Ohrsekretion nachlässt.

Mitunter kann es sein, dass eine verminderte Hörfähigkeit noch einige Tage fortbesteht, auch wenn der eigentliche Entzündungsprozess abgeklungen ist. Denn oft bleibt noch ein Erguss im Mittelohr bestehen (Paukenerguss), der die Bewegung der Gehörknöchelchen einschränkt und damit die Leitung der Schallwellen ins Innenohr behindert. In der Regel verschwindet der Paukenerguss innerhalb von zwei Wochen wieder von allein.

- Verschlimmern sich die Beschwerden nach einer Phase der Besserung oder besteht länger anhaltendes Fieber, dann hat sich die Entzündung höchstwahrscheinlich auf den angrenzenden Warzenfortsatz des Schädelbeins ausgebreitet. Nun liegt zusätzlich eine Mastoiditis vor. Diese äußert sich durch eine druckschmerzhafte, deutlich sichtbare Rötung und Schwellung hinter dem Ohr, wodurch die Ohrmuschel absteht. Außerdem nimmt das Hörvermögen weiter ab.
- Ein Tubenkatarrh verursacht vor allem ein Druck- und Völlegefühl im Ohr; außerdem leidet das Kind unter Schwerhörigkeit bzw. hört ein Rauschen im betroffenen Ohr.
- Eine akute Gehörgangsentzündung beginnt meist mit Juckreiz und starken brennenden Schmerzen, die durch Kauen oder Berührung der Ohrmuschel verstärkt werden. Zudem tritt häufig ein Sekret aus. Schwillt der Gehörgang infolge der Entzündung zu, ist das Hörvermögen eingeschränkt. Außerdem haben die Kinder oft Fieber und ihre Halslymphknoten sind geschwollen.

Wann zum Arzt?

Bei Säuglingen und Kleinkindern müssen Sie an eine akute Mittelohrentzündung denken, wenn das Allgemeinbefinden im Rahmen eines Atemwegsinfekts stark beeinträchtigt ist. Dann sollten Sie gleich einen Arzt aufsuchen.
Bei älteren Kindern ist ein Arztbesuch angezeigt, wenn
- (starke) Ohrenschmerzen bestehen,
- das Kind über einen großen Druck im Ohr klagt,
- Sekret aus dem Ohr austritt oder
- Sie den Eindruck haben, dass Ihr Kind schlecht hört.

Worauf Sie achten sollten

Bei einem Säugling oder Kleinkind ist nicht immer auf den ersten Blick festzustellen, ob eine akute Mittelohrentzündung vorliegt. Gerade kleine Kinder fassen sich häufig auch aus anderen Gründen ans Ohr, etwa wenn sie zahnen, sie müde sind oder das Ohr infolge einer Ablösung des Ohrenschmalzes ganz einfach juckt.
Drücken Sie vorsichtig auf den knorpeligen Vorsprung vor dem Ohr, den Tragus. Wenn das bei bei Ihrem Kind einen Schmerz auslöst oder es unverkennbar sein Unwohlsein zeigt, liegt wahrscheinlich eine Mittelohrentzündung vor und Sie sollten den Arzt aufsuchen.
Eine Säuberung des Ohres mit einem Wattestäbchen ist unnötig.
Die innere Ohrmuschel reinigt sich selbstständig, indem Schmutz und Ohrenschmalz von Härchen nach außen transportiert werden. Wenn man mit dem Wattestäbchen zu tief in

den äußeren Gehörgang eindringt, besteht sogar die Gefahr, dass die Haut des Gehörgangs und/oder das Trommelfell verletzt wird. Zugleich dient das von Talg- und Zeruminaldrüsen im äußeren Gehörgang gebildete Ohrenschmalz dem Schutz der zarten Hautschicht des äußeren Gehörgangs.
Wichtig ist lediglich, die Außenseite der Ohrmuschel zu säubern, was bequem beim Haarewaschen erledigt werden kann. Und sollte der äußere Gehörgang Ihres Kindes tatsächlich einmal durch einen Ohrenschmalzpfropf verschlossen sein, kann der Arzt diesen durch eine einfache Spülung mit warmem Wasser herauslösen.

Mögliche Risiken und Folgeschäden

Wenn die Behandlung einer akuten Mittelohrentzündung nicht oder nur unzureichend erfolgt, besteht die Gefahr, dass sich die Entzündung in der Umgebung weiter ausbreitet. Sie kann auf den Warzenfortsatz (Mastoiditis) oder auf die Hirnhäute (Meningitis) übergreifen bzw. zu einer Thrombose der großen Venen führen, die das Blut aus dem Gehirn heraustransportieren. Dies kann unter anderem zu Lähmungserscheinungen und Krampfanfällen führen.
Weitere seltene Folgeerscheinungen sind eine Lähmung der Gesichtsnerven (Fazialislähmung), aber auch eine Entzündung des Innenohrs und des Gleichgewichtsorgans (Labyrinthitis). Dies wiederum ruft einen akuten bis dauerhaften Hörverlust sowie einen heftigen Schwindel und Gleichgewichtsstörungen hervor. Außerdem kann eine unbehandelte akute Mittelohrentzündung in eine chronische Form mit einem bleibenden Trommelfelldefekt übergehen.
Auch eine verschleppte Gehörgangsentzündung kann sich in die Umgebung ausbreiten und so die Ohrmuschel oder die angrenzende Ohrspeicheldrüse erfassen. Zudem ist eine Abszessbildung (Eiteransammlung) möglich.

Generell besteht die Gefahr, dass es durch Vernarbungen des Trommelfells infolge häufiger Mittelohrentzündungen zu einer dauerhaften Verschlechterung des Hörvermögens kommt. Dies kann bei Kindern zu einer Verzögerung in der sprachlichen Entwicklung führen.

Nichtmedikamentöse Behandlung

Ohrenschmerzen sind grundsätzlich Anlass für eine Abklärung und Behandlung durch den Arzt. So gesehen sind die Möglichkeiten der Selbstbehandlung begrenzt und allenfalls als begleitende Maßnahme von Bedeutung.

Zwiebelumschlag und Wärme

Zwiebelumschläge oder Zwiebelsäckchen sind beliebte Hausmittel zur Linderung von Ohrenschmerzen. Dazu schlägt man kleine Zwiebelwürfel in ein Leinensäckchen ein. Die Wirksamkeit von Zwiebeln, denen eine antibakterielle Wirkung nachgesagt wird, konnte wissenschaftlich nicht belegt werden. Dennoch kann diese Maßnahme zusätzlich zur medikamentösen Behandlung hilfreich sein, vor allem wenn es darum geht, den akuten heftigen Schmerz zu lindern. Hier kommt wohl nicht zuletzt dem psychologischen Effekt, dass etwas gegen den Schmerz getan wird, eine besondere Bedeutung zu.

TIPP: Wenn Ihr Kind nichts dagegen einzuwenden hat, legen Sie das Zwiebelpäckchen etwa 30 bis 60 Minuten lang auf das betroffene Ohr und befestigen Sie es mit einem Tuch oder einer Mütze. Alternativ können Sie einen Umschlag mit warmen, nicht heißen(!) Kartoffeln oder einer in ein Handtuch eingeschlagenen Wärmflasche machen.

Behandlung mit Medikamenten

Wegen der möglichen schwerwiegenden Komplikationen werden vor allem Säuglinge und Kleinkinder schon bei Verdacht auf eine bakterielle Infektion des Mittelohrs mit Antibiotika (siehe Seite 97ff.) behandelt.

Bei älteren Kindern kann es dagegen sinnvoll sein, erst einmal abschwellende Nasentropfen (siehe Seite 45) zur Verbesserung der Tubenfunktion einzusetzen. Voraussetzung ist allerdings, dass eine unkomplizierte Mittelohrentzündung ohne Eiterbildung vorliegt und keine gravierenden Allgemeinerscheinungen wie Fieber oder ein ausgeprägtes Krankheitsgefühl bestehen. Durch das Abschwellen der Nasenschleimhaut kann das entzündliche Sekret aus dem Mittelohr über die Tube in die Nase abfließen. Im günstigsten Fall beugt dies der Vermehrung von Bakterien vor.

TIPP: Zur Schmerzlinderung empfiehlt es sich, zusätzlich Paracetamol (siehe Seite 27) zu verabreichen.

Wenn die Mittelohrentzündung jedoch innerhalb weniger Tage nicht deutlich abklingt, muss eine Behandlung mit Antibiotika erfolgen. Dabei werden zunächst solche Antibiotika eingesetzt, die erfahrungsgemäß die Bakterien abtöten und die Entzündung abklingen lassen. Dies sind zum Beispiel Penicillin, Amoxicillin, Cefaclor oder bei Penicillinallergie Erythromycin.

Kommt es unter dieser Antibiotikagabe nicht innerhalb von 48 Stunden zu einer deutlichen Besserung des Krankheitsbildes, so müssen stärker wirksame Antibiotika gege-

ben werden. Sinnvoll ist es in diesem Fall, den Krankheitserreger genau zu bestimmen und im Labor zu testen, gegen welche Medikamente er empfindlich ist.
Auch zur Behandlung eines akuten Tubenmittelohrkatarrhs werden abschwellende Nasentropfen eingesetzt. Dadurch schwillt die Schleimhaut ab und der Verbindungsgang zwischen Nase und Mittelohr wird wieder durchlässig, so dass das Sekret abfließen kann. Zeigt die Therapie nicht den gewünschten Erfolg, muss dem Kind eventuell operativ ein Röhrchen in das Trommelfell eingelegt werden, um die Belüftung des Mittelohrs zu gewährleisten.
Für die Behandlung einer Gehörgangsentzündung führt der Hals-Nasen-Ohren-Arzt meist eine sorgfältige Gehörgangsreinigung durch. Begleitend werden Ohrentropfen eingesetzt, die eine lokal betäubende, abschwellende und desinfizierende bzw. antibiotische Wirkung haben; ihre Wirkung gilt jedoch als zweifelhaft. Gerade im Akutstadium muss wegen der heftigen Schmerzen oft zusätzlich ein Schmerzmittel wie Paracetamol verabreicht werden, so dass diese Behandlung den Ohrentropfen vorzuziehen ist.

Tipps zur Anwendung von Ohrentropfen

- Ohrentropfen sollten generell niemals ohne ärztliche Absprache verabreicht werden. Eine exakte ärztliche Diagnose ist immer Voraussetzung für eine angemessene Behandlung. Außerdem könnte es fatale Folgen haben, wenn Ohrentropfen verabreicht würden, obwohl vielleicht eine für den Laien nicht erkennbare Öffnung im Trommelfell vorliegt.
- Bei einer akuten Mittelohrentzündung dürfen grundsätzlich keine Ohrentopfen eingesetzt werden – auch keine antiobiotikahaltigen Ohrentropfen oder Tropfen, die auf natürlichen Substanzen (z.B. Teebaumöl) basieren. Zum einen verhindern vor allem ölhaltige Ohrentropfen die natürliche Belüftung des Trommelfells, wodurch das Wachstum von Bakterien begünstigt wird. Zum anderen können sie, wenn das Trommelfell spontan platzt, ins Mittelohr gelangen und dort großen Schaden anrichten. Solange das Trommelfell intakt ist, hat die lokale Anwendung von Antibiotika ohnehin keinen therapeutischen Effekt. Die Tropfen erreichen die Paukenhöhle und damit den Ort der Entzündung bzw. die tief im Gewebe befindlichen Bakterien gar nicht. Allenfalls wird eine Allergie ausgelöst, was zur Folge haben kann, dass dieses Antibiotikum bei einer anderen Erkrankung in Zukunft nicht mehr eingesetzt werden kann.
- Ohrentropfen dürfen nur dann zur Behandlung einer Gehörgangsentzündung eingesetzt werden, wenn das Trommelfell intakt ist. Das setzt wiederum die Untersuchung durch einen Arzt voraus. Wichtig ist, die Ohrentropfen vorher auf Körpertemperatur zu erwärmen (z.B. durch kurzzeitiges Tragen in der Hosentasche oder in den Händen) und den Gehörgang dann – wenn überhaupt – nur für wenige Minuten mit Watte zu verschließen.

Ohrentropfen und -salben

Ohrentropfen mit lokal betäubender und abschwellender Wirkung

Wirkstoffe	Präparatebeispiele	Darreichungsformen
Phenazon, Procain, Glycerol	Otalgan® (D), Otodolor (D)	Ohrentropfen

Ohrentropfen mit lokal betäubender und desinfizierender Wirkung

Wirkstoffe	Präparatebeispiele	Darreichungsformen
Dequalinium, Lidocain, Glycerol	Otolitan® N farblos (D)	Ohrentropfen
Ethacridin, Lidocain, Glycerol	Otolitan® N mit Rivanol (D)	Ohrentropfen

Ohrentropfen und -salben mit Antibiotika und Glukocorticoiden

Wirkstoffe	Präparatebeispiele	Darreichungsformen
Polymyxin B, Fludrocortison, Lidocain	Polyspectran® Tropfen (D), Panotile® N (D)	Ohrentropfen
Polymyxin B, Bacitracin, Hydrocortison	Polyspectran® HC (D)	Ohrensalbe
Polymyxin B, Neomycin, Hydrocortison	Otosporin® (D, A)	Ohrentropfen

Ohrentropfen mit Glucocorticoidkombinationen

Wirkstoffe	Präparatebeispiele	Darreichungsformen
Dexamethason, Cinchocain, Butandiol	Otobacid® N (D)	Ohrentropfen

Homöopathische Ohrentropfen

Wirkstoffe	Präparatebeispiele	Darreichungsformen
Homöopathikum	Otovowen® (D)	Ohrentropfen

Ohrentropfen mit örtlich betäubenden und abschwellenden Wirkstoffen dienen in erster Linie zur Linderung der Schmerzen. Dabei wird die Reizbildung und Reizleitung in den Nerven unterbrochen, so dass der Schmerz lokal ausgeschaltet wird.

Phenazon hemmt die Bildung von entzündungsfördernden Stoffen und soll dadurch schmerzlindernd wirken.

Glycerol bindet Flüssigkeit und sorgt für eine Abschwellung des entzündeten Gehörgangs. Vermutlich geht die Verminderung der Schmerzen vor allem auf die abschwellende Wirkung des Glycerols zurück.

Dequalinium und Ethacridin sind antiseptische Wirkstoffe, die vor allem Bakterien und Pilze abtöten sollen.
Glucocorticoide haben eine rasch einsetzende entzündungshemmende und abschwellende Wirkung. Sie werden daher meist bei allergisch bedingten Gehörgangsentzündungen und -ekzemen zur Linderung des Juckreizes eingesetzt.
Antibiotikahaltige Ohrentropfen sollen bei eitrigen Entzündungen des Gehörgangs die Bakterien abtöten, die diese Entzündung hervorrufen.

Anwendung

Schmerzlindernde und abschwellende Ohrentropfen können bei älteren Kindern mehrmals am Tag in das betroffene Ohr geträufelt werden – allerdings nur dann, wenn sicher ist, dass das Trommelfell verschlossen ist.

Die Dosierung für Säuglinge und Kleinkinder muss in jedem Fall zuvor mit dem Arzt abgesprochen sein.

Unerwünschte Wirkungen

• Bei allen Präparaten kann es zu lokalen allergischen Reaktionen kommen. Insbesondere Ethacridin ruft relativ häufig Überempfindlichkeitsreaktionen hervor.
• Gelangen Ohrentropfen durch ein geöffnetes Trommelfell ins Mittelohr, können sie Schwindel, Gleichgewichtsstörungen und Übelkeit hervorrufen. Präparate, die das Antibiotikum Neomycin enthalten, können das Hörvermögen dauerhaft beeinträchtigen.
• Glucocorticoidhaltige Ohrentropfen können Nebenwirkungen hervorrufen, z.B. allergische Hautreaktionen und bei längerer Anwendung ein Dünnerwerden der Haut. Außerdem leisten diese Wirkstoffe Pilzinfektionen des äußeren Ohres Vorschub.

Gegenanzeigen und Wechselwirkungen

• Für alle Ohrentropfen gilt: Sie dürfen nicht bei einem verletzten oder eingerissenen Trommelfell eingesetzt werden. Deshalb sollte jedes Kind mit Ohrenschmerzen zuvor von einem Arzt untersucht worden sein.
• Ebenso dürfen sie nicht zur Anwendung kommen, wenn eine Überempfindlichkeit gegen einen der Inhaltsstoffe besteht.
• Polyspectan® HC Salbe und Tropfen sowie Otosporin® dürfen nicht verabreicht werden bei einer Infektion durch Pilze oder Viren bzw. einer Tuberkulose.
• Otovowen® Tropfen dürfen nicht bei einer Jodüberempfindlichkeit zum Einsatz kommen. Wenn eine Schilddrüsenerkrankung vorliegt, kann nur der Arzt entscheiden, ob das Mittel gegeben werden kann. Außerdem darf das Mittel nicht eingesetzt werden, wenn eine Überempfindlichkeit gegen Korbblütler, eine Tuberkulose, Leukämie oder eine Autoimmunerkrankung besteht.

Säuglinge unter einem Jahr sollten nur nach ärztlicher Absprache Otovowen® verabreicht bekommen.

• Otodolor® Ohrentropfen sollten Kindern unter sieben Jahren aufgrund mangelnder Erfahrung nicht verabreicht werden. Das Mittel darf auch nicht angewendet werden bei einer bestimmten hämolytischen Anämie oder einer akuten hepatischen Porphyrie.
• Ebenso wie Otodolor® darf Otalgan® nicht verabreicht werden bei einer Überempfindlichkeit gegenüber Pyrazolonen.
• Otosporin® darf nicht bei Kindern unter zwei Jahren angewandt werden.

Bewertung

Ohrentropfen sind sinnlos zur Behandlung einer Mittelohrentzündung. Sie gelangen nicht an den Ort der Entzündung und würden, wenn sie durch ein geöffnetes Trommelfell ins Mittelohr einträten, sogar mehr Schaden als Nutzen anrichten.

TIPP: Bei älteren Kindern können Sie bei einer Mittelohrentzündung versuchen, den Abfluss des Sekretes aus dem Mittelohr durch schleimhautabschwellende Nasentropfen (siehe Seite 45) zu fördern. Manchmal kann dadurch die Krankheit zum Abheilen gebracht werden.

Bei Säuglingen und Kleinkindern muss eine Mittelohrentzündung meist mit Antibiotika (siehe Seite 97ff.) in Form von Saft, Tropfen oder Infusionen behandelt werden. Dabei sollten vor allem Penicilline mindestens sieben Tage lang eingenommen werden. Ohrentropfen können lediglich bei Entzündungen des äußeren Gehörgangs gelegentlich sinnvoll sein. Örtlich betäubende und abschwellende Ohrentropfen scheinen die Beschwerden bei Gehörgangsentzündungen lindern zu können. Hier kommt auch und vor allem dem abschwellenden Effekt des Wirkstoffs Glycerol eine wichtige Bedeutung zu. Von den Mitteln mit lokal betäubender Wirkung eignen sich lidocainhaltige Präparate tendenziell besser. Lidocain wirkt schneller, stärker und länger als Procain. Allerdings wird die Wirkung von äußerlich eingesetzten Lokalanästhetika insgesamt als eher gering eingestuft. Aus diesem Grund wird auch der therapeutische Effekt des entzündungshemmenden Wirkstoffs Phenazon in Frage gestellt.

Was die objektive Schmerzlinderung betrifft, ist die kurzzeitige Gabe des Schmerzmittels Paracetamol (siehe Seite 27) oft genauso oder stärker wirksam.

Abzuraten ist von antibiotikahaltigen Ohrentropfen. Ihre Wirksamkeit ist fraglich und es besteht zudem die Gefahr, dass sie eine Antibiotika-Allergie auslösen können. Gerade bei Kindern sollte die Anwendung von glucocorticoidhaltigen Ohrentropfen gut überlegt sein, da auch eine lokal begrenzte Anwendung bereits schwere Nebenwirkungen hervorrufen könnte.
Generell sollten Ohrentropfen nur auf Anraten des Arztes nach einer sorgfältigen Diagnose eingesetzt werden.

Bakterielle Atemwegsinfektionen

Während die leichten, banalen Erkältungen oder grippalen Infekte durch verschiedene Viren verursacht werden, sind an bakteriellen Atemwegsinfekten, der Name sagt es schon, unterschiedliche Bakterienarten beteiligt. Zu den häufigsten dieser Infekte gehören bakterielle Hals- und Mandelentzündungen (siehe Seite 52), Nasennebenhöhlenentzündungen (siehe Seite 41) sowie Bronchitis und Lungenentzündung (siehe Seite 99).

Ursachen

Die wichtigsten bakteriellen Erreger von Atemwegsinfektionen sind Streptokokken, Pneumokokken, Haemophilus influenzae, Moraxella catarrhalis und Staphylokokken. Vielfach löst zunächst ein Virus einen Atemwegsinfekt aus und dann erst siedeln sich Bakterien auf den entzündeten Schleimhäuten an. Gelegentlich können Bakterien auch von Anfang an die Verursacher der Infektion sein.

Typische Beschwerden

Virale und bakterielle Atemwegsinfektionen sind nicht immer einfach voneinander zu unterscheiden, zumal sich die Bakterien häufig auf einen Virusinfekt aufpfropfen. Man spricht auch von einer Super- oder Zweitinfektion.

Zur Unterscheidung viraler – bakterieller Infekt

Hinweise darauf, dass es sich eher um einen bakteriellen Infekt handelt und nicht oder nicht mehr um einen viralen Infekt, sind zum Beispiel:

- hohes Fieber über 39 °C, das sich auch durch Paracetamol (siehe Seite 27) kaum senken lässt,
- ein starkes Krankheitsgefühl bei älteren Kindern,
- ein eitriger Auswurf, gelb-grünes Nasensekret, eitrige Beläge auf den Mandeln. Allerdings kann sich das Sekret auch gegen Ende eines virusbedingten Schnupfens verfärben.

Wann zum Arzt?

Lassen Sie Ihr Kind vom Arzt untersuchen, wenn
• die Symptome einer Erkältung länger als fünf bis maximal sieben Tage anhalten,
• das Fieber über 39°C ansteigt,
• der Allgemeinzustand des Kindes sehr schlecht ist oder sich innerhalb weniger Tage bzw. nach einer Phase der Besserung deutlich verschlechtert,
• das Kind über Schmerzen klagt oder
• durch andere Symptome wie Husten, Atemnot oder Schluckstörungen stark beeinträchtigt ist.

Säuglinge und Kleinkinder sollten möglichst gleich zum Kinderarzt, wenn sie Anzeichen eines Infekts zeigen. Der Arzt entscheidet dann anhand der Untersuchungsbefunde, ob mit großer Wahrscheinlichkeit eine bakterielle Infektion vorliegt und ob diese mit einem Antibiotikum behandelt werden muss.

Mögliche Risiken und Folgeschäden

In den ersten Jahren nach der Entdeckung des Penicillins wurde es bei nahezu jeder Infektion eingesetzt. Kinder bekamen Antibiotika, wenn ihre Nase lief oder wenn sie bei einer einfachen Erkältung husteten. Heute geht man sparsamer mit diesen Medikamenten um. In der Regel werden Antibiotika nur eingesetzt, wenn tatsächlich ein bakterieller Infekt vorliegt und eine Behandlung mit Antibiotika Folgeerkrankungen verhindern kann.

• Dies ist fast immer der Fall bei einer Mittelohrentzündung (siehe Seite 88) im Säuglings- und Kleinkindesalter. Hier könnte sich die bakterielle Entzündung vom Mittelohr rasch auf den angrenzenden Knochen hinter dem Ohr, das Mastoid, und auf die Hirnhäute ausbreiten und eine Mastoiditis oder Hirnhautentzündung (Meningitis) verursachen.

• Ähnlich gefährlich wäre es, eine bakterielle Bronchitis, die nicht von alleine abklingt, nicht mit Antibiotika zu behandeln. Die Entzündung könnte sich von den Bronchien auf das Lungengewebe verlagern und zu einer Lungenentzündung (Pneumonie, siehe Kasten) führen.

• Angezeigt ist eine Antibiotikabehandlung bei einer von Streptokokken verursachten Mandel- oder Halsentzündung. Diese Bakterien können als Folgekrankheit das rheumatische Fieber verursachen und auch Herz, Nieren und Gelenke schädigen.

• Selbstverständlich sollte jede Lungenentzündung so rasch wie möglich antibiotisch behandelt werden. Die Entzündung des Lungengewebes kann zu schweren Atemstörungen bis hin zum Tode führen.

• Ebenso muss eine zweifelsfrei diagnostizierte akute Nebenhöhlenentzündung mit Antibiotika behandelt werden, da sie einen chronischen Verkauf nehmen kann.

Lungenentzündung (Pneumonie)

Im Kindesalter entwickelt sich eine Lungenentzündung am häufigsten aus einem zunächst harmlosen Atemwegsinfekt, der in eine bakterielle Bronchitis übergeht.

Ursachen und typische Beschwerden

Die Bakterien pfropfen sich auf den Virusinfekt auf. Zunächst siedeln sie auf den Schleimhäuten der Bronchien, dann greifen sie auf das Lungengewebe über. Allerdings kommt es auch vor, dass Bakterien durch eine Tröpfcheninfektion direkt in die Lunge gelangen und dort eine Pneumonie auslösen.

Bei einer primären bakteriellen Infektion beginnt die Lungenentzündung ziemlich plötzlich mit hohem Fieber, Schüttelfrost und Husten, der zunächst trocken ist und sich später mehr und mehr löst. Bei einer Sekundärinfektion verschlechtert sich das Befinden des Kindes unvermittelt stark. Die leicht erhöhte Temperatur steigt an zu hohem Fieber und das Kind fühlt sich sehr krank.

Der entzündete Teil des Lungengewebes kann sich nicht an der Sauerstoffaufnahme aus der Atemluft beteiligen und die Kinder atmen schneller. Bei Säuglingen und Kleinkindern zeigt sich dieses rasche Atmen im so genannten Nasenflügeln, den heftigen Bewegungen der Nasenflügel beim Atmen.

Ältere Kinder klagen gelegentlich über Schmerzen auf der Brust. Ganz typisch sind auch Bauchschmerzen, die nicht selten zu der Fehldiagnose Blinddarmentzündung führen. Bei einer schweren Lungenentzündung kann die Atemstörung zu einem allgemeinen Sauerstoffmangel führen und die Haut färbt sich blau. Weitere Komplikationen sind die Zerstörung von Lungengewebe durch die Bakterien sowie die Entstehung eines Lungenabszesses.

Weniger schwer verläuft eine Entzündung des Lungengewebes, die von Viren ausgelöst wurde. Eher schleichend beginnen die so genannten untypischen Lungenentzündungen. Sie werden nicht durch die üblichen Pneumonieerreger hervorgerufen, sondern durch Mykoplasmen, Chlamydien oder Legionellen. Das Fieber steigt nicht so hoch an, manchmal fehlt es völlig, und das Kind fühlt sich nur wenig beeinträchtigt.

Als Auslöser einer Pneumonie kommen noch Pilze oder infektiöse einzellige Lebewesen in Frage, insbesondere Pneumocystis carinii. Sie treten aber fast nur bei Kindern mit einem angeborenen Immundefekt auf. Auch Kinder, die aufgrund einer anderen Krankheit mit Medikamenten behandelt werden müssen, die das Abwehrsystem schwächen, sind gefährdet. Eine Sonderform der Lungenentzündung ist die Neugeborenenpneumonie. Das Kind hat sich kurz vor oder während der Geburt infiziert, indem zum Beispiel baktierienhaltiges Fruchtwasser in seine Lunge gelangte. Es entwickelt sich rasch ein lebensbedrohliches Krankheitsbild mit schwerer Atemnot und Blauverfärbung der Haut.

Wann zum Arzt?

Bei Verdacht auf Lungenentzündung muss das Kind sofort zum Arzt. Bringen Sie Ihr Kind außerhalb der Sprechzeiten zum Notarzt oder in die Klinikambulanz. Eine Lungenentzündung ist eine lebensbedrohliche Erkrankung.

Behandlung

Alle bakteriellen Pneumonien müssen antibiotisch behandelt werden. Die typischen Pneumonieerreger sprechen auf Penicillin, Ampicillin, Amoxicillin und Cephalosporine an, während die untypischen Pneumonieerreger meist mit Makrolidantibiotika behandelt werden. Makrolidantibiotika werden auch bei einer vorhandenen Penicillinallergie eingesetzt. Generell gilt: Je schwerer das Krankheitsbild und je jünger das Kind, desto eher muss es im Krankenhaus behandelt werden. Dort erhält es die Antibiotika (zunächst) als Infusion.

Nichtmedikamentöse Behandlung

Mit Ausnahme der bakteriell bedingten Lungenentzündung muss nicht jede Infektion sofort mit einem Antibiotikum behandelt werden. Allerdings erfordert das »aufmerksame Abwarten« bei einem bakteriellen Atemwegsinfekt eine häufigere Untersuchung des Kindes. Der Arzt muss mögliche Komplikationen frühzeitig feststellen und noch rechtzeitig eine antibiotische Therapie einleiten können.

Hausmittel oder so genannte alternative Heilverfahren richten gegen Bakterien nichts aus. Während eines bakteriellen Infekts ist es auch nicht sinnvoll, das körpereigene Abwehrsystem z.B. mit pflanzlichen Immunstimulanzien (siehe Seite 82ff.) zu stimulieren. Die Abwehr arbeitet ohnehin auf Hochtouren.

- Drängen Sie Ihr Kind nicht zum Essen, wenn es keinen Hunger hat.
- Achten Sie darauf, dass Ihr Kind ausreichend viel trinkt. Es braucht Flüssigkeit zum Schutz vor Austrocknung und damit sich festsitzender Schleim rascher lösen kann.
- Lassen Sie Ihr Kind so viel schlafen, wie es mag. Umgekehrt sollten Sie es ein wenig spielen lassen, wenn es will. Sogar das Fernsehen ist erlaubt, solange sich das Kind dadurch nicht überfordert.

- Ältere kranke Kinder sollten Sie zu Hause lassen, solange sie noch Fieber haben. Säuglinge und Kleinkinder dürfen gut eingepackt einen kleinen Ausflug im Kinderwagen an die frische Luft machen.

Weitere nichtmedikamentöse Behandlungsmaßnahmen bieten sich je nach den vorherrschenden Beschwerden an. Sie finden nähere Hinweise in den einzelnen Kapiteln zu Fieber, Schnupfen, Halsschmerzen und Husten.

Behandlung mit Medikamenten

Die einzigen wirklich wirksamen Medikamente sind Antibiotika. Nur sie bekämpfen die Ursache einer bakteriellen Infektion, bringen die Symptome der Erkrankung rasch zum Abklingen und verhindern Komplikationen.

Alle anderen medikamentösen Maßnahmen lindern lediglich Begleitsymptome. So senkt Paracetamol das Fieber und verringert Schmerzen, an der Ursache und dem Verlauf der Krankheit ändert es jedoch nichts. Weitere symptomlindernde Medikamente, wie zum Beispiel Nasentropfen, können gegebenenfalls sinnvoll sein und bei Schnupfen in gewissem Rahmen vor einer Mittelohrentzündung schützen (siehe Seite 45).

Bei sehr vielen medikamentösen Behandlungen ist die Wirksamkeit bei viralen und bakteriellen Infektionen nicht belegt; sie können aber durchaus schädliche Nebenwirkungen haben. Dies gilt insbesondere für Inhalationen und Einreibungen mit ätherischen Ölen (siehe Seite 75), für schleimlösende Arzneien (siehe Seite 71) und für immunstimulierende Medikamente (siehe Seite 84).

In diesem Kapitel werden alle wichtigen Antibiotika vorgestellt und bewertet, die zur Behandlung von bakteriellen Atemwegserkrankungen im Kindesalter eingesetzt werden.

Auswahl des Antibiotikums

Der Arzt wird aufgrund seiner sorgfältigen Untersuchung das Antibiotikum auswählen. Die Entscheidung richtet sich danach, welche Bakterien vermutlich die Erreger dieser Infektion sind und welches Mittel am ehesten gegen sie wirkt.

Dennoch kann es passieren, dass das ausgewählte Medikament nicht das richtige ist. Womöglich tötet es gerade nicht diejenigen Bakterien ab, die bei einem Kind eine Bronchitis oder eine Kieferhöhlenentzündung verursacht haben. In diesem Fall wirkt das Antibiotikum nicht, das Fieber und die anderen Symptome bleiben bestehen. Manchmal lassen die Beschwerden nach, manchmal verschlimmern sie sich oder sie nehmen nach einer kurzen Besserung wieder an Intensität zu.

Wenn ein Antibiotikum innerhalb von zwei bis drei Tagen nicht zu einer deutlichen Besserung führt, sollten Sie mit Ihrem Kind unbedingt nochmals zum Arzt. Gegebenenfalls muss er nach einer erneuten Untersuchung ein anderes Antibiotikum verschreiben oder eine völlig andere Behandlung auswählen.

Nur in ganz speziellen Fällen wird der Arzt einen Abstrich oder eine kleine Menge Auswurf an ein Labor schicken und eine genaue Diagnose der Bakterien erstellen lassen. Dies kann bei chronischen oder immer wiederkehrenden bakteriellen Infekten bisweilen nötig sein, ebenso bei Verdacht auf Lungenentzündung oder bei schweren Grunderkrankungen, wie etwa einer Mukoviszidose. Da eine bakteriologische Untersuchung einige Tage dauert und sich somit die Behandlung verzögert, wird der Arzt zunächst ein wahrscheinlich geeignetes Mittel auswählen. Wenn er das Ergebnis der Laboruntersuchung erhält, kann er seine Wahl immer noch korrigieren.

Darauf sollten Sie achten

Antibiotika müssen über einen bestimmten Zeitraum eingenommen werden, damit möglichst alle Bakterien abgetötet werden. Bei einem zu frühen Abbruch der Behandlung bilden überlebende Bakterien eine Resistenz gegen das eingesetzte Mittel aus.
In der Praxis bedeutet dies, dass ein Kind das Antibiotikum auch dann noch weiter einnehmen muss, wenn die Symptome und Beschwerden weitgehend abgeklungen sind. Antibiotika sollen aber nicht nur die Symptome zum Verschwinden bringen, sondern auch vor gefährlichen Komplikationen schützen. Achten Sie darauf, dass Sie die vom Arzt vorgegebene Behandlungsdauer genau einhalten.

Für Kinder mit bakteriellen Atemwegsinfektionen eignen sich am besten Penicilline, Cephalosporine und die vor allem bei Penicillinallergie eingesetzten Makrolidantibiotika. Diese Antibiotika sind gut wirksam und haben die wenigsten Nebenwirkungen. Weniger empfehlenswert ist hingegen die Kombination des Breitbandantibiotikums Amoxicillin mit dem Wirkstoff Clavulansäure. Unter dieser Kombination kann gelegentlich eine Leberentzündung auftreten. Der Zusatz von Clavulansäure erhöht ebenso wie der Zusatz von Sulbactam die Wirksamkeit des Penicillins gegenüber bestimmten Bakterien. Gleichzeitig erhöht er auch die Gefahr einer Leberschädigung; das ist ein zu hoher Preis für diesen Vorteil.
Das Antibiotikum Clindamycin sollte gerade bei Kindern aufgrund seiner höheren Wahrscheinlichkeit von Nebenwirkungen speziellen Erkrankungen vorbehalten bleiben. Tetrazykline dürfen Kindern frühestens ab acht Jahren verabreicht werden. Das Antibiotikum kann die Zähne auf Dauer gelb bis bräunlich verfärben. Tetrazykline weisen insgesamt mehr Nebenwirkungen auf als etwa Penicilline; außerdem sind einige Erre-

ger von Atemwegsinfektionen in relativ hohem Prozentsatz gegen diese Mittel resistent. Deshalb sollten auch die Tetrazykline, hier vor allem das Doxycyclin, nur bei bestimmten Erkrankungen vom Arzt eingesetzt werden.
Keinesfalls für Kinder geeignet sind die Chinolone oder Gyrasehemmer. Im Tierexperiment können sie in der Wachstumsphase zu Knorpelschäden führen; das ist auch beim Menschen nicht auszuschließen.

Penicilline

Schmalspurpenicilline

Wirkstoffe	Präparatebeispiele	Darreichungsformen
Penicillin V (Phenoxymethyl-penicillin)	Arcasin® (D), Brunocillin® (CH), Penicillin V-ratiopharm® (D), Isocillin® (D), Megacillin oral® (A, CH, D), Penhexal® (D), Penicillat® (D), Infectocillin® (D), Penicillin V STADA® (D), Penicillin V Tyrol Pharma® (A)	(Trocken-)Saft, Tabletten
Propicillin	Baycillin® (D)	Filmtabletten
Benzathin-Penicillin	InfectoBicillin® (D)	Tabletten, Saft

Penicillin G war das erste Penicillin, das man zur Behandlung von bakteriellen Infektionen einsetzte. Weil es von der Magensäure zerstört wird, kann es nur als Spritze oder Infusion verabreicht werden. Das säurefeste Penicillin V (Phenoxymethylpenicillin) dagegen kann als Tablette oder Saft oral eingenommen werden.
Penicillin V wirkt bakterizid. Es tötet die Bakterien, indem es die Erreger am Aufbau einer Zellwand hindert. Allerdings ist sein Wirkungsspektrum eher begrenzt; das sagt auch schon der Name Schmalspurpenicillin. Penicillin V wirkt gut gegen Streptokokken, Pneumokokken, Diphtheriebakterien und Meningokokken, sowie gegen weitere, eher seltene Infektionserreger.
Dagegen sind die Eitererreger Staphylokokken häufig resistent gegen Penicillin V. Penicillin V wirkt auch nicht gegen Haemophilus influenzae, einen häufigen Erreger von Atemwegsinfekten, sowie viele andere Bakterien. Propicillin und Benzathin-Penicillin wirken genauso wie Penicillin V.

Anwendung

Empfohlen werden täglich 50.000 Einheiten (IE) bis 80.000 (IE) pro Kilogramm Körpergewicht. Bei Infektionen mit Streptokokken sollte die tägliche Dosis 100.000 IE pro Kilogramm Körpergewicht für zehn Tage betragen.

Umgerechnet auf Kinder bedeuten diese Angaben etwa:

Alter des Kindes	Tagesdosis
Säuglinge	3x 150.000 IE
1–5 Jahre	3x 300.000 IE
6–12 Jahre	3x 600.000 IE
ab 12 Jahren	3x 500.000 bis 1,5 Mio IE

Die beste Wirksamkeit entfalten die Medikamente, wenn man sie eine Stunde vor dem Essen einnimmt. Wenn sie schlechter vertragen werden, können sie jedoch auch mit oder nach dem Essen genommen werden.

Unerwünschte Wirkungen

• Allgemein kommt es unter der Behandlung mit Antibiotika zu Blähungen, Bauchweh, Übelkeit und Durchfall; so auch bei Penicillinen. Dies liegt daran, dass diese Medikamente auch Bakterien im Darm abtöten, die zur ganz normalen, gesunden Darmflora gehören. Meist sind diese Beschwerden harmlos und kein Grund, das Antibiotikum abzusetzen. Allerdings sollten Sie zum Arzt gehen, wenn Ihr Kind stark unter Bauchweh und Durchfall leidet und sich weigert, das Medikament einzunehmen.
Sie müssen ebenfalls mit Ihrem Kind zum Arzt gehen, wenn der Durchfall zwar erträglich, aber dennoch so stark ist, dass der Körper die Tabletten möglicherweise nicht mehr in ausreichendem Maße aufnehmen kann. Es könnte sogar notwendig sein, das Antibiotikum zu spritzen.

• Nur in sehr seltenen Fällen kommt es zu einer Übersiedelung des Darmes mit einem bestimmten Bakterium, was wiederum einen Durchfall auslösen kann (Pseudomembranöse Kolitis). Das geschieht meist auch nur bei einer langfristigen Antibiotikaeinnahme. Das Antibiotikum muss dann durch ein anderes abgelöst werden, das wiederum dieses Bakterium abtötet.

• Antibiotika stören auch die normale bakterielle Besiedlung der Schleimhäute in Mund und Rachen. Daher können sich bei längerer Einnahme von Antibiotika hier Hefepilze ausbreiten, die zu einem weißlichen Belag und gelegentlich auch Schmerzen führen können (siehe Seite 264). Diese unerwünschte Wirkung wird wiederum mit einem Anti-Pilz-Mittel behandelt und die Pilze verschwinden in der Regel ohne Folgen.

• In seltenen Fällen können Penicilline zu Blutbildveränderungen, Mundtrockenheit, Geschmacksstörungen, Verfärbung von Zähnen und Zunge führen.

Penicillinallergie

Eine relativ häufige Nebenwirkung der Penicilline ist eine allergische Reaktion. Die Penicillinallergie kann sich in ganz unterschiedlichen Hautveränderungen zeigen. Sobald unter der Behandlung mit Penicillinen ein Hautausschlag auftritt, dürfen Sie Ihrem Kind das Mittel nicht weiter geben. Setzen Sie das Mittel sofort ab und suchen Sie rasch den Arzt auf. Er wird notfalls ein anderes Medikament verschreiben.
Nur sehr selten nimmt die Allergie gefährliche Ausmaße an; dann aber kann sie durch Blutdruckabfall und Atemstörung lebensbedrohlich werden. Grundsätzlich kann jede leichte Allergie in ein schweres Krankheitsbild umschlagen. Achten Sie darauf, dass Ihr Kind diese Mittel auch später nicht wieder einnimmt.
Vor allem bei flüssigen Zubereitungen kann es zu einer Paragruppenallergie kommen, d. h. das Kind kann dann auch auf andere Stoffe allergisch reagieren.

Gegenanzeigen und Wechselwirkungen

Kinder, die bereits einmal allergisch auf Penicillin reagiert haben, sollten Penicillin in keiner Form mehr einnehmen. Da Kinder und auch Erwachsene mit Penicillinallergie häufig auch auf Cephalosporine (siehe Seite 109) allergisch reagieren, müssen sie auch diese Mittel meiden.

Bewertung

Schmalspurpenicilline sind gut wirksame und meist gut verträgliche Antibiotika. Sie sollten nur bei Krankheiten eingesetzt werden, deren Erreger sie mit großer Wahrscheinlichkeit auch abtöten können. Dazu zählen vor allem durch Streptokokken verursachte Hals- und Mandelentzündungen, Scharlach, durch Pneumokokken hervorgerufene Lungenentzündungen, Diphtherie, Zahnentzündungen und bestimmte Hautentzündungen (Impetigo contagiosa, Erysipel).

Staphylokokkenpenicilline

Wirkstoffe	Präparatebeispiele	Darreichungsformen
Flucloxacillin	Staphylex® (D), Floxapen® (A, CH)	Trockensaft, Kapseln, Injektionslösung

Eigentlich gehört auch der Wirkstoff **Flucloxacillin** zu den Schmalspurpenicillinen, da er in erster Linie gegen Staphylokokken wirksam ist. Die Bakterien können, anders als bei Penicillin V, gegen diesen Wirkstoff keine Resistenz entwickeln. Das weitere Wirkspektrum von Flucloxacillin ähnelt dem des Penicillins V; allerdings wirkt es viel schwächer.

Man setzt es vor allem bei Infektionen durch Staphylokokken ein. Staphylokkoken rufen nur selten Atemwegsinfekte hervor, sondern eher Abszesse und Wundinfektionen.

Anwendung

Die exakten Dosierungsempfehlungen pro Tag beziehen sich auf das Gewicht und das Alter des Kindes.

Staphylex® Saft	
Alter/Gewicht des Kindes	**Tagesdosis**
7–9 kg	3x 2,5 ml
10–12 kg	4x 2,5 ml
13–18 kg	3x 5 ml
19–24 kg	4x 5 ml
6–10 Jahre	3x 5–10 ml
10–14 Jahre	3–4x 10 ml
Jugendliche ab 14 Jahren erhalten dreimal 1 g Flucloxacillin meist in Form von Kapseln.	

Unerwünschte Wirkungen

Die häufigsten Nebenwirkungen von Flucloxacillin entsprechen denen der Schmalspurpenicilline (siehe Seite 108).

• Außerdem können bei längerer Behandlungsdauer die Leberwerte ansteigen; selten kann es zu Gelbsucht oder einem Leberschaden kommen.

• Neugeborene und Säuglinge erfordern eine besondere Vorsicht. Ihr Blutspiegel von Bilirubin, das zur Gelbsucht führt, kann so hoch ansteigen kann, dass lebensbedrohliche Gehirnschäden (Kernikterus) die Folge sein können.

Gegenanzeigen und Wechselwirkungen

• Kinder, die auf Penicillin allergisch sind, dürfen auch nicht mit Flucloxacillin behandelt werden. Vorsicht ist ebenfalls geboten bei einer Allergie gegen Cephalosporine.

• Neugeborene sollten wegen der Gefahr einer Hirnschädigung möglichst nicht mit diesem Mittel behandelt werden.

Bewertung

Flucloxacillin ist sehr gut gegen Infektionen wirksam, die durch Staphylokokken verursacht sind. Dazu zählen vor allem Abszesse, Furunkel, Haut- und Wundinfektionen sowie die seltenen, aber meist schwer verlaufenden Staphylokokken-Pneumonien.

Breitspektrumpenicilline

Wirkstoffe	Präparatebeispiele	Darreichungsformen
Amoxicillin	Amoxicillin-ratiopharm® (D), Amoxypen® (D), Amoxihexal® (D, A), Amoxi-Wolff® (D), Amoxicillin AL® (D), Amoxibeta® (D), amoxi von ct® (D), Amoxi-Cophar® (CH), Clamoxyl® (D, A, CH), Helvamox® (CH), Supramox® (A, CH)	Tabletten, Brausetabletten, Trinktabletten, Säuglingssaft, Trockensaft, Injektionslösung
Ampicillin	Ampicillin-ratiopharm® (D), Ampicillin STADA® (D)	Filmtabletten, Trockensaft, Injektions- und Infusionslösung
Sultamicillin (= Ampicillin; Sulbactam)	Unacid® (D), Unacid PD oral® (D), Unasyn (A)	Tabletten, Infusionslösung
Amoxicillin; Clavulansäure	Augmentan® (D), Amoclav® (D), Amoxicillin-ratiopharm comp.® (D), Amoxi Clavulan STADA® (D), Amoxi-Basan® (CH), Clavamox® (A),	Tropfen, Trockensaft Tabletten, Injektionslösung

Die Breitspektrumpenicilline Amoxicillin und Ampicillin töten Bakterien ab, indem sie den Aufbau ihrer Zellwand behindern. Sie wirken wie die Schmalspurpenicilline gegen Streptokokken, Pneumokokken, Diphtheriebakterien, Meningokokken und verschiedene seltene Bakterien. Außerdem wirken sie auch – anders als Penicillin V – gegen Haemophilus influenzae und Moraxella catarrhalis, zwei häufige Erreger von Atemwegsinfektionen, sowie gegen E. coli, Proteus mirabilis und Enterokokken, die häufig Harnwegs- und andere Infektionen verursachen.
Viele Staphylokokken sind gegen diese Mittel resistent. Allerdings behindern die Wirkstoffe Clavulansäure und Sulbactam den Mechanismus der Resistenzbildung; was wiederum solche Breitspektrumpenicilline, die mit einem dieser beiden Substanzen kombiniert werden, auch gegen Staphylokokken und einige weitere Bakterien wirksam macht.

Anwendung

Ampicillin eignet sich besser zur intravenösen Behandlung durch Spritzen oder Infusionen. Es wird nur zu einem geringen Teil aus dem Magen-Darm-Trakt ins Blut aufgenommen.
Amoxicillin wird dagegen sehr gut aus dem Verdauungstrakt resorbiert. Man nimmt es häufig in Form von Saft, Tropfen oder Tabletten.
Als Faustregel gelten folgende Dosierungsempfehlungen für Amoxicillin bei bakteriellen Atemwegsinfektionen:

Amoxicillin:	
Alter des Kindes	**Tagesdosis**
bis 6 Jahren	40–50 mg (–100) mg pro Kilogramm Körpergewicht pro Tag in 3–4 Einzeldosen
6–12 Jahre	0,9–2 g pro Tag in 3–4 Einzeldosen
über 12 Jahren	1,5–3 (maximal 6 g) pro Tag in 3–4 Einzeldosen

Unacid PD oral®	
Alter des Kindes	**Tagesdosis**
Säuglinge ab 3 Monaten und Kinder bis 30 kg	2x täglich 25 mg pro Kilogramm Körpergewicht
Jugendliche ab 12 Jahren	2x täglich 375–750 mg

Unerwünschte Wirkungen

• Breitspektrumpenicilline können die gleichen Nebenwirkungen hervorrufen wie Schmalspurpenicilline (siehe Seite 103), also vor allem Magen-Darm-Beschwerden und allergische Reaktionen.

• In seltenen Fällen können sie zu einer Erhöhung der Leberwerte führen; in Einzelfällen sogar zu Leberschäden.

• Nach der Einnahme der Kombination Amoxicillin plus Clavulansäure kann es häufiger zu Leberschäden kommen als bei Amoxicillin alleine. Die Schäden können wenige Tage bis sechs Wochen nach Behandlungsende auftreten.

Gegenanzeigen und Wechselwirkungen

• Kinder, die auf Penicillin allergisch reagieren, dürfen auch nicht mit den Breitspektrumpenicillinen behandelt werden.

• Vorsicht bei Säuglingen, insbesondere Neugeborenen: Diese Mittel können den Bilirubinspiegel erhöhen, was zu einer Gelbsucht führen bzw. die Neugeborenengelbsucht verlängern und in schweren Fällen eine Hirnschädigung nach sich ziehen kann.

Bewertung

Amoxicillin ist ein bewährtes Mittel zur Behandlung bakterieller Atemwegsinfektionen, bei denen Schmalspurpenicilline nicht ausreichend wirken. Hierzu gehören vor allem Atemwegsinfekte und Lungenentzündungen, die durch Haemophilus influenzae hervorgerufen wurden; was man natürlich nur durch eine bakteriologische Untersuchung von Rachenabstrich oder Auswurf erkennen kann.

Breitspektrumpenicilline werden auch bei Harnwegsinfektionen im Kindesalter eingesetzt. Allerdings lassen sich nicht alle Erreger dieser Infektionen mit diesen Mitteln abtöten.

> *Von den vier besprochenen Wirkstoffgruppen sollte vor allem Amoxicillin zur oralen Behandlung zu Hause eingesetzt werden. Es wird besser aus dem Verdauungstrakt aufgenommen und wirkt damit sicherer als Ampicillin. Ampicillin hat seine Bedeutung vor allem in der intravenösen Behandlung von Infektionen in der Klinik.*

Die Kombination Ampicillin und Sulbactam hat ein etwas größeres Wirkspektrum als Ampicillin oder Amoxicillin alleine. Dies ist zur Behandlung der meisten bakteriellen Atemwegsinfekte jedoch nicht nötig, so dass dieses Medikament meist nur in speziellen Fällen und nach bakteriologischer Untersuchung eingesetzt wird.

Derzeit drängen Kombinationen aus Amoxicillin und Clavulansäure stärker auf den Markt. Sie haben gegenüber Ampicillin oder Amoxicillin ebenfalls ein leicht erweitertes Wirkspektrum. Aber diese Wirkungserweiterung wird bei den meisten Atemwegsinfektionen nicht benötigt. Außerdem kann die Clavulansäure Leberschäden verursachen. Diese Mittel sollten möglichst gemieden werden.

Wenn im Einzelfall ein erweitertes Wirkungsspektrum wirklich notwendig sein sollte, sollte die Kombination aus Ampicillin und Sulbactam bevorzugt werden. Hier wurden nur in sehr seltenen Fällen Leberschäden beobachtet.

Cephalosporine

Mittel der 1. Generation

Wirkstoffe	Präparatebeispiele	Darreichungsformen
Cefaclor	CEC® (D), Cefaclor-ratiopharm® (D), Cefa-Wolff® (D), Panoral® (D), Infectocef® (D), Cef-Diolan® (D), Ceclor® (A, CH), CEC Hexal® (A)	Tropfen, Trockensaft, Filmtabletten, Retardtabletten, Kapseln
Cefalexin	Cephalexin-ratiopharm® (D), cephalex von ct®, Cephalobene® (A), Sanaxin® (A)	Saft, Suspension, Sirup, Tabletten

Cephalosporine der 2. Generation

Wirkstoffe	Präparatebeispiele	Darreichungsformen
Cefuroximaxetil	Elobact® (D), Zinat® (CH), Zinnat® (A, D), Cefuhexal® (D)	Trockensaft, Suspension, Granulat, Tabletten
Cefixim	Suprax® (D), Cephoral® (CH, D), Aerocef® (A)	Trockensaft, Suspension, Tabletten
Cefpodoxim-proxetil	Orelox® (CH, D), Orelox junior® (D), Podomexef® (CH, D), Biocef® (A), Otreon® (A)	Suspension, Filmtabletten
Cefadroxil	Grüncef® (D), Cefadroxil beta® (D), Duracef®	Saft, Suspension, Tabletten, Kapseln

Cephalosporine sind ähnlich aufgebaut wie Penicilline und wirken auch auf ähnliche Weise. Beide hemmen den Aufbau der Zellwand der Bakterien und verhindern so deren Vermehrung.

Cephalosporine der 3. Generation

Wirkstoffe	Präparatebeispiele	Darreichungsformen
Ceftibuten	Keimax® (D), Cedax® (CH)	Trockensaft, Suspension, Kapseln
Cefetamet	Globocef® (CH, D)	Filmtabletten

Die zahlreichen Cephalosporine unterscheiden sich in ihrem Wirkspektrum: Die älteren, oral verabreichten Cephalosporine wirken nahezu gegen die gleichen Bakterien wie Amoxicillin (siehe Seite 107). Wichtigster Vertreter dieser Gruppe ist Cefaclor.

Die neueren Substanzen der zweiten und dritten Generation zeigen ein erweitertes Spektrum gegenüber so genannten gramnegativen Keimen. Diese Erreger verursachen aber seltener eine Atemwegsinfektion. Gegen Staphylokokken und andere grampositive Keime wirken die neueren Cephalosporine weniger stark. In der Praxis spielt diese Unterscheidung keine sehr große Rolle, denn die Staphylokokken sind ebenfalls nur selten Erreger von Atemwegsinfektionen.

In der Klinik hingegen werden die verschiedenen Cephalosporine einfach oder in Kombination mit anderen Mitteln intravenös bei schweren Erkrankungen eingesetzt, wobei es hier auch besondere Substanzen gibt, die gegen problematische Krankenhauskeime wirksam sind.

Anwendung

Die Dosierung der Cephalosporine richtet sich wie bei allen Antibiotika nach dem Alter und dem Gewicht des Kindes. In den meisten Fällen werden sie zwei- bis dreimal täglich mit viel Flüssigkeit vor, zu oder nach den Mahlzeiten eingenommen. Einige Mittel mit lang anhaltender Wirkung wie etwa Cefixim müssen nur einmal am Tag genommen werden.

Hier die Dosierungsempfehlungen für die beiden häufig eingesetzten Substanzen Cefaclor und Cefuroxim:

Cefaclor	
Alter des Kindes	**Durchschnittliche Tagesdosis**
6 Jahre	30 mg pro Kilogramm Körpergewicht in 3 Einzeldosen
6–10 Jahre	3 × täglich 250 mg
ab 10 Jahren	3 × täglich 500 (–1000) mg

Cefuroximaxetil	
Alter des Kindes	**Durchschnittliche Tagesdosis**
Neugeborene	–
unter 5 Jahren	20–30 mg pro Kilogramm Körpergewicht in 2 Einzeldosen
5–11 Jahre	2 × täglich 125–250 mg
ab 12 Jahren	2 × täglich 250–500 mg

Unerwünschte Wirkungen

Cephalosporine sind wie die Penicilline recht gut verträglich.

• Relativ häufige Nebenwirkungen sind Bauchschmerzen, Übelkeit, Appetitlosigkeit und vor allem Durchfall. Solange diese Nebenwirkungen nur mäßig ausgeprägt und für das Kind erträglich sind, sollten die Mittel weiter eingenommen werden. Bei schwerem Durchfall und heftigem Bauchweh suchen Sie mit Ihrem Kind so rasch wie möglich den Arzt auf. Er muss entscheiden, ob das Mittel abgesetzt werden kann, und/oder eine Behandlungsalternative finden.

• Cephalosporine können wie alle Antibiotika die Besiedlung der Schleimhäute mit Hefepilzen begünstigen (siehe Seite 105).

• Eine spezielle Nebenwirkung der Cephalosporine ist die Störung der Nierenfunktion. Sie tritt nur sehr selten und meist erst nach einer Behandlungsdauer von mehr als zehn Tagen auf. Mit Urin- und eventuell auch Blutuntersuchungen lässt sich eine Nierenfunktionsstörung frühzeitig erkennen.

Allergische Reaktionen sind ebenfalls relativ häufig und äußern sich meist als Hautausschlag. Sie treten als so genannte Kreuzallergie bei bis zu 15 Prozent der Kinder auf, die gegen Penicillin allergisch sind.

• Außerdem kann es zu Störungen der Leberfunktion und Blutbildveränderungen kommen.

Gegenanzeigen und Wechselwirkungen

• Kinder, die auf Cephalosporine allergisch reagieren, dürfen nicht mit diesen Mitteln behandelt werden. Bei Kindern mit einer Penicillinallergie ist besondere Vorsicht geboten. Bis zu 15 Prozent dieser Kinder entwickeln auch eine Allergie gegen Cephalosporine.

• Kinder mit Nierenerkrankungen sollten, wenn überhaupt, mit einer niedrigeren Dosis behandelt und ihre Nierenfunktion muss sorgfältig überwacht werden.

• Auch Kinder mit Asthma bronchiale sollten möglichst nicht mit Cephalosporinen behandelt werden.

• Cephalosporine dürfen nicht zusammen mit Medikamenten gegeben werden, die ebenfalls die Niere schädigen, wie z.B. stark wirkende harntreibende Mittel.

Bewertung

Die in Tablettenform erhältlichen Cephalosporine haben ein vergleichbares Wirkspektrum wie Amoxicillin und werden meist auch ähnlich gut vertragen. Man setzt sie meist als Reservemittel ein, wenn das Kind Penicilline oder Makrolide (siehe unten) nicht verträgt oder eine Allergie dagegen besteht. Allerdings entwickeln fünf bis 15 Prozent der Kinder mit einer Penicillinallergie auch eine Allergie gegen Cephalosporine.

Gegen die Cephalosporine spricht derzeit vor allem ihr im Vergleich zu den Penicillinen recht hoher Preis. Außerdem sollten Cephalosporine mit Zurückhaltung eingesetzt werden, damit sich keine Resistenzen dagegen entwickeln. Schließlich kann die Situation eintreten, dass man in der Klinik ein hochspezifisches Cephalosporin einsetzen muss.

Makrolidantibiotika

Wirkstoffe	Präparatebeispiele	Darreichungsformen
Erythromycin	Eryhexal® (D, A), Erythromycin-ratiopharm® (D), Infectomycin® (D), Erythromycin STADA® (D), Erythromycin-Wolff® (D), Paediathrocin® (D), Erybeta® (D), Monomycin® (D), Erios® (CH), Erythrocin® (A, CH, D), Erythromycin Genericon® (A)	Tropfen, Saft, Granulat zum Auflösen, Tabletten, Kapseln, Infusionslösung, Zäpfchen sowie Salben, Sprays und Gele zur örtlichen Anwendung
Roxithromycin	Rulid® (CH, D), Rulide® (A), Roxithrostad® (A)	Granulat, Filmtabletten
Clarithromycin	Klacid® (A, CH, D), Klaciped® (CH), Maclar® (A)	Suspension, Tabletten
Azithromycin	Zithromax® (A, CH, D)	Trockensaft, Kapseln

Makrolide behindern den Eiweißstoffwechsel der Bakterien und verhindern so deren Vermehrung. Lebende Bakterien töten diese Antibiotika nicht ab.

Makrolidantibiotika gehören wie die Penicilline zu den Schmalspektrumantibiotika und haben ein ähnliches Wirkspektrum wie diese. Sie wirken gegen Streptokokken, Pneumokokken, Staphylokokken, Diphtheriebakterien und außerdem gegen den Erreger des Keuchhustens Bordetella pertussis sowie gegen die Erreger atypischer Lungenentzündungen wie Legionellen, einige Chlamydien und Mykoplasma pneumoniae (siehe Seite 99).

Die verschiedenen Wirkstoffe unterscheiden sich in ihrer Wirksamkeit kaum voneinander. Die neueren Substanzen gelten gegenüber dem älteren Erythromycin als etwas besser verträglich.

Anwendung

Die neueren Substanzen haben im Vergleich zu Erythromycin eine längere Wirkdauer. Sie werden deshalb nur zweimal (Klarithromycin) bzw. sogar nur einmal (Roxithromycin, Azithromycin) täglich gegeben. Azithromycin hat eine sehr lange Verweildauer im Gewebe, so dass eine drei- bis fünftägige Behandlung meist ausreicht. Die Empfehlungen zur Tagesdosierung richten sich nach dem Alter und dem Gewicht des Kindes.

Erythromycin	
Säuglinge und Kinder bis 8 Jahre	30–50 mg pro Kilogramm Körpergewicht täglich in 2–4 Einzeldosen
8–14 Jahre	500 mg 2–3 x tgl.
ab 14 Jahren	1–2 g pro Tag in 2–4 Einzeldosen
Azithromycin	
Kinder über 15 kg Körpergewicht	1 × täglich 10 mg pro Kilogramm Körpergewicht für 3 (–5) Tage
Jugendliche über 45 kg Körpergewicht	1 × täglich 2 Tabletten (à 250 mg) für 3 (–5) Tage

Azithromycin wird entweder eine Stunde vor oder zwei Stunden nach den Mahlzeiten eingenommen.

Unerwünschte Wirkungen

- Wie alle Antibiotika verursachen auch Makrolide gelegentlich Bauchschmerzen, Durchfall, Übelkeit, Erbrechen und Blähungen. Diese Nebenwirkungen kommen unter der Behandlung mit Erythromycin häufiger vor als bei den neueren Substanzen.
- Auch Makrolide können allergische Reaktionen hervorrufen und den Befall der Schleimhäute mit Hefepilzen begünstigen (siehe S. 105).
- Darüber hinaus können Makrolide die Leberwerte erhöhen sowie selten Gelbsucht und Leberschäden verursachen.

Gegenanzeigen und Wechselwirkungen

- Kinder mit schweren Lebererkrankungen oder Leberschäden dürfen nicht mit Makrolidantibiotika behandelt werden. Sie können die Leberfunktion weiter verschlechtern. Auch bei eingeschränkter Nierenfunktion ist Vorsicht geboten.
- Bei einer Allergie gegen ein Makrolidantibiotikum verbietet sich die Behandlung mit diesen Mitteln, da auch andere Substanzen dann eine Allergie hervorrufen können.
- Makrolidantibiotika dürfen keinesfalls zusammen mit bestimmten Mitteln gegen Allergie genommen werden. Dazu zählen Antihistaminika mit den Wirkstoffen Terfena-

din, Astemizol und ähnlichen neueren Substanzen. Unter diesen Kombinationen kann es zu lebensbedrohlichen Herzrhythmusstörungen kommen.

- Außerdem dürfen Makrolide nicht mit dem Migräne-Mittel Ergotamin oder Dihydroergotamin (zur Behandlung eines niedrigen Blutdrucks) gegeben werden, da hierdurch starke Durchblutungsstörungen ausgelöst werden können.
- Ebenfalls sollten Makrolide nicht zusammen mit Theophyllinpräperaten (zur Behandlung des Asthma bronchiale) eingesetzt werden, da deren Spiegel im Blut dadurch ansteigt und die Gefahr von Nebenwirkungen wächst.

Bewertung

Makrolidantibiotika haben ein ähnliches Wirkspektrum wie Penicilline. Gegen bakterielle Atemwegsinfekte setzt man sie in erster Linie als Reservemittel bei einer Penicillinallergie ein.

Die neueren Makrolide haben eine bessere Magenverträglichkeit als das ältere Erythromycin. Außerdem müssen sie nur noch ein- bis zweimal täglich eingenommen werden. Azithromycin hat eine sehr lange Wirkdauer, weshalb eine Behandlungsdauer von drei bis fünf Tagen ausreicht.

Die verschiedenen Substanzen unterscheiden sich im Hinblick auf das Wirkungsspektrum nur geringfügig voneinander. Lediglich Azithromycin wirkt etwas stärker als die anderen Substanzen gegen Haemophilus influenzae, einem häufigen Erreger von Atemwegsinfektionen. Dagegen wirkt Azithromycin schwächer gegenüber grampositiven Bakterien, wie Pneumokokken, weshalb sich diese Substanz nicht zur Behandlung von Lungenentzündungen eignet.

Die kurzzeitige einmal täglich Gabe ist gerade für Kinder günstig, die nur widerwillig ein Medikament einnehmen, und dies schon gar nicht mehr wollen, wenn es ihnen wieder besser geht. Bei einer Allergie gegen dieses Mittel könnte sich die lange Wirkdauer jedoch als Nachteil erweisen.

Azithromycin darf auf keinen Fall über längere Zeit eingenommen werden. Neuere Untersuchungen haben gezeigt, dass sich bei einer längeren Anwendung Resistenzen in der Mund- und Rachenflora entwickeln können.

Lincosamide

Wirkstoffe	Präparatebeispiele	Darreichungsformen
Clindamycin	Sobelin® (D), Clindahexal® (D), Clin-Sanorania® (D), Clindastad® (D), Clinda-saar® (D), Aclinda® (D), Turimycin® (D), Ci Dalacin C® (A), Dalacin® (CH), Lanacine® (A)	Granulat zum Auflösen, Tabletten, Kapseln, Infusionslösung

Clindamycin hemmt den Eiweißstoffwechsel der Bakterien und hindert sie so daran, sich zu vermehren. Lebende Bakterien tötet der Wirkstoff nicht ab. Clindamycin ist in seiner Wirkung den Makroliden (siehe oben) relativ ähnlich. Es wirkt sehr gut gegen Staphylokokken und gegen anaerobe Bakterien (das sind Bakterien, die ohne Sauerstoff auskommen) und wird vor allem bei Infektionen mit diesen Erregern eingesetzt. Weiterhin wirkt es gut gegen Pneumokokken, Streptokokken und Diphtheriebakterien.

Anwendung

Clindamycin	
Alter des Kindes	**Tagesdosis**
2 Monate–14 Jahre	8–25 mg pro Kilogramm Körpergewicht täglich in 3–4 Einzeldosen
über 14 Jahre	600 mg (maximal 1,8 g) pro Tag in 3–4 Einzeldosen

Mit Clindamycin werden Infektionen behandelt, die eher selten vorkommen, chronisch (z. B. Entzündungen der Knochen) oder gefährlich verlaufen (z. B. Entzündungen im Bauchraum).

Die Behandlungsdauer richtet sich nach der Art der Infektion und variiert entsprechend. So sollten die Mittel bei Atemwegsinfektionen, die durch Streptokokken ausgelöst werden, mindestens sieben bis zehn Tage lang eingenommen werden, auch wenn die akuten Beschwerden mittlerweile abgeklungen sind. Wichtig ist, dass die einzelnen Dosen mit viel Flüssigkeit geschluckt werden.

Unerwünschte Wirkungen

- Relativ häufig kommt es unter der Behandlung mit Clindamycin zu Magen-Darm-Störungen mit Übelkeit, Bauchweh und Durchfall.
- Besonders gefährlich ist die pseudomembranöse Kolitis. Sie wird vor allem bei Kindern, die mit Clindamycin behandelt werden, häufig beobachtet. Clindamycin zerstört die meisten Darmbakterien; dadurch kommt es zu einer Überwucherung des Darmes mit dem Bakterium Clostridium difficile. Dieses wiederum ruft die schwere und langwierige Darmerkrankung pseudomembranöse Kolitis hervor. Bereits beim Verdacht auf eine solche Nebenwirkung muss das Mittel sofort abgesetzt und die Kolitis mit einem anderen Antibiotikum behandelt werden.
- Auch eine Besiedlung der Schleimhäute mit Hefepilzen kommt unter (längerer) Behandlung mit Clindamyzin nicht selten vor.
- Selten kommen allergische Reaktionen auf Clindamycin sowie Blutbildveränderungen vor.

• Ebenfalls selten erhöhen sich die Leberwerte. Auch schwere Leberschäden sind möglich, insbesondere dann, wenn das Mittel über längere Zeit genommen wird.

Gegenanzeigen und Wechselwirkungen

• Säuglinge unter einem Monat sollten nicht mit Clindamycin behandelt werden. Da die Injektionslösung Benzylalkohol enthält, darf das Mittel auch älteren Säuglingen nicht gespritzt oder infundiert werden.
• Sobald ein Kind schon einmal allergisch auf Clindamycin reagiert hat, darf es nicht wieder mit diesem Mittel behandelt werden.
• Kinder, die bereits einmal eine durch Antibiotika hervorgerufene Darmentzündung (pseudomembranöse Kolitis) hatten, dürfen nicht mit Clindamycin behandelt werden. Auch Kinder mit entzündlichen Darmerkrankungen, wie z.B. Morbus Crohn, sollten möglichst auf andere Antibiotika ausweichen.
• Auch bei Myasthenia gravis (einer Erkrankung, die zur raschen Ermüdung der Muskulatur führt) sollte Clindamycin möglichst nicht gegeben werden.

Bewertung

Clindamycin kommt derzeit in Form von Generica vermehrt auf den Markt und wird nach den vorliegenden Verkaufszahlen auch vermehrt verordnet. Dem steht jedoch gegenüber, dass Clindamycin aufgrund seiner häufigen und gefährlichen Nebenwirkungen nur zur Behandlung spezieller Erkrankungen reserviert sein sollte.
Besonders Kinder, die bereits mit einer schweren Darmentzündung auf die Behandlung mit Clindamycin reagiert haben, sollten bei einem Atemwegsinfekt ein anderes Antibiotikum, wie z.B. ein Penicillin, ein Makrolid oder ein Cephalosporin erhalten.

Tetrazykline

Wirkstoff	Präparatebeispiele	Darreichungsformen
Doxycyclin	Doxy-Wolff® (D), Doxy M-ratiopharm® (D), Doxyhexal® (D, A), Doxycyclin Heumann® (D), doxy von ct® (D), Doxycyclin STADA® (D), Doxycyclin AL® (D), Vibramycin® (A, CH), Vibravenös SF® (A, CH, D), Diocimex® (CH), Doxy-Basan® (CH), Doxybene® (A), Doxycyclin Genericon® (A)	Tabletten, Kapseln, Injektionslösung

Tetrazykline hemmen einen bestimmten Schritt im Eiweißstoffwechsel der Bakterien und verhindern so deren Vermehrung. Lebende Bakterien töten sie nicht ab. Tetrazykline wirken gut gegen eher seltene Erreger von Atemwegsinfektionen wie Mykoplasmen, Chlamydien und Rickettsien. Ihr Haupteinsatzgebiet ist entsprechend die Behandlung solcher Infektionen bei älteren Kindern und Jugendlichen.

Am häufigsten wird das Tetrazyklin Doxycyclin eingesetzt. Es wirkt auch gegen Staphylokokken und Streptokokken; allerdings sind bis zu 30 Prozent dieser Bakterien resistent gegen Doxycyclin. Bei Pneumokokken und Haemophilus influenzae ist die Resistenzrate geringer.

Anwendung

Kinder unter acht Jahren dürfen nicht mit Tetrazyklinen behandelt werden!

Doxycyclin	
Alter/Gewicht des Kindes	**Tagesdosis**
ab 8 Jahren und bis 50 kg	1. Behandlungstag: 4 mg pro kg Körpergewicht 1 × täglich weitere Behandlungstage: 2 mg pro kg Körpergewicht 1 × täglich
ab 8 Jahren und über 50 kg	1. Behandlungstag: 200 mg 1 × täglich danach: 100–200 mg 1 × täglich

- Achtung: Tetrazykline müssen immer im Sitzen oder im Stehen und mit viel Flüssigkeit eingenommen werden. Sie könnten sonst Geschwüre an der Speiseröhre verursachen.
- Die Tabletten dürfen nicht mit Milch geschluckt werden. Milch erschwert die Aufnahme des Wirkstoffs aus dem Darm und beeinträchtigt dessen Wirkung.
- Während der Behandlung sollten die Kinder Sonnenbestrahlung weitgehend meiden und nur mit gut bedeckter Haut nach draußen gehen.

Unerwünschte Wirkungen

- Bei Kindern unter acht Jahren können Tetrazykline die Zähne gelb bis braun verfärben, was nicht mehr rückgängig zu machen ist.
- Relativ häufige Nebenwirkungen von Tetrazyklinen sind Bauchschmerzen, Durchfall, Übelkeit und Erbrechen.
- Selten kann eine schwere Darmentzündung durch Übersiedlung des Darmes mit einem bestimmten Erreger auftreten (pseudomembranöse Kolitis).
- Wenn die Tabletten längere Zeit in der Speiseröhre liegen bleiben, zum Beispiel bei Einnahme im Liegen, können sie an der Speiseröhre Geschwüre hervorrufen.
- Allergische Reaktionen und Blutbildveränderungen treten unter Tetrazyklinen relativ selten auf.

• Tetrazykline können die Sonnenempfindlichkeit der Haut stark erhöhen. Die Haut kann sich stark röten und anschwellen, wenn sie der Sonne ausgesetzt wird.
• Zu einer Erhöhung des Drucks im Gehirn kann es vor allem unter längerer Behandlung kommen, wie etwa bei dem zur Aknetherapie eingesetzten Minocyclin. Der erhöhte Druck äußert sich in Kopfschmerzen, Schwindel und Benommenheit. In diesem Fall muss das Medikament sofort abgesetzt werden.
• Selten kann es unter der Behandlung mit Tetrazyklinen zu Wachstumsstörungen sowie zu Nierenschäden kommen.
• Weiterhin kann es zur Besiedlung der Schleimhäute mit Hefepilzen kommen.

Gegenanzeigen und Wechselwirkungen
• Damit es nicht zu dauerhaften Verfärbungen der Zähne kommt, dürfen Tetrazykline Kindern vor dem achten Lebensjahr nicht bzw. nur in lebensnotwendigen Situationen durch den Arzt verabreicht werden.
• Kinder, die bereits einmal auf ein Tetrazyklin allergisch reagiert haben, dürfen dieses Mittel nicht wieder erhalten.
• Bei schweren Lebererkrankungen oder stark eingeschränkter Nierenfunktion dürfen Tetrazykline nicht angewandt werden.

Tetrazykline sind für Kinder unter acht Jahren keine geeigneten Mittel zur Behandlung von Atemwegs- oder anderen Infektionen, es sei denn, ihre Gabe ist aus bestimmten Gründen unverzichtbar.

Bewertung
Da Tetrazykline viele Nebenwirkungen hervorrufen können und einige wichtige Erreger von Atemwegsinfektionen gegen sie Resistenzen aufweisen, sollte man zur Behandlung »üblicher« Infektionen der Atemwege auf die zuvor besprochenen Wirkstoffe zurückgreifen. Geeignet sind Tetrazykline vor allem zur Behandlung untypischer Lungenentzündungen bei älteren Kindern (über acht Jahren), Jugendlichen und Erwachsenen.

Chinolone oder Gyrasehemmer
Erwachsene mit Atemwegsinfektionen werden häufig mit Wirkstoffen wie zum Beispiel Ciprofloxazin, Ofloxazin, Levofloxazin und Moxifloxazin behandelt. Die Wirkstoffe zählen zu den Gyrasehemmern, auch Chinolone genannt. Doch auch sie bekämpfen nicht alle Erreger dieser Infektionskrankheiten ausreichend gut. Auf keinen Fall eignen sich diese Mittel für Kinder und Jugendliche unter 18 Jahren. Im Tierversuch hat man unter der Behandlung mit Gyrasehemmern in der Wachstumsphase Schäden am Gelenkknorpel beobachtet.

Harnwegsinfektionen

Harnwegsinfektionen sind nach Atemwegsinfektionen die zweithäufigsten Infektionskrankheiten im Kindesalter. Dabei besiedeln Bakterien die Schleimhaut von Harnröhre und Blase und/oder wandern weiter über die Harnleiter ins Nierenbecken. Von dort aus können sie ins Nierengewebe auswandern.
Man teilt die Erkrankungen nach den betroffenen Organen ein:

- oberer Harnwegsinfekt: eine Niere oder beide Nieren
- unterer Harnwegsinfekt: Blase (Blasenentzündung, Zystitis)

Als komplizierte Harnwegsinfekte gelten Infektionen, die im Zusammenhang mit anderen Erkrankungen oder mit Fehlbildungen im Harntrakt auftreten bzw. durch sie begünstigt werden. Fehlbildungen sind etwa Verengungen, Aussackungen oder Zysten im Bereich von Nierenbecken, Harnleiter, Blase oder Harnröhre. Ebenso liegt ein komplizierter Harnwegsinfekt vor, wenn er infolge einer Blasenentleerungsstörung im Rahmen einer Nervenkrankheit oder des so genannten Reflux auftritt, bei dem Urin nicht nur nach unten, sondern auch in die umgekehrte Richtung zurück in die Niere fließt. Weitere Ursachen können Harnsteine und eine eingeschränkte Nierenfunktion sein. Harninfektionen, die ohne diese begleitenden bzw. begünstigenden Erkrankungen auftreten, gelten als unkompliziert.

Ursachen

Bakterien bilden die wesentliche Ursache eines Harnwegsinfekts. Sie besiedeln die Schleimhaut des Harntraktes und rufen eine eitrige Entzündung hervor.
Meist stammen die Bakterien aus dem Darmtrakt. Dort sind sie harmlos, in der Harnröhre aber verursachen sie einen Infekt. Dabei führt das Darmbakterium E. coli mit 80 bis 90 Prozent aller Infektionen die Liste der wichtigsten Erreger an. Es folgen die ebenfalls im Darm angesiedelten Bakterien Klebsiellen, Proteus und Enterokokken.
Bei Kindern mit Abflussbehinderungen im Harntrakt oder anderen Störungen der Harnentleerung kommen auch Staphylokokken und Pseudomonas als Auslöser in Frage. Selten verursachen dagegen Haemophilus influenzae, Streptokokken und Viren eine Harnwegsinfektion.

Bakterien sind zwar die eigentlichen Verursacher von Harnwegsinfekten, allerdings kommen anderen Faktoren eine sehr wichtige, begünstigende Rolle zu. Jedes Kind, das zum ersten Mal unter einem Harnwegsinfekt leidet, sollte auf Veränderungen wie Fehlbildungen im Bereich der Harnwege sowie auf Blasenentleerungsstörungen, Harnsteine und Nierenerkrankungen untersucht werden.
Beim Neugeborenen mit einem Harnwegsinfekt gelangen die Bakterien über das Blut in die Harnwege. Später wandern die Bakterien, die meist aus dem Darm stammen, von außen über die Harnröhre in die Blase und eventuell auch in die Niere ein.
Weil Mädchen eine kürzere Harnröhre haben, sind sie weitaus häufiger von Harnwegsinfekten betroffen als Jungen.

Typische Beschwerden

Die Beschwerden einer Harnwegsinfektion hängen sowohl vom Alter des Kindes als auch davon ab, ob nur die Blase oder auch die Niere betroffen ist.

- Bei Neugeborenen und Säuglingen unter sechs Monaten äußert sich eine Harnwegsinfektion in der Regel in sehr uncharakteristischen Symptomen. Die Kinder leiden unter Trinkschwäche, Erbrechen oder Müdigkeit bis hin zur Apathie. Eine graue Verfärbung der Haut ist meist ein Zeichen für eine schwere Harnwegsinfektion, bei der die Bakterien bereits ins Blut übergetreten sind.
Ältere Säuglinge und Kleinkinder reagieren auf einen Harnwegsinfekt mit Fieber, Erbrechen und sie verweigern außerdem das Trinken.
- Erst im Alter von drei bis vier Jahren klagen Kinder über typische Beschwerden einer Harnwegsinfektion, wie Brennen beim Wasserlassen, häufigen Harndrang und bei einer Nierenbeckenentzündung auch Schmerzen in der Flanke. Auch das erneute Einnässen von Kindern, die bereits sauber waren, kann ein Hinweis auf einen Harnwegsinfekt sein.
- Im Kindergartenalter und vor allem bei Schulkindern liefert die Körpertemperatur einen Hinweis auf den Ort der Entzündung:
  - hohes Fieber, ein ausgeprägtes Krankheitsgefühl und Schmerzen in der Flanke deuten mit großer Wahrscheinlichkeit auf eine Nierenbeckenentzündung,
  - leicht erhöhte Temperatur, häufiger Harndrang und ein schmerzhaftes Wasserlassen bzw. Einnässen lassen eine Blasenentzündung vermuten.

Wann zum Arzt?

Jedes Kind muss beim geringsten Verdacht auf eine Harnwegsinfektion vom Arzt untersucht werden. Und dieser Verdacht sollte allen Eltern bereits dann kommen, wenn ihr Säugling oder ihr Kleinkind nicht mehr trinken will, es erbricht, Fieber hat oder einfach anders reagiert als sonst, ohne dass sich ein Grund für diese Symptome findet. Auch jedes ältere Kind, das plötzlich wieder einnässt oder bei dem sich typische Symptome eines Harnwegsinfektes, wie Brennen beim Wasserlassen bzw. häufiger Harndrang, beobachten lassen, muss unbedingt vom Arzt untersucht werden. Bedenken Sie bitte, dass nicht jedes Kind über die Beschwerden klagt.
Der Arzt wird zunächst den Urin auf Bakterien untersuchen. Bei Säuglingen versucht der Arzt, den Urin möglichst über eine Punktion der Blase durch die Bauchhaut zu gewinnen. Gelingt dies nicht, nimmt er mit Hilfe eines Katheters eine Urinprobe. Bei älteren Kindern kann auch der so genannte Mittelstrahlurin untersucht werden. Dabei wird das Kind zunächst gründlich gewaschen oder gebadet und danach aufgefordert, auf der Toilette oder dem Töpfchen Wasser zu lassen. Die Eltern oder die Arzthelferin nimmt dann, wenn die erste Portion Urin im Töpfchen gelandet ist, eine kleine Urinprobe. Finden sich darin Bakterien in einer relativ hohen Zahl, ist ein Harnwegsinfekt sehr wahrscheinlich, und der Arzt wird eine Urinkultur anlegen, die Behandlung mit Antibiotika beginnen und gleichzeitig nach begünstigenden Faktoren eines Harnwegsinfekts suchen.

Mögliche Risiken und Folgeschäden

Heute weiß man, dass bereits die erste Harnwegsinfektion im Kindesalter zu schweren Folgeschäden führen kann, wenn sie nicht rechtzeitig erkannt und ausreichend behandelt wird. Deshalb ist es so wichtig, den Urin schon beim kleinsten Verdacht auf eine Harnwegsinfektion zu untersuchen.

Als akute Komplikationen einer unerkannten Harnwegsinfektion können eine Blutvergiftung und auch eine Hirnhautentzündung (Meningitis) auftreten. Bei Säuglingen können die in die Niere aufgestiegenen Bakterien zu Abszessen führen. Ein unangemessen behandelter Harnwegsinfekt kann zu Narben, später zu Bluthochdruck, chronischem Nierenversagen und bei Mädchen zu Komplikationen in der Schwangerschaft führen.

Nichtmedikamentöse Behandlung

Bei Harnwegsinfekten können Hausmittel wie Wärme und ausreichende Flüssigkeitszufuhr zusätzlich zur antibiotischen Behandlung zur raschen Heilung beitragen.
Zu den nichtmedikamentösen Behandlungen gehören auch alle Maßnahmen zur Sanierung von Faktoren, die einen komplizierten Harnwegsinfekt begünstigen. Das sind zum Beispiel die operative Therapie von Abflussbehinderungen und schwerem Reflux von Urin aus der Blase in die Niere, dem vesikorenalen Reflux, sowie spezielle Ernährungsmaßnahmen und medikamentöse Behandlungen bei Harnsteinen.

Viel Flüssigkeit

Urin stellt einen idealen Nährboden für Bakterien dar. Ein Kind mit einem Harnwegsinfekt muss deshalb viel trinken und häufig seine Blase entleeren.
TIPP: Geben Sie Ihrem Kind etwas zu trinken, das ihm auch schmeckt. Blasentees auf Kräuterbasis schmecken Kindern nur selten, ihre Wirkung ist ohnehin eher fraglich. Wichtig ist, dass es wirklich viel trinkt, dabei ist zweitrangig, was es trinkt.
Noch mehr gilt das für Säuglinge und Kleinkinder mit hohem Fieber. Nur ausreichende Flüssigkeit verhindert eine Austrocknung, die für die Nieren und den gesamten Organismus gefährlich werden kann (siehe auch Fieber, Seite 19).

Wärme

Wenn die Schleimhaut entzündet ist, reagieren die Muskeln der Harnwege oft mit krampfartigen Schmerzen. Milde Wärme kann diese Beschwerden etwas lindern. Legen Sie Ihrem Kind, wenn es an einer Blasenentzündung leidet, eine in ein Handtuch gehüllte Wärmflasche auf den unteren Bauch. Das verschafft oft rasche Besserung.
Vorsicht: Bei einer Nierenbeckenentzündung können Wärmeanwendungen hingegen die Ausbreitung der Entzündung fördern.
TIPPS zur Vorbeugung:

- Ziehen Sie Ihr Kind entsprechend der Jahreszeit immer angenehm und ausreichend warm an.
- Vermeiden Sie, dass Ihr Kind kalte Füße bekommt.
- Nasse Kleider, etwa beim Urlaub am Strand, sollten Sie rasch wechseln.

Blasentraining

Verschiedene Formen des Blasentrainings können eine regelmäßige und möglichst vollständige Blasenentleerung fördern. Das wiederum hilft bei zu geringer oder zu heftiger Aktivität des Blasenmuskels sowie bei anderen Ursachen einer Blasenentleerungsstörung. Die Maßnahmen reichen von einfachen Verhaltensregeln wie Blasenentleerung nach der Uhr über bestimmte physiotherapeutische Verfahren, zum Beispiel die Blase »ausdrücken«, bis hin zu elektrischer Muskelstimulation.

Behandlung mit Medikamenten

Bei kaum einer anderen Infektionskrankheit ist die konsequente Behandlung mit Antibiotika so wichtig wie bei Harnwegsinfektionen. Nur wenn die Bakterien so rasch wie möglich ausgeschaltet werden, bleiben die Struktur und Funktion der Harnorgane sicher erhalten. Und nur das schützt sie vor eventuell auftretenden fatalen Folgen, die bis zum Verlust der normalen Nierenfunktion führen können. Die durch Harnwegsinfektionen hervorgerufenen Nierenschäden können im späteren Leben einen Bluthochdruck und sogar schwere Schäden an Herz und Kreislauf verursachen.
Es steht heute außer Frage, dass nach der sicheren Diagnose eines Harnwegsinfekts im Kindesalter die antibiotische Behandlung sofort begonnen werden und so lange fortgeführt werden muss, bis die Bakterien völlig verschwunden sind.
Dies gilt auch für Mädchen mit einem so genannten asymptomatischen Harnwegsinfekt, bei denen trotz Bakterien im Urin keine Beschwerden bestehen. Gleichzeitig müssen begünstigende Faktoren des Harnwegsinfektes gesucht werden. Finden sich keine solchen Risikofaktoren, dann besteht eine unkomplizierte Harnwegsinfektion. Sie wird etwa sieben bis 14 Tage lang antibiotisch behandelt. Danach muss der Urin weiter regelmäßig kontrolliert werden. Wenn eine erneute Infektion auftritt oder Abflusshindernisse bzw. eine Blasenentleerungsstörung als fördernde Faktoren entdeckt werden, dann schließt sich an die akute Behandlung unverzüglich eine dauerhafte, vorbeugende Antibiotikatherapie an. Sie wird zumindest bis zur Beseitigung dieser Risikofaktoren beibehalten. In der Zwischenzeit muss der Urin immer wieder kontrolliert werden, um die Behandlung sofort umzustellen, falls sie unwirksam geworden ist.
Bei starken, krampfartigen Schmerzen können als begleitende Behandlungsmaßnahmen schmerzlindernde Mittel, wie Paracetamol (siehe Seite 27) oder krampflösende Präparate (Spasmolytika wie z.B. Butylscopolamin, siehe Seite 196) eingesetzt werden.

Welche Medikamente sind am wirksamsten und am sichersten?

Das Mittel der ersten Wahl zur Behandlung von Harnwegsinfektionen im Kindesalter ist das Antibiotikum Trimethoprim oder eine Kombination aus Trimethoprim und Sulfamethoxazol. In der Regel werden die Medikamente sofort nach der Diagnose gegeben. Gleichzeitig legt der Arzt immer eine Urinkultur an; um den Erreger genau zu

identifizieren und seine Empfindlichkeit gegenüber den üblichen Antibiotika zu testen. Gegebenenfalls tauscht er das Antibiotikum dann gegen ein anderes aus.
Als Mittel der zweiten Wahl kommen Amoxicillin, Cefaclor und Nitrofurantoin in Betracht. Reservemittel zur Behandlung von Harnwegsinfekten im Kindesalter sind Amoxicillin plus Clavulansäure, Cefpodoxim und Cefixim.
Bei Säuglingen bis zum dritten Monat und bei Kindern mit komplizierten Harnwegsinfekten, also solche mit begünstigenden Faktoren, werden die Antibiotika in der Regel als Infusion gegeben.
Zur vorbeugenden Behandlung werden bei Säuglingen bis zum dritten Monat Cefaclor, bei älteren Kindern Trimethoprim oder Nitrofurantoin eingesetzt.

Antibiotika

Wirkstoffe	Präparatebeispiele	Darreichungsformen
Trimethoprim	Infectotrimet® (D), Monotrim® (CH), Motrim® (A), Solotrim® (A), TMP-ratiopharm® (D)	Saft, Tabletten
Trimethoprim, Sulfamethoxazol (= Cotrimoxazol)	Cotribene® (A), Cotrim® (CH), Cotrim-ratiopharm® (D), Escoprim® (CH), Kepinol® (D), Bactoreduct® (D), Cotrimoxazol AL® (D), Cotrimstada® (D), TMS Tabletten® (D), Eusaprim® (A), Helveprim® (CH)	Saft, Tabletten, Lösung zum Spritzen
Amoxicillin	Amoxicillin-ratiopharm® (D), Amoxypen® (D), Amoxihexal® (D, A), Amoxi-Wolff® (D), Amoxicillin AL® (D), Amoxibeta® (D), amoxi von ct® (D), Amoxi-Cophar® (CH), Amoxilan® (A), Clamoxyl® (A, CH), Supramox® (A, CH)	Tabletten, Brausetabletten, Trinktabletten, Säuglingssaft, Trockensaft, Injektionslösung
Amoxicillin und Clavulansäure	Augmentan® (D), Augmentin® (A, CH), Amoclan® (A), Amoclav® (D), Amoxicillin-ratiopharm comp.® (D), Amoxi-Clavulan STADA® (D), Clavamox® (CH)	Tropfen, Trockensaft, Tabletten, Injektionslösung
Cefaclor	CEC® (D), Cefaclor-ratiopharm® (D), Cefa-Wolff® (D), Panoral® (D), Infectocef® (D), Cef-Diolan® (D), Ceclor® (A, CH), CECL Hexal® (A)	Tropfen, Trockensaft, Filmtabletten, Retardtabletten, Kapseln
Cefpodoxim	Orelox® (CH, D), Orelox junior® (D), Podomexef® (CH, D), Biocef® (A), Otreon® (A)	Suspension, Filmtabletten
Cefixim	Suprax® (D), Cephoral® (CH, D), Aerocef® (A)	Trockensaft, Suspension, Tabletten

Harnwegsantiinfektiva (Harnwegs-Chemotherapeutika)

Wirkstoffe	Präparatebeispiele	Darreichungsformen
Nitrofurantoin	Furadantin® (A, CH, D), Nifuretten® (D), Urodin® (CH), Uro-Tablinen® (D), Uvamin retard® (CH), Nitrofurantoin Agepha® (A)	Kapseln, Dragees, Tabletten

Pflanzliche Harnwegsantiinfektiva

Wirkstoffe	Präparatebeispiele	Darreichungsformen
Extrakt aus Bärentrauben-blättern	Cystinol akut® Dragees (D), Uvalysat Bürger® (D), Arctuvan® Bärentraubenblätter (D) enthalten in: Harntee 400® (D)	Tabletten, Kapseln, Pulver zur Teezubereitung

Als typische Harnwegsantibiotika gelten Trimethoprim und die Kombination von Trimethoprim plus Sulfamethoxazol, auch Cotrimoxazol genannt.
Trimethoprim und auch Sulfamethoxazol verhindern die Bildung von Folsäure in der Bakterienzelle. Daraufhin sterben die Bakterien ab, die auf diesen Stoff angewiesen sind. Trimethoprim alleine und auch in Kombination mit Sulfamethoxazol wirkt gut gegen viele Bakterien, vor allem gegen jene, die häufig Harnwegsinfektionen hervorrufen. Man setzt den Wirkstoff auch bei einer Salmonellen-Infektion sowie bei einer speziellen Form der Lungenentzündung ein, der Pneumocystis carinii-Infektion.
Die anderen aufgeführten Antibiotika werden häufiger zur Behandlung von Atemwegsinfektionen eingesetzt. Bei Harnwegsinfektionen gelten sie als Reservemittel, da sie nur teilweise gegen deren Erreger wirken. Informationen über Anwendung, Nebenwirkungen, Gegenanzeigen und Wechselwirkungen dieser Antibiotika finden Sie unter Bakterielle Atemwegsinfektionen unter Breitspektrumpenicilline (Seite 107) und Cephalosporine (Seite 109).
Nitrofurantoin wird als Harnwegsantiinfektivum bezeichnet. Es wird zwar vom Körper aufgenommen, erreicht aber nur im Urin eine ausreichend hohe Konzentration, um Bakterien abzutöten. Die genaue Wirkungsweise von Nitrofurantoin ist noch nicht bekannt. Vermutlich beeinträchtigt es den Stoffwechsel des Erbgutes der Bakterien und verhindert so deren Vermehrung.
Bärentraubenblätterextrakt wird schon seit mehr als 100 Jahren zur Behandlung von Harnwegsinfektionen eingesetzt. Der wirksame Inhaltsstoff dieses Pflanzenextraktes ist Arbutin. Es wird im Körper zu Hydrochinon umgewandelt und wirkt in einem alkalischen Urin schwach desinfizierend.

Anwendung

Die Behandlung eines Harnwegsinfekts erfolgt bei Kindern grundsätzlich mit Antibiotika.

Der Arzt beginnt die Behandlung zunächst nach der Wahrscheinlichkeit der auslösenden Bakterien. Wenn die bakteriologische Untersuchung ergibt, dass dieses Mittel nicht ausreichend wirkt, wird er die Therapie eventuell ändern. Die Behandlungsdauer richtet sich in erster Linie nach der Art des Harnwegsinfekts, ob eine Blasen- oder Nierenbeckenentzündung vorliegt und nach den begleitenden Risikofaktoren.

Wenn bei Ihrem Kind solche begünstigenden Faktoren wie etwa eine Harnabflussstörung oder eine Störung der Blasenentleerung vorliegen, dann schließt sich an die Akutbehandlung ohne Pause eine vorbeugende Dauerbehandlung (Prophylaxe) mit Antibiotika an. Die Prophylaxe dauert, bis diese Faktoren behoben sind, ansonsten zunächst für ein Jahr.

Trimethoprim wird in folgender Dosierung eingesetzt. Die Angaben gelten für Trimethoprim alleine und in Kombination mit Sulfamethoxazol.

Trimethoprim zur Akutbehandlung	
ab 3 Monaten	2 x täglich 4–5 mg pro Kilogramm Körpergewicht
Cotrimoxazol zur Akutbehandlung	
ab 3 Monaten	2 x täglich 4–5 mg Trimethoprim pro Kilogramm Körpergewicht, jeweils plus 20–40 mg Sulfamethoxazol pro Kilogramm Körpergewicht
Trimethoprim zur Prophylaxe	
ab 3 Monaten	1 x täglich (abends nach dem letzten Wasserlassen) 0,5–1 mg pro Kilogramm Körpergewicht

Säuglinge bis zum dritten Lebensmonat erhalten zur Prophylaxe zehn mg Cefaclor pro Kilogramm einmal abends.

Die folgenden Substanzen gelten als Mittel der zweiten Wahl und werden wie folgt dosiert:

Wirkstoffe der 2. Wahl zur Akutbehandlung

Wirkstoff	**Tagesdosis pro Kilogramm Körpergewicht**
Amoxicillin	3x 40–50 mg
Cefaclor	3x 50 mg
Nitrofurantoin (ab 3 Monaten)	3x 5–7 mg

Wirkstoffe der 2. Wahl zur Prophylaxe	
Nitrofurantoin ab 3 Monaten	1x 1 mg pro Kilogramm Körpergewicht abends nach dem letzten Wasserlassen

Unerwünschte Wirkungen

Grundsätzlich treten unter der Kombination Trimethoprim plus Sulfamethoxazol (Cotrimoxazol) mehr Nebenwirkungen auf als unter Trimethoprim allein:

• Übelkeit, Erbrechen und andere Magen-Darm-Störungen sind die häufigsten Nebenwirkungen bei der Behandlung mit Trimethoprim plus Sulfamethoxazol. Gleiches gilt für Nitrofurantoin.
• Trimethoprim plus Sulfamethoxazol ruft in seltenen Fällen Allergien mit Hautausschlägen hervor. Gefürchtet ist das sehr seltene Lyell-Syndrom. Bei ihm löst sich die Haut wie bei einer Verbrennung großflächig von der Unterlage ab. In diesem Fall und auch bei anderen schweren allergischen Reaktionen muss das Mittel sofort abgesetzt und das Kind intensivmedizinisch behandelt werden.
Auch unter Nitrofurantoin kann es zu allergischen Reaktionen unterschiedlicher Intensität kommen.
• Sehr selten kommt es unter der Behandlung mit Trimethoprim plus Sulfamexthoxazol zu einer Störung der Blutbildung, schlimmstenfalls zu deren völligen Erliegen.
• Vor allem unter einer Langzeitbehandlung mit Trimethoprim plus Sulfamethoxazol kann es zu einem Mangel an Folsäure kommen, der neben Störungen der Blutbildung (siehe oben) auch zu Schleimhautveränderungen und neurologischen Störungen führen kann.
• In seltenen Fällen kann Cotrimoxazol die Leber schädigen, häufiger sind hingegen Geschmacksstörungen und Entzündungen der Mundschleimhaut.
• Weiterhin können während der Behandlung mit Trimethoprim plus Sulfamethoxazol Kopf- und Gliederschmerzen sowie Fieber auftreten.
• Nitrofurantoin kann eine immunologisch bedingte Lungenentzündung sowie eine Lungenfibrose hervorrufen.
• Außerdem können unter Behandlung mit Nitrofurantoin Schwindel, Kopfschmerzen sowie gelegentlich Nervenstörungen (Polyneuropathie) und Leberschäden auftreten. Das Mittel muss unverzüglich abgesetzt werden, wenn es zu Missempfindungen wie Kribbeln oder Brennen kommt oder wenn sich die Haut gelblich verfärbt.
• Der im Bärentraubenblätterextrakt wirksame Stoff Arbutin kann die Leber schädigen. Außerdem gehört er zu den Stoffen, die im Verdacht stehen, möglicherweise Krebs auszulösen.
Die Nebenwirkungen der Penicilline und Cephelosporine sind auf den Seiten 103ff. und 109ff. nachzulesen.

Gegenanzeigen und Wechselwirkungen
• Vor dem dritten Lebensmonat dürfen Trimethoprim plus Sulfamethoxazol (Cotrimoxazol) und Nitrofurantoin nicht gegeben werden.
• Bei Allergien gegen Trimethoprim plus Sulfamethoxazol sowie Nitrofurantoin dürfen die Wirkstoffe nicht angewandt werden.

• Bei schweren Leber- oder Nierenschäden ist auf eine Behandlung mit Trimethoprim plus Sulfamethoxazol oder Nitrofutantoin unbedingt zu verzichten.
• Trimethoprim plus Sulfamethoxazol darf bei bestehenden Störungen der Blutbildung nicht angewandt werden.
• Nitrofurantoin darf nicht bei Nervenstörungen angewandt werden. Es kann die Symptome dieser Störungen verstärken. Auch bei schweren Lungenerkrankungen sowie einer bestimmten Form der hämolytischen Anämie sollte das Kind mit einem anderen Mittel behandelt werden.
• Ein Kind unter zwölf Jahren sollte keinesfalls mit Bärentraubenblätterextrakten behandelt werden. Beachten Sie unbedingt, dass dieser Extrakt in vielen pflanzlichen Medikamenten enthalten ist, die zur Behandlung von Harnwegsinfekten und anderen urologischen Erkrankungen oft frei verkäuflich angeboten werden.

Bewertung
In erster Linie werden Trimethoprim allein bzw. in Kombination mit Sulfamethoxazol (Cotrimoxazol) zur Behandlung von Harnwegsinfekten bei Kindern eingesetzt, sofern sich der Wirkstoff auch in der Labortestung als wirksam erweist. Diese Mittel wirken sehr gut gegen die meisten Erreger von Harnwegsinfektionen und sie werden auch recht gut vertragen, wenn sie nur ein bis zwei Wochen zur Behandlung der akuten Infektion eingesetzt werden.

Die antibiotische Behandlung eines Harnwegsinfekts im Kindesalter ist ein absolutes Muss. Nur damit kann verhindert werden, dass diese Infektion Schäden an den Harnwegen oder der Niere hervorruft, die schwere Folgeerkrankungen nach sich ziehen können.

Dies sieht anders aus, wenn die Mittel längere Zeit gegeben werden. Das kann bei Risikofaktoren, die eine Harnwegsinfektion begünstigen, nötig werden. Hier bevorzugt man die alleinige Gabe von Trimethoprim, bei der weniger Nebenwirkungen auftreten als unter der Kombination mit Sulfamethoxazol. Nur wenn diese Mittel nicht vertragen werden oder sich als nicht ausreichend wirksam erweisen, greift der Arzt auf ein anderes Antibiotikum zurück, dessen Wirksamkeit zuvor im Labor gegenüber den Erregern getestet wird.
Unter einer Dauerprophylaxe können sich bisweilen Resistenzen gegenüber einem Antibiotikum ausbilden. Es ist deshalb wichtig, dass der Urin regelmäßig untersucht und gegebenenfalls die Behandlung umgestellt wird.
Bärentraubenblätterextrakte haben auch eine leichte desinfizierende Wirkung im Urin. Allerdings ist diese Wirkung zu unsicher, als dass man sich auf sie verlassen könnte. Zu groß ist die Gefahr schwerer Folgeerkrankungen. Schließlich ist dieses Mittel auch nicht frei von Nebenwirkungen, wie man es von pflanzlichen Arzneimitteln oft

fälschlicherweise annimmt. Im Körper entsteht der Wirkstoff Hydrochinon, der sich im Knochenmark anreichern und eventuell eine Leukämie auslösen kann.

Die unsichere Wirkung der Extrakte aus Bärentraubenblättern steht in keinem Verhältnis zu den gefährlichen Risiken dieser Substanz.

Chinolone oder Gyrasehemmer

Ein Harnwegsinfekt bei Erwachsenen wird heute sehr häufig mit den so genannten Chinolonantibiotika oder Gyrasehemmern behandelt. Diese Mittel sind zwar sehr gut gegen die meisten Erreger von Harnwegsinfekten wirksam, aber sie dürfen Kindern und Jugendlichen keinesfalls gegeben werden. In Tierexperimenten haben sie bei heranwachsenden Tieren zu Schäden an den Knorpeln von Gelenken geführt. Auch wenn man Wirkungen eines Medikamentes bei Tieren nicht auf Menschen übertragen kann, darf in diesem Fall bereits die kleinste Möglichkeit, dass diese Mittel auch bei jungen Menschen Gelenkschäden verursachen, nicht in Kauf genommen werden. Geben Sie also niemals Ihrem Kind ein Antibiotikum, das Ihnen vielleicht bei einer Blasenentzündung gut geholfen hat, sondern lassen Sie Ihr Kind immer vom Arzt untersuchen und behandeln.

Weitere pflanzliche Mittel zur Behandlung von Harnwegserkrankungen (Urologika)

Einzelpräparate

Wirkstoffe	Präparatebeispiele	Darreichungsformen
Kürbiskernextrakt	Nomon mono® (D), Uvirgan mono® (D)	Kapseln, Tropfen
Bärentraubenblätterextrakt	Arctuvan® Bärentraubenblätter (D), Cystinol akut® Dragees (D)	Filmtabletten, Dragees
Extrakt aus Goldrutenkraut	Urol mono® (D), Cysto Fink® Mono (D)	Kapseln

Kombinationspräparate

Wirkstoffe	Präparatebeispiele	Darreichungsformen
Extrakte aus Echtem Goldrutenkraut, Gewürzsumachwurzel	Inconturina SR® (D)	Tropfen
Extrakt aus Kapuzinerkressekraut, Meerrettichwurzel	Angocin Anti-Infect N® (D)	Filmtabletten
Extrakt aus Birkenblättern, Schachtelhalmkraut, Echtem Goldrutenkraut, Bärentraubenblättern	Cystinol® (D)	Tropfen

Kombinationspräparate

Wirkstoffe	Präparatebeispiele	Darreichungsformen
Extrakt aus Tausendgüldenkraut, Liebstöckelwurzel, Rosmarinblättern	Canephron® (D)	Dragees, Tropfen
Extrakt aus Birkenblättern, Ringelblumenblüten, Schachtelhalmkraut, Fenchelsamen, Queckenwurzel, Wacholderbeeren, Süßholzwurzel, Hauhechelwurzel, Orthosiphonblättern, Phaseolusfrucht, Echtes Goldrutenkraut, Bärentraubenblättern	Harntee 400® (D)	Granulat

Bakterienpräparat

Wirkstoffe	Präparatebeispiele	Darreichungsformen
Teilstücke aus E. coli	Uro-Vaxom® (D)	Kapseln

Diese Präparate werden ebenfalls zur Behandlung von Harnwegsinfektion sowie von anderen Erkrankungen der Harnwege empfohlen. Bärentraubenblätterextrakt hat einen leicht desinfizierenden Effekt im alkalischen Urin. Einige andere Substanzen wie z.B. Birkenblätter, Schachtelhalmkraut und Goldrutenkraut sollen die Nierenleistung erhöhen und zur vermehrten Durchspülung der Harnwege beitragen.
Das Teilstücke des Darmbakteriums E. coli enthaltende Präparat soll das Immunsystem stimulieren und auf diese Weise vor häufig wiederkehrenden Harnwegsinfektionen mit dem Erreger E. coli schützen.

Anwendung

Die pflanzlichen Präparate werden nach Angaben des Herstellers mehrmals täglich eingenommen. Das Bakterienpräparat soll drei Monate lang gegeben werden, eventuell wird die Behandlung später für dreimal zehn Tage mit einem Abstand von 20 Tagen dazwischen zur Auffrischung wiederholt.

Nebenwirkungen

Im Allgemeinen sind die pflanzlichen Wirkstoffe und auch das Bakterienpräparat gut verträglich.

- Alle Substanzen in den Pflanzenpräparaten können eine Allergie auslösen.
- Bärentraubenblätterextrakt wird verdächtigt, dass er Krebs auslösen könnte. Der Extrakt ist auch in einigen pflanzlichen Kombinationspräparaten enthalten.

• Die Behandlung mit dem Bakterienpräparat kann gelegentlich allergische Hautreaktionen, Magen-Darm-Störungen und Fieber hervorrufen.
• In seltenen Fällen kann Angocin® Anti-Infekt Haut- und Schleimhautreizungen sowie Magen-Darmbeschwerden auslösen.

Gegenanzeigen und Wechselwirkungen
• Bei einer Allergie gegenüber einem der in den pflanzlichen Medikamenten enthaltenen Stoffe dürfen Mittel mit diesem Inhaltsstoff nicht angewandt werden.
• Bärentraubenblätterextrakt und hoch dosiertes Goldrutenkraut dürfen Kindern unter zwölf Jahren nicht gegeben werden. Vorsicht ist auch bei Kombinationsmitteln geboten, die diese Extrakte enthalten.
• Angocin Anti-Infect N sollte Kindern erst ab vier Jahren gegeben werden. Außerdem sollte das Präperat nicht eingesetzt werden, wenn ein Magen- oder Zwölffingerdarmgeschwür besteht.
• Da viele pflanzliche Präparate höhere Dosen Alkohol enthalten, sollten sie Kindern unter sechs Jahren nicht verabreicht werden.
• Impfungen mit lebenden Bakterien sollen nach Angaben des Herstellers in größerem zeitlichen Abstand zur Behandlung mit Bakterienpräparaten erfolgen.
• Pflanzliche Urologika können in der Regel ohne Probleme zusammen mit anderen Medikamenten eingesetzt werden. Das gilt auch für Antibiotika, die bei Harnwegsinfekten im Kindesalter unerlässlich sind.

Bewertung
Eine unspezifische Durchspültherapie der Harnwege kann einen Harnwegsinfekt nicht ausheilen. Als unterstützende Therapie ist sie aber sicher sinnvoll. Dabei reicht es jedoch aus, viel zu trinken. Welchen Nutzen diese Pflanzenextrakte tatsächlich bringen, ist bislang nicht belegt. Da jedoch allergische Reaktionen möglich sind, sollte man auf solche Präparate verzichten.
Präparate, die Bärentraubenblätterextrakt und hohe Dosen Goldrutenkraut enthalten, dürfen laut Hersteller erst Kindern ab zwölf Jahren gegeben werden. Da Bärentraubenblätterextrakt zudem möglicherweise Krebs auslösen kann, sollten auch ältere Kinder nicht mit ihm behandelt werden.
Auch der Nutzen von Bakterienpräparaten ist bisher nicht ausreichend belegt, auch wenn es plausibel erscheint, das Immunsystem mit Hilfe dieser Bakterienfragmente zur besseren Abwehr von E. coli in den Harnwegen anzuregen.

Keinesfalls dürfen die pflanzlichen Medikamente die antibiotische Behandlung eines Harnwegsinfekts im Kindesalter hinauszögern oder sogar ganz ersetzen.

Heuschnupfen und allergische Bindehautentzündung

Bei Heuschnupfen oder allergischer Rhinitis handelt es sich um eine allergisch bedingte Nasenschleimhautentzündung, die durch eine Überempfindlichkeitsreaktion der Nasenschleimhäute auf eigentlich harmlose Fremdstoffe hervorgerufen wird. Oft tritt zusätzlich eine allergische Bindehautentzündung (oder allergische Konjunktivitis) auf, vor allem dann, wenn Pollen die Allergieauslöser sind.
Im Prinzip kann Heuschnupfen in jedem Alter auftreten, der Gipfel für die Ersterkrankungen liegt jedoch im Alter zwischen zehn und 20 Jahren. Meist verschlimmert sich die Allergie in den ersten Jahren und nimmt dann mit zunehmenden Alter häufig an Intensität wieder ab.

Ursachen

Auch wenn mit dem Begriff Heuschnupfen meist eine Allergie auf Blütenpollen assoziiert wird, gilt es streng genommen zu unterscheiden zwischen einer periodisch auftretenden und einer so genannten perennialen Form der allergischen Nasenschleimhautentzündung. Letztere besteht das ganze Jahr hindurch.
Beiden Formen ist gemeinsam, dass die allergische Reaktion durch so genannte Inhalationsallergene ausgelöst wird. Das heißt, die Allergene werden eingeatmet und lösen auf den Schleimhäuten der Nase und meist auch der Bindehaut des Auges eine Überreaktion des Immunsystems aus. Mitunter sind auch die Schleimhäute der Bronchien betroffen. Die Überreaktion führt wiederum zu einer Entzündung der Schleimhäute mit den entsprechenden Symptomen.
Vor allem die Pollenallergie tritt häufig in Verbindung mit einer allergischen Bindehautent-

Wenn die Beschwerden saisonal bedingt auftreten, also irgendwann zwischen Ende Januar und Ende Oktober für einige Wochen oder Monate, dann handelt es sich in der Regel um eine Pollenallergie. Die Symptome werden durch Pollen von Bäumen, Gräsern und Kräutern ausgelöst. Wenn die allergischen Reaktionen jedoch mehr oder weniger das ganze Jahr hindurch bestehen, dann liegt meist eine Allergie gegen Schimmelpilze, Tierhaare oder Hausstaub bzw. Hausmilbenkot vor.
Allerdings kann auch eine Schimmelpilzallergie einen saisonalen Verlauf haben und eine Pollenallergie vortäuschen.

zündung auf. Eine Erklärung dafür ist, dass die Bindehaut unmittelbar Kontakt mit den Pollen hat, der auch kaum zu vermeiden ist. Ein Kontakt mit Milbenkot zum Beispiel findet vor allem nachts im Bett statt, also wenn die Augen geschlossen sind.

Was ist eine Allergie?

Eine Allergie ist definiert als eine fehlgesteuerte Immunreaktion gegenüber körperfremden Substanzen. Oft handelt es sich dabei um harmlose, an sich unschädliche Umweltfaktoren, auf die das Immunsystem mit einer krank machenden Überempfindlichkeit reagiert. Die Substanz, welche die Allergie hervorruft, wird Allergen genannt.

Entstehung einer Allergie

Bei rund 40 Prozent der Menschen besteht eine erbliche Neigung, auf bestimmte natürliche Stoffe der Umwelt allergisch zu reagieren. Die Wahrscheinlichkeit einer Allergie steigt, wenn Eltern oder Geschwister bereits von einer Allergie betroffen sind. Da es jedoch nur in 15 bis 20 Prozent der Fälle mit einer erblichen Disposition tatsächlich zu einem Ausbruch der Erkrankung kommt, scheinen auch bestimmte Umweltfaktoren eine wichtige Rolle zu spielen.

Die eigentliche Erkrankung tritt erst dann auf, wenn man mit der allergieauslösenden Substanz in Kontakt gekommen ist. Dabei verursacht der Erstkontakt normalerweise zunächst noch keine Symptome. Eine Reaktion der Abwehr findet dennoch statt: So bildet das Immunsystem etwa beim Heuschnupfen einen speziellen Abwehrstoff, das Immunglobulin E (IgE), wodurch der Körper »sensibilisiert« wird.

Bei einem erneuten Kontakt kommt es zu einer »überschießenden« Reaktion des Immunsystems. Die nunmehr vorhandenen Antikörper werden gegen die Allergene mobilisiert. Im Zusammenspiel mit bestimmten Abwehrzellen, den Mastzellen, werden verschiedene entzündungsauslösende Substanzen, vor allem Histamin, in die Blutbahn freigesetzt. Diese Substanzen rufen ein typisches Krankheitsbild hervor.

Typische Beschwerden

Beim Heuschnupfen, bei einer allergischen Bindehautentzündung oder einem allergischen Bronchialasthma (siehe Seite 153ff.) bleibt die allergische Reaktion im Wesentlichen auf einzelne Organe begrenzt. Hingegen ruft eine Überempfindlichkeit etwa auf einen Insektenstich oder auf die Einnahme eines speziellen Medikaments oft eine akute allergische Allgemeinreaktion hervor, die im ganzen Körper wirkt. Typische Beschwerden sind Juckreiz, Schwellungen von Haut und Schleimhäuten, Wassereinlagerungen im Gewebe (Ödeme) sowie Blutdruckabfall.

Eine sehr heftige Allgemeinreaktion kann zu einem lebensgefährlichen allergischen (anaphylaktischen) Schock führen. Hier kann es neben einem massiven Blutdruckabfall auch zu einer Kehlkopfschwellung oder einer Verkrampfung der Bronchien mit starker Atemnot, im Extremfall zu einem Atem- und Herzstillstand kommen.

Häufige Allergene

Die häufigsten Allergieauslöser bei kleineren Kindern sind Insektengifte (z.B. Biene, Wespe), bestimmte Nahrungsmittel (vor allem Kuhmilch, Hühnereiweiß, Fisch und Nüsse) sowie einige Medikamente (z.B. Penicillin). Aber auch Schimmelpilze, die winzigen, eiweißhaltigen Kotballen von Hausstaubmilben, die sich hauptsächlich in Bettmatratzen einnisten, oder Tierhaare kommen als Allergene in Frage. Die Symptome zeigen sich häufig erst im Schulalter. Bei älteren Schulkindern (ab etwa zehn Jahren) ruft eine Überempfindlichkeit gegen Pollen sehr häufig allergische Symptome hervor.

Typische Beschwerden

Typische Symptome des Heuschnupfens sind Juckreiz der Nase, Niesattacken, eine verstopfte Nase mit Fließschnupfen, bei dem klarer, flüssiger Schleim von selbst aus der Nase läuft und sich leicht ausschnäuzen lässt, sowie Kratzen im Hals. Wenn auch die Bindehaut des Auges in Mitleidenschaft gezogen ist, tränen und jucken die Augen, insbesondere die Augenwinkel. Zudem sind die Augen gerötet. Weitere häufige Begleiterscheinungen sind Abgeschlagenheit, Müdigkeit, mitunter auch Kopfschmerzen.

Wann zum Arzt?

Wenn Sie den Verdacht haben, dass Ihr Kind unter einer allergischen Rhinitis leidet, sollten Sie mit ihm sofort den Arzt aufsuchen. Das könnte verhindern, dass der Heuschnupfen in ein dauerhaftes Asthmaleiden übergeht.

Allergietests zur Erkennung von Allergien

Bei Verdacht auf ein allergisch ausgelöstes Krankheitsbild als Folge von Inhalationsallergenen stehen dem Arzt verschiedene Allergietests zur Verfügung. Damit kann er die Allergene identifizieren. Die Tests werden entweder an der Haut (z.B. Pricktest oder Intrakutantest) oder anhand des Blutes (z.B. RAST-Test) durchgeführt. Meistens wird die Diagnose auch mit einem so genannten Provokationstest gesichert.

Pricktest:
Hier werden mehrere Lösungen mit verschiedenen Allergieauslösern auf die Unterarme des Kindes aufgetragen. Dann sticht der Arzt mit einer Nadel durch jeden Tropfen oberflächlich in die Haut, so dass die Lösungen in die Haut eindringen. Zur Kontrolle dienen ein Tropfen Kochsalzlösung (Negativkontrolle) und ein Tropfen Histaminlösung (Positivkontrolle), die gleichzeitig aufgetragen werden. Nach etwa 20 Minuten kann man die Hautreaktion der eigentlichen Testsubstanzen mit den Hautreaktionen der Negativ- und Positivkontrolle vergleichen.

Intrakutantest:
Dieser erfolgt im Prinzip wie der Pricktest, nur werden die Testsubstanzen mit einer dünnen Nadel flach in die Haut (intrakutan) gespritzt.

RAST-Test (**R**adio-**A**llergo-**S**orbent-**T**est):
Für dieses Verfahren wird dem Kind zunächst Blut abgenommen. Das Blut wird anschließend im Labor auf Antikörper (IgE) untersucht, die sich gegen spezielle Antigene richten. Eine Allergie ist wahrscheinlich, wenn sich entsprechende Antikörper gehäuft im Blut nachweisen lassen.

Provokationstest:
Bei diesem Test wird dem Kind ein Nasenspray in die Nase gesprüht, das eine Allergenlösung enthält. Vor und nach dem Sprühen misst ein Gerät die Luftmenge, die durch die Nase zirkuliert. Bei einer Allergie schwillt die Nasenschleimhaut an und die Nasenatmung wird eingeschränkt.
Auf die gleiche Weise kann ein Provokationstest auch am Auge durchgeführt werden. Wenn eine Allergie vorliegt, rötet sich das Auge. Das zweite nicht behandelte Auge dient zur Kontrolle.
Ein Provokationstest ist häufig notwendig, da nicht alle bei den Hauttestungen »positiven« Allergene tatsächlich die Ursache der bestehenden Allergie sind.

Mögliche Risiken und Folgeschäden

Heuschnupfen, insbesondere, wenn er durch Pollen ausgelöst ist, wird nicht selten als Bagatellerkrankung betrachtet und bleibt zunächst oft unbehandelt. Dies kann jedoch fatale Folgen haben. Bei jedem dritten Betroffenen führt eine nicht behandelte Pollenallergie innerhalb der nächsten fünf bis 15 Jahre zu einer erhöhten Empfindlichkeit der unteren Atemwege auf Blütenpollen, und es kann schließlich ein allergisches Bronchialasthma entstehen (siehe Asthma bronchiale Seite 153).

Nichtmedikamentöse Behandlung

Die wichtigste Selbsthilfemaßnahme besteht darin, die allergieauslösende(n) Substanz(en) schnellstmöglich zu identifizieren und diese dann so gut wie möglich zu meiden.

Tipps bei einer Pollenallergie

- Waschen Sie Ihrem Kind abends die Haare, damit die Pollen nicht ins Bett getragen werden.
- Ihr Kind sollte sich nicht im Kinderzimmer ausziehen. Bewahren Sie seine Tageskleidung auch nicht in seinem Zimmer auf – es könnten Pollen daran haften.
- Trocknen Sie die Wäsche Ihres Kindes in der Pollenflugzeit nicht draußen.
- Schließen Sie während des Autofahrens die Fenster und schalten Sie die Belüftung aus, sofern kein spezieller Pollen-Luftfilter eingebaut ist. Schließen Sie auch abends zum Schlafen die Fenster.
- Wenn Sie in einer ländlichen Gegend wohnen, dann lassen Sie Ihr Kind während der frühen Morgenstunden möglichst nicht ins Freie. Am Abend ist die Pollenbelastung hier geringer.

Wohnen Sie dagegen in der Stadt, dann ist die Pollenbelastung am Abend besonders hoch. Es ist besser, wenn sich Ihr Kind während dieser Zeit im Haus aufhält.

- Achten Sie auf die Pollenflug-Vorhersagen im Radio, am Telefon oder im Internet.

Tipps bei einer Hausstaub- bzw. Milbenallergie

- Da die meisten Milben im Bett leben, sollten Sie unbedingt Matratze, Kissen und Decke Ihres Kindes mit atmungsaktiven, aber milbendichten Spezialüberzügen, die Sie in der Apotheke erhalten, beziehen. Die normale Bettwäsche ziehen Sie darüber.
- Halten Sie das Zimmer Ihres Kindes zumindest in der Nacht möglichst kühl und trocken. Empfohlen werden unter 19 Grad Celsius und maximal 55 Prozent Luftfeuchtigkeit.
- Verzichten Sie möglichst auf Staubfänger im Wohnbereich wie zum Beispiel Teppiche, Gardinen, Polstermöbel etc.
- Lüften Sie mehrmals am Tag.
- Für kleinere Kinder sind waschbare Kuscheltiere besser geeignet als Fell- und Plüschtiere.
- Verzichten Sie auf Zimmerpflanzen. Wischen Sie in der Wohnung regelmäßig Staub mit einem feuchten Tuch. Verwenden Sie nur Staubsauger mit einem speziellen Mikrofilter.

Tipps bei einer Allergie gegen Tierhaare und Schimmelpilze

Egal, ob Ihr Kind unter einer Allergie gegen Tierhaare oder Schimmelpilze leidet: Mit beiden allergieauslösenden Stoffen sollte Ihr Kind möglichst nicht (mehr) in Berührung kommen. Dies fällt bestimmt besonders schwer, wenn auf das geliebte Haustier verzichtet werden muss, doch sollte die Gesundheit Ihres Kindes Vorrang haben.

• Entfernen Sie den Schimmelpilz aus den Wohnräumen, z.B. an den Wänden, hinter Schränken, unter Bodenbelägen oder an einem Duschvorhang.

• Achten Sie auf schimmelige Blumenerde und beseitigen Sie verschimmelte Speisen rasch.

• Häufiges Lüften beugt einem Schimmelpilzbefall in den Wohnräumen vor.

• Trocknen Sie Wäsche nicht in der Wohnung. Die Schimmelpilze vermehren sich durch Feuchtigkeit besonders gut.

Behandlung mit Medikamenten

Heuschnupfen kann nicht geheilt werden. Dennoch sollte auch bei weniger ausgeprägten Symptomen frühzeitig eine medikamentöse Behandlung eingeleitet werden. Dabei zielt eine Therapie mit Medikamenten nicht nur auf eine Linderung der lästigen Symptome, sondern auch auf eine Milderung der Entzündung ab. Nur so lässt sich weitgehend verhindern, dass die Entzündung auf die Schleimhäute der Bronchien übergreift und ein »Etagenwechsel« von den oberen (Nase) auf die unteren Atemwegsorgane (Bronchien) stattfindet.

Die medikamentöse Behandlung richtet sich zunächst nach der Schwere der Symptome. Welche Substanz für ein Kind, das unter Heuschnupfen leidet, geeignet ist, sollten die Eltern grundsätzlich mit dem behandelnden Arzt abklären.

Welche Medikamente sind am wirksamsten und am sichersten?

Prinzipiell muss unterschieden werden zwischen Wirkstoffen, die vor allem zur Vorbeugung herangezogen werden, und solchen Substanzen, die sich im Akutfall bewährt haben. Zur ersten Gruppe gehören die beiden Wirkstoffe Cromoglicinsäure und Nedocromil. Sie erreichen ihr Wirkungsmaximum erst nach zwei bis drei Wochen und werden am besten etwa zwei Wochen vor Beginn der Pollensaison in Form eines Nasensprays regelmäßig verabreicht.

Erst wenn die Symptome mit der vorbeugenden Anwendung von Cromoglicinsäure und Nedocromil nicht (mehr) ausreichend kontrolliert werden können, sollte als nächster Behandlungsschritt die Gabe von Antihistaminika erfolgen. Dabei können die

Diese prophylaktische Behandlung mit Cromoglicinsäure und Nedocromil ist für Kinder besonders gut geeignet.
Zum einen ist die Gefahr unerwünschter Nebenwirkungen im Vergleich zu den Antihistaminika oder kortisonhaltigen Präparaten geringer, zum anderen reichen die insgesamt schwächer wirksamen Substanzen gerade bei jüngeren Kindern, bei denen das allergisch bedingte Beschwerdebild oft noch nicht voll ausgeprägt ist, vielfach aus, um die Symptome deutlich zu mildern oder die allergische Reaktion sogar ganz zu unterdrücken.

Mittel örtlich angewandt oder in Form von Tabletten eingenommen werden.
Ergänzend können abschwellende Nasensprays oder Nasentropfen eingesetzt werden. Sie lindern rasch Beschwerden wie eine »verstopfte« Nase oder Fließschnupfen. Bei stärkeren Beschwerden sind Kortisonpräparate als Nasentropfen oder Nasensprays Mittel der Wahl.
Eine Therapie mit Kortison in Tablettenform oder als Spritzen wird bei Kindern nur in absoluten Ausnahmefällen durchgeführt. Meist besteht dann neben dem Heuschnupfen ein schweres Asthma bronchiale (siehe Seite 153).
Eine allergische Bindehautentzündung wird ebenfalls zunächst mit den vorbeugend wirksamen Substanzen Cromoglicinsäure oder Nedocromil behandelt. Auch Antihistaminika können als Augentropfen den Beschwerden einer allergischen Bindehautentzündung entgegenwirken. Die rein symptomatisch wirksamen Sympathomimetika werden ebenfalls häufig bei allergischer Konjunktivitis verabreicht. Sie sind zwar auch gut wirksam, haben aber eine Reihe von Nebenwirkungen. Auch kortisonhaltige Augentropfen können die Symptome lindern, sie sollten wegen ihrer Nebenwirkungen jedoch weniger bei einer allergischen Bindehautentzündung als vielmehr bei entzündlichen Prozessen an der Regenbogenhaut oder anderen Erkrankungen eingesetzt werden.

Vorbeugend wirksame Mittel gegen Heuschnupfen mit lokaler Wirkung (Mastzellen-Stabilisatoren bzw. Degranulationshemmer)

Wirkstoffe	Medikamentenbeispiele	Darreichungsformen
Cromoglicinsäure	Cromohexal® Nasenspray (D), Cromo pur® von ct Nasenspray (D), Vividrin® Nasenspray (D), Lomusol® (A), duracroman® Nasenspray (D), Cromodyn® (CH)	Nasenspray
Nedocromil	Irtan Nasenspray® (D), Tilarin® (A, CH)	Nasenspray

Der genaue Wirkmechanismus der Mastzellen-Stabilisatoren oder Degranulationshemmer ist noch nicht genau bekannt. Vermutlich stabilisieren die Wirkstoffe die Zellwand der Mastzellen und verhindern auf diese Weise, dass Histamin und andere entzündungsfördernde Substanzen freigesetzt werden. Diese Substanzen verursachen im

Wesentlichen die allergische Reaktion. Gegen Histamin, das schon seine volle Wirkung entfaltet hat, helfen die beiden Mastzellen-Stabilsatoren allerdings nicht mehr. Bislang werden Cromoglicinsäure und Nedocromil zur Behandlung von Heuschnupfen und allergischer Bindehautentzündung nur lokal in Form von Nasensprays oder Augentropfen eingesetzt.

Anwendung

Sofern der Arzt keine andere Dosierung empfohlen hat, werden bei allen Nasensprays viermal bis maximal achtmal täglich ein Hub (Sprühstoß) in jedes Nasenloch gesprüht.

Unerwünschte Wirkungen

- Relativ häufig können Brennen und Reizungen der Nasenschleimhaut, Kopfschmerzen sowie Geschmacksstörungen vorkommen.
- In seltenen Fällen kann vor allem Cromoglicinsäure allergische Reaktionen (z.B. Quincke-Ödem, Gelenkschmerzen, Zungenschwellungen) verursachen, die im Extremfall sogar zu einem allergischen Schock führen. Dann muss das Mittel sofort abgesetzt werden.

Gegenanzeigen und Wechselwirkungen

- Nicht angewendet werden dürfen cromoglicinsäurehaltige und nedocromilhaltige Präprarate, wenn eine Überempfindlichkeit gegenüber den Wirkstoffen oder Hilfsstoffen bekannt ist.
- Nedocromil Nasenspray sollte Kindern unter zwölf Jahren wegen mangelnden Erfahrungen nicht verabreicht werden.

Bewertung

Cromoglicinsäure und Nedocromil werden zur Vorbeugung von allergischen Reaktionen am Auge bzw. an der Nasenschleimhaut eingesetzt. Ihre Wirkung ist inzwischen ausreichend belegt.

Für Nedocromil stehen Langzeitstudien noch aus, da der Wirkstoff im Unterschied zur Cromoglicinsäure erst seit einigen Jahren zugelassen ist. Auch scheint die Gefahr von unerwünschten Wirkungen bei beiden Substanzen relativ gering zu sein, weshalb sie sich gerade für die prophylaktische Therapie bei Kindern anbietet.

> *Wenn die beiden Wirkstoffe rechtzeitig, das heißt mindestens zwei Wochen vor der Pollensaison, angewendet werden, ist im Idealfall eine nachfolgende Behandlung mit Sympathomimetika oder kortisonhaltigen Nasentropfen bzw. mit Antihistaminika überflüssig.*

Lokal in der Nase wirksame Antihistaminika

Wirkstoffe	Präparatebeispiele	Darreichungsformen
Azelastin	Allergodil® Nasenspray gegen Heuschnupfen (A, CH, D)	Nasenspray
Levocabastin	Livocab® Nasenspray (D), Livostin® (A, CH)	Nasenspray

Antihistaminika in Tablettenform

Weniger müde machende Antihistaminika

Wirkstoffe	Präparatebeispiele	Darreichungsformen
Azelastin	Allergodil® (A, CH, D)	Tabletten
Cetirizin	Alerid® (D), Zyrtec® (A, CH, D)	Tropfen, Saft, Filmtabletten
Loratadin	Clarityn® (A), Loratyn® (A), Loratadin-ratiopharm® (D), Lisino® (D), Claritine® (CH), Lorano® (D)	Saft, Tabletten, Brausetabletten
Fexofenadin	Telfast® (A, CH, D)	Filmtabletten
Mizolastin	Mizollen® (A, CH, D), Zolim® (D)	Filmtabletten
Terfenadin	Hisfedin® (D), Terfenadin-ratiopharm® (D), Triludan® (A)	Saft, Tabletten

Stärker müde machende Antihistaminika

Wirkstoffe	Präparatebeispiele	Darreichungsformen
Dimetinden	Fenistil® (A, CH, D)	Dragees, Tropfen, Sirup

Antihistaminika binden im Organismus an die Histaminrezeptoren und verdrängen damit den von den Mastzellen freigesetzten Botenstoff Histamin, der letztlich die Symptome verursacht. Auf diese Weise wird die Wirkung von Histamin aufgehoben und die Beschwerden lassen nach.

Anwendung

Nasenspray:

Die lokal in der Nase wirksamen Antihistaminika Azelastin und Levocabastin werden zweimal täglich angewandt, pro Nasenloch ein bis zwei Hübe. Nach Absprache mit dem Arzt kann bei Levocabastin die Dosis auf bis zu viermal täglich gesteigert werden. Azelastin als Nasenspray sollte nicht länger als sechs Monate eingesetzt werden.

Antihistaminika in Tablettenform:

Im Allgemeinen werden die weniger müde machenden Antihistaminika einmal am Tag morgens und die müde machenden Antihistaminika bis zu dreimal am Tag verabreicht. Saft, Tropfen, Tabletten und Brausetabletten sollten laut Angaben auf der Pa-

ckungsbeilage, am besten jedoch gemäß den genauen Dosierungsangaben des behandelnden Arztes eingenommen werden.
Im Folgenden werden die Dosisempfehlungen für drei häufig eingesetzte Antihistaminika zum Einnehmen angegeben:

Cetirizin

Alter/Gewicht des Kindes	Tagesdosis
1–12 Jahre, unter 30 kg	10 Tropfen, 1 Messbecher Saft (entsprechend 5 mg)
2–12 Jahre, unter 30 kg	1/2 Tablette (5 mg)
1–12 Jahre, über 30 kg	20 Tropfen, 2 Messbecher (entsprechend 10 mg)
2–12 Jahre	1 Tablette (entsprechend 10 mg)
über 12 Jahre	10 mg (in 20 Tropfen, 2 Messbecher, 1 Tablette)

Loratadin

Alter/Gewicht des Kindes	Tagesdosis
2–12 Jahre, unter 30 kg	5 mg (entspricht zumeist 1/2 Tablette, 1 Messlöffel oder 1/2 Brausetablette)
2–12 Jahre, über 30 kg	10 mg (entspricht zumeist 1 Tablette, 2 Messlöffel oder 1 Brausetablette)
über 12 Jahre	10 mg (1 Tablette, 2 Messlöffel oder 1 Brausetablette)

Dimetinden

Alter des Kindes	Tagesdosis
1–8 Jahre	3x 0,5–0,75 mg
9–14 Jahre	3x 1,0 mg
über 14 Jahre	3x 1–2 mg

Unerwünschte Wirkungen

Nasensprays, die Antihistaminika enthalten, rufen eher örtliche und im Vergleich zu Tabletten auch weniger Nebenwirkungen hervor. Allerdings gilt dies nur für den kurzfristigen Einsatz. Bei längerer Anwendung scheinen die Nebenwirkungen von Nasensprays nicht geringer zu sein als die von Tabletten.

- Besonders azelastinhaltiges Nasenspray ruft häufig Juckreiz oder Brennen in der Nase hervor, daneben können auch Nasenbluten und Mundtrockenheit auftreten. In bis zu 20 Prozent aller Fälle klagen die Anwender über einen unangenehmen, bitteren Geschmack, der bei empfindlichen Personen mitunter leichte Übelkeit auslöst.

• Sowohl Azelastin als auch Levocabastin können Kopfschmerzen, Müdigkeit, Benommenheit und Schwindel hervorrufen.
• Antihistaminikahaltige Nasensprays können in seltenen Fällen auch zu einer Verengung der Bronchien und damit zu Atemnot führen.
• Beide Substanzen können allergische Reaktionen verursachen. Diese Nebenwirkung soll bei lokaler Anwendung deutlich häufiger vorkommen als bei der Einnahme von Tabletten.
• Bei längerer Anwendung der Nasensprays können außerdem auch alle für Antihistaminika in Tablettenform typischen Nebenwirkungen auftreten.
• Die häufigste Nebenwirkung von Antihistaminika in Tablettenform ist die Müdigkeit. Sie tritt besonders bei den älteren Substanzen wie Dimetinden auf. (Anmerkung: Die Substanzen Clemastin und Hydroxycin sind nicht zur Behandlung des Heuschnupfens zugelassen.)
Aber auch die neueren Substanzen können müde machen, insbesondere wenn sie in hoher Dosis eingenommen werden. Gerade bei Kindern kann aber auch eine umgekehrte, paradoxe Wirkung eintreten. Dann machen die Mittel nicht müde, sondern können Erregungszustände und Schlafstörungen hervorrufen.
• Weitere mögliche neurologische Nebenwirkungen der Antihistaminika sind Koordinationsstörungen, ein eingeschränktes Reaktionsvermögen, Schwindel und Kopfschmerzen. Bei jüngeren Kindern sind bereits bei leichter Überdosierung Unruhe, Erregungszustände, Halluzinationen und sogar Krampfanfälle möglich.
• Antihistaminika können gelegentlich auch zu Mundtrockenheit, Übelkeit und Erbrechen, Appetitveränderungen, Gewichtszunahme, Blasenentleerungsstörungen, Durchfall und Verstopfung führen.
• Antihistaminika können Augentrockenheit und Sehstörungen verursachen. Bei Kindern, die hierzu neigen, können sie einen grünen Star auslösen.

Vor allem das Antihistaminikum Terfenadin kann zu gefährlichem Herzrasen führen, das in Kammerflimmern übergehen und tödlich enden kann. Die Substanz Astemizol ist wegen dieser Nebenwirkung vom Markt genommen worden. Auch hoch dosierte Terfenadin-Präparate dürfen deshalb nicht mehr vertrieben werden. Dennoch ist die Gefahr nicht gebannt, da eine versehentliche Überdosierung immer möglich ist. Außerdem kann sich die Substanz im Körper anhäufen, wenn ihr Abbau in der Leber durch Wechselwirkungen mit anderen Medikamenten verzögert wird.
Es ist bisher nicht sicher geklärt, ob auch andere neuere Antihistaminika diese Nebenwirkung haben können.

• Obwohl Antihistaminika eigentlich allergisch bedingte Symptome lindern sollen, können sie selbst auch allergische Reaktionen bis hin zum allergischen Schock verursachen.
• Antihistaminika können außerdem auch den Blutdruck steigern oder senken und in seltenen Fällen Herzrhythmusstörungen auslösen.
• Bei einigen Antihistaminika, die als Tropfen oder Saft angeboten werden, können die darin enthaltenen Hilfsstoffe eine Paragruppenallergie auslösen. Das bedeutet, dass der Betroffene dann auch auf ähnliche Stoffe allergisch reagiert.

Gegenanzeigen und Wechselwirkungen

• Antihistaminika dürfen Säuglingen und Kindern unter einem Jahr generell nicht verabreicht werden. Weitere Altersbeschränkungen sind:
Loratadin und Cetirizin nicht unter zwei Jahren,
Dimetinden in Drageeform nicht unter drei Jahren,
Azelastin und Terfenadin-Tabletten nicht unter sechs Jahren,
Fexofenadin und Mizolastin nicht unter zwölf Jahren,
Lisino®S Tabletten nicht unter sechs Jahren.

Antihistaminika – für Kinder unter sechs Jahren nur in Ausnahmefällen!
Auch wenn laut Hersteller einige Präparate bereits im Alter von ein oder zwei Jahren gegeben werden dürfen, sollte der Einsatz von Antihistaminika bei Kindern unter sechs Jahren gut überlegt sein. Sie sollten wirklich nur dann verabreicht werden, wenn aus ärztlicher Sicht eine Behandlung mit Antihistaminika unbedingt notwendig ist. Schon eine geringe Überdosis kann gerade bei jüngeren Kindern zu Krampfanfällen, Halluzinationen und anderen schweren Erregungszuständen führen. Achten Sie darauf, die verordnete Dosierung exakt einzuhalten. Brechen Sie die Behandlung umgehend ab, wenn eines der genannten Symptome auftritt.

• Für alle aufgeführten Wirkstoffe gilt, dass sie nicht angewandt werden dürfen, wenn eine Allergie gegen eine der Substanzen bekannt ist.
• Ebenfalls dürfen Antihistaminika nicht eingenommen werden, wenn eine Blasenentleerungsstörung, eine bestimmte Form des grünen Stars (Engwinkelglaukom), eine Herzkrankheit, eine Schilddrüsenüberfunktion oder ein Bluthochdruck vorliegt.
• Werden Antihistaminika zusammen mit Alkohol oder Medikamenten eingenommen, die ebenfalls eine dämpfende Wirkung auf das zentrale Nervensystem haben, kann sich dieser Effekt verstärken. Dazu gehören vor allem Beruhigungs- und Schlafmittel.

• Ebenso kann die Wirkung anderer Arzneimittel, wie z.B. Anticholinergika, codeinhaltige Hustenmitteln, Betarezeptorenblocker oder Antidepressiva durch Antihistaminika (und umgekehrt) ungünstig beeinflusst werden.
• Terfenadin und Mizolastin dürfen nicht gleichzeitig mit bestimmten Antibiotika (z.B. Erythromycin) sowie bestimmten Pilzmitteln (z.B. Ketoconazol) eingenommen werden. Diese Mittel erhöhen den Antihistaminika-Blutspiegel und damit die Gefahr von Nebenwirkungen. Besonders bei Terfenadin könnte dies zu lebensbedrohlichen Herzrhythmusstörungen führen.
• Bei stark eingeschränkter Leberfunktion dürfen Loratadin, Mizolastin, Fexofenadin und Terfenadin nicht bzw. nur mit äußerster Vorsicht unter ärztlicher Überwachung gegeben werden.
• Ebenso dürfen Cetirizin und Fexofenadin nicht gegeben werden, wenn eine schwere Nierenerkrankung besteht.
• Des Weiteren darf Mizolastin nicht zum Einsatz kommen, wenn eine Herzerkrankung oder Herzrhythmusstörungen sowie Störungen im Elektrolythaushalt, insbesondere Kaliummangel, vorliegen.
• Terfenadin darf außerdem nicht angewandt werden, wenn das Kind unter Asthma bronchiale, Schuppenflechte, Kaliummangel oder an einer Herzkrankheit leidet.
• Kinder unter drei Jahren sollten Levocabastin nicht verabreicht bekommen. Da Levocabastin über die Nieren ausgeschieden wird, sollten Kinder mit einer Niereninsuffizienz kein Levocabastin erhalten.

Bewertung

Generell gilt: Bei Kindern wie auch bei Erwachsenen haben sich Antihistaminika in Tabletten-, Saft- oder Tropfenform als schneller und nachhaltiger wirksam erwiesen als die lokal wirkenden Antihistaminika-Nasensprays. Für eine innerliche Einnahme von Antihistaminika spricht auch, dass die lokal wirksamen Antihistaminika ähnliche Nebenwirkungen wie die Tabletten hervorrufen können. Das gilt vor allem bei einer längerfristigen Anwendung. Schließlich haben Antihistaminika in Tablettenform den Vorteil, dass sie sowohl allergische Reaktionen am Auge als auch an der Nasenschleimhaut bekämpfen. Auf diese Weise erübrigt sich die gleichzeitige Anwendung von zwei lokal wirksamen Medikamenten.

Gerade bei Heuschnupfen, dessen Symptome überwiegend am Tag auftreten, erscheint es sinnvoll, auf die wenig müde machenden Antihistaminika der neuen Generation zurückzugreifen. Sie beeinträchtigen die Leistungsfähigkeit im Allgemeinen nicht oder nur wenig. Müde machende Antihistaminika empfehlen sich vor allem dann, wenn das Kind wegen der Symptome unter Einschlafstörungen leidet. Hier kann die beruhigende Wirkung der Mittel zusätzlich zur Milderung der Beschwerden dazu beitragen, dass das Kind leichter in den Schlaf findet.

Inzwischen liegen auch die ersten aussagekräftigen Studien über die Wirkungen und Nebenwirkungen der neueren, nicht müde machenden Antihistaminika vor. Danach können sie als sicher wirksam und als im Allgemeinen gut verträglich eingestuft werden. Zu bedenken ist jedoch, dass bislang noch keine Erkenntnisse über eine Langzeitanwendung vorliegen.

Im Übrigen ergaben die bislang durchgeführten vergleichenden Studien, dass Cetirizin die Heuschnupfensymptome offenbar besonders rasch und effektiv lindert. Allerdings rief die Einnahme des Wirkstoffs im Vergleich zu anderen Substanzen auch häufiger Müdigkeit und eine nicht erwünschte Einschränkung des Reaktionsvermögens hervor.

Beachten Sie, dass der Wirkstoff Terfenadin auch in geringerer Dosierung zu lebensbedrohlichen Herzrhythmusstörungen führen kann. Deshalb sollten terfenadinhaltige Präparate Kindern möglichst nicht verabreicht werden. Nach neuesten Erkenntnissen scheint diese Gefahr dagegen bei den Substanzen Fexofenadin und Loratadin eher gering zu sein.

Insgesamt gesehen, scheinen die neuen Antihistaminika der Effektivität der älteren und stärker müde machenden Präparate weitgehend zu entsprechen. Für die älteren Wirkstoffe spricht jedoch, dass sie, wie z.B. Dimetinden, über Jahre hinweg geprüft wurden und auch für Kinder als relativ sicher gelten.

Abschwellende Nasentropfen (Sympathomimetika)

Wirkstoff	Präparatebeispiele	Darreichungsformen
Naphazolin	Coldan® (A), Rhinex® K Nasenspray (D), Rhinex S® Nasentropfen für Säuglinge (D), Piniol Nasenspray® (D)	Nasentropfen, -spray
Oxymetazolin	Nasivin® (A, CH, D), Nasivin Sanft® (D), Wick® Sinex Lösung (D), Wick Nisex® Nasenspray (A), Vicks Sinex® (CH)	Nasentropfen, -spray, -gel
Tetryzolin	Tetrilin® K (D), Rhinopront® (D), Rhinopront Top® (CH), Tyzine® (D)	Nasentropfen, -spray
Tramazolin	Ellatun 1/2® (D) Ellatun N® (D), Rhinospray® (D)	Nasentropfen, -spray
Xylometazolin	Olynth® (CH, D), Otriven® gegen Schnupfen (D), Otrivin® (A, CH), Nasengel/Spray/Tropfen-ratiopharm® (D), Nasengel/Spray/Tropfen AL® (D), Imidin® K (D), Imidin N® (D), Nasan® (D), Nasben® (CH), Schnupfen Endrine® (D)	Nasentropfen, -spray, -gel

Nähere Informationen zu den Wirkungsweisen, zur Anwendung, zu unerwünschten Wirkungen, Gegenanzeigen und Wechselwirkungen sowie eine ausführliche Bewertung der oben genannten Substanzen finden Sie unter Erkältung/Grippaler Infekt (ab Seite 36).

Bewertung
Die Anwendung der abschwellenden Nasentropfen bei Heuschnupfen ist oft überflüssig, zumal wenn gleichzeitig Antihistaminika verabreicht werden. Generell sollten Sie bei Kindern mit abschwellenden Nasentropfen besonders zurückhaltend umgehen. Wenn überhaupt, dann geben Sie diese nur kurzzeitig. Der abschwellende Effekt kann bei längerfristiger Anwendung zu einer Mangeldurchblutung und Schädigung der Nasenschleimhaut führen (siehe auch Erkältung ab Seite 36).

Lokale Kortisonpräparate für die Nasenschleimhaut

Einzelwirkstoffe

Wirkstoffe	Präparatebeispiele	Darreichungsformen
Beclometason	Beclomet Nasal Aqua Orion® (D), Beconase Aquosum® (D), Beconasol® (CH)	Nasenspray
Budesonid	Pulmicort® Topinasal (D), Rhinocort® (CH), Rhinocortol® (A)	Nasenspray
Flunisolid	Syntaris® (D, CH)	Nasenspray
Fluticason	Flixonase® (A), Flutide Nasal® (D), Flutinase® (CH)	Nasenspray
Mometason	Nasonex® (D)	Nasenspray
Triamcinolon	Nasacort® (A, CH, D)	Nasenspray
Dexamethason	Dexa Rhinospray® M Mono (D)	Spray

Anwendung
Je nach ärztlicher Empfehlung bzw. nach den Angaben auf der Packungsbeilage werden meist zweimal täglich ein bis zwei Hübe in jedes Nasenloch gesprüht.

TIPP: Vermeiden Sie unbedingt, die Nasenscheidewand direkt anzusprühen. Sprühen Sie am besten mit der linken Hand in das rechte Nasenloch und umgekehrt mit der rechten Hand in das linke Nasenloch. So wird jeweils nur die seitliche Nasenwand angesprüht.

Unerwünschte Wirkungen
- Bei glukokortikoidhaltigen Nasensprays kommt es relativ häufig zu örtlichen Reizungen, wie Brennen oder Stechen im Nasen-Rachenraum, Nasentrockenheit, Geruchs- und Geschmacksstörungen, sowie Nasenbluten.
- Vor allem bei längerfristiger Anwendung kann es zu einer Krustenbildung sowie Schädigung und Zerstörung der Nasenschleimhaut kommen. Gerade deshalb sollte die Anwendung so kurz wie möglich andauern.
- Ebenso können Halsschmerzen, Verkrampfungen der Bronchien sowie Asthma bronchiale entstehen.

- Da die Wirkstoffe in gewissem Umfang ins Blut gelangen, können besonders bei längerer Anwendung und (zu) hoher Dosierung von dexamethasonhaltigen Nasensprays die gleichen Nebenwirkungen wie bei Einnahme von Glukokortikoiden in Tablettenform auftreten (siehe Asthma bronchiale, Seite 171ff.).
- Bei längerer Anwendung kann es zum Befall des Nasen-Rachen-Raums mit Hefepilzen kommen. Weiterhin können die Mittel allergische Reaktionen auslösen.

Gegenanzeigen und Wechselwirkungen

- Außer Fluticason, das schon bei Kindern ab vier Jahren verordnet werden kann, dürfen alle anderen Glukokortikoide für die Nase Kindern unter fünf bzw. sechs Jahren nicht gegeben werden. Generell sollte eine Kortisonbehandlung bei Kindern unter zwölf Jahren nur in Ausnahmefällen bzw. nur dann erfolgen, wenn der Arzt es für dringend notwendig hält.
- Bei Atemwegsinfektionen, der Neigung zu Nasenbluten sowie bei einer Nasenverletzung oder Nasenoperation sollten die Wirkstoffe nicht eingesetzt werden.
- Ebenso verbieten sich die glukokortikoidhaltigen Präparate, wenn eine bekannte Überempfindlichkeit gegen einen der Wirkstoffe oder Hilfsstoffe besteht.

Bewertung

Glukokortikoide kommen in der Regel zum Einsatz, wenn alle anderen oben aufgeführten Therapiemaßnahmen die Beschwerden nicht mehr ausreichend lindern können. In der Regel unterdrücken sie die Symptome eines Heuschnupfens besonders effektiv. Weil sie nicht sofort, sondern erst nach zwölf Stunden wirken, sollte die Behandlung möglichst ein paar Tage vor Beginn des Pollenflugs beginnen.
Trotz der sicheren Wirksamkeit ist angesichts möglicher Nebenwirkungen Vorsicht im Umgang mit den kortisonhaltigen Präparaten geboten.
Auf jeden Fall sollten möglichst nur Wirkstoffe zum Einsatz kommen, die in geringen Mengen vom Organismus aufgenommen und relativ schnell wieder über die Leber abgebaut werden, so z.B. Budenosid, Beclometason, Flunisolid oder Fluticason. Im Vergleich dazu entfaltet Dexamethason eine sehr viel stärkere Wirkung zum Beispiel auf das Zentralnervensystem oder den Eiweißstoffwechsel und wird zudem langsamer abgebaut.
Folglich ist auch die Gefahr unerwünschter Wirkungen unter der Behandlung mit dexamethasonhaltigen Präparaten größer. Wenn möglich sollte auf Dexamethason zur Behandlung eines Heuschnupfens verzichtet werden.
Für alle kortisonhaltigen Präparate gilt: Sie sollten einem Kind, wenn überhaupt, nur für eine kurzzeitige Behandlung gegeben werden und auch nur dann, wenn der Arzt

dies angesichts eines ausgeprägten Beschwerdebilds für vertretbar hält oder als einzig wirksame Alternative erachtet.

Homöopathika

Wirkstoffe	Präparatebeispiele	Darreichungsformen
Luffa operculata D4, Galphimia glauca D3, Cardiospermum D3	Heuschnupfenmittel DHU® (D)	Tabletten, Tropfen

Homöopathische Mittel sollen ebenfalls bei Beschwerden einer allergischen Rhinitis und Konjunktivitis wirksam sein.

Anwendung

Tabletten soll man eine halbe Stunde vor oder nach dem Essen langsam im Mund zergehen lassen; Tropfen können einzeln oder mit etwas Flüssigkeit eingenommen werden. Dabei sollten die Tropfen (fünf bis zehn Tropfen) oder Tabletten bis zu zwölfmal täglich im Akutstadium und später dreimal täglich eingenommen werden.

Unerwünschte Wirkungen

Es sind keine unerwünschten Wirkungen bekannt.

Wechselwirkungen und Gegenanzeigen

- Die Tropfen dürfen Kindern nicht unter zwölf Jahren, die Tabletten nicht Säuglingen und Kleinkindern verabreicht werden, da bislang noch keine ausreichenden Erfahrungen vorliegen.
- Bei einer Laktoseunverträglichkeit dürfen die Tabletten nicht gegeben werden, da sie Laktose enthalten.

Bewertung

Da die Wirksamkeit des homöopathischen Kombinationspräparats nicht hinreichend belegt ist, ist eine Behandlung mit diesen Mitteln derzeit nicht zu empfehlen.

Lokal wirksame Augentropfen gegen eine allergisch bedingte Bindehautentzündung

Zur Behandlung einer allergischen Reaktion der Bindehaut des Auges stehen analog zu den örtlich wirkenden Nasensprays spezielle Augentropfen zur Verfügung. Es gibt sie als lokal wirksame Antihistaminika; mit Wirkstoffen, welche die Mastzellen stabilisieren und vorbeugend wirken und schließlich welche, die Wirkstoffkombinationen aus Antihistaminika und Sympathomimetika enthalten.

Die Wirkstoffe der verschiedenen Augentropfen sind im Wesentlichen identisch mit denen der Nasensprays und basieren folglich auf den gleichen Wirkprinzipien. Lediglich der relativ neu eingeführte Wirkstoff Lodoxamid, der als Mastzellen-Stabilisator ebenfalls zur Vorbeugung einer allergischen Reaktion eingesetzt wird, ist zurzeit nur in Form von Augentropfen erhältlich.

Örtlich vorbeugend wirksame Augentropfen

Wirkstoffe	Präparatebeispiele	Darreichungsformen
Cromoglicinsäure	Allergo-COMOD® Augentropfen (D), Allergocrom® Augentropfen (D), Vividrin® Augentropfen (CH, D), Cromohexal® Augentropfen (D), Cromo-ratiopharm® Augentropfen (D), Crom-Ophtal® (D), Lomusol® (A), Cromosol ophta® (CH), Opticrom® (CH)	Augentropfen
Lodoxamid	Alomide® (CH, D)	Augentropfen
Nedocromil	Irtan® (A, D), Tilavist® (A, CH)	Augentropfen

Lokal wirksame Antihistaminika

Wirkstoffe	Präparatebeispiele	Darreichungsformen
Azelastin	Allergodil® (A, D)	Augentropfen
Levocabastin	Livocab® (D), Livostin (A, CH)	Augentropfen
Emedastin	Emadine® (A, CH, D)	Augentropfen

Kombinationen von Antihistaminika und Sympathomimetika

Wirkstoffe	Präparatebeispiele	Darreichungsformen
Antazolin, Tetryzolin	Allergopos® N (D), Spersallerg® (D)	Augentropfen
Naphazolin, Pheniramin	Konjunktival Thilo® (D)	Augentropfen

Lodoxamid ähnelt in seiner chemischen Zusammensetzung der Cromoglicinsäure. Weitere Infomationen zur Wirkweise: vorbeugend wirksamer Stoffe sowie lokal wirksamer Antihisterminika finden Sie auf den Seiten 138 und 140.

Anwendung

Von den Augentropfen werden, sofern nicht anders vom Arzt verordnet, mehrmals täglich jeweils ein bis zwei Tropfen in den Bindehautsack eines Auges geträufelt.

Unerwünschte Wirkungen

Alle Antihistaminika und Mastzellen-Stabilisatoren in Form von Augentropfen können gelegentlich lokale Reizerscheinungen am Auge wie z.B. Augentrockenheit infolge einer verminderten Tränenproduktion, Augenbrennen, Augenrötung, Juckreiz, Fremdkörpergefühl und Bindehautschwellungen, mitunter auch kurzzeitige Sehstörungen wie verschwommenes Sehen hervorrufen. Zu den speziellen Nebenwirkungen siehe auch die lokal wirksamen Antihistaminika bzw. Mastzellen-Stabilisatoren in Form von Nasensprays (Seite 140).

Gegenanzeigen und Wechselwirkungen

- Bei einer allergischen Bindehautentzündung, die saisonal auftritt, dürfen azelastinhaltige Augenmittel Kindern nicht unter vier Jahren, bei einer ganzjährig auftretenden allergischen Bindehautentzündung Kindern nicht unter zwölf Jahren verabreicht werden.
- Emadine und Antazolin dürfen Kindern unter drei Jahren nicht gegeben werden.
- Nedocromil darf Kindern unter sechs Jahren nicht gegeben werden.
- Aufgrund mangelnder Erfahrung darf Lodoxamid Kindern unter vier Jahren nicht verabreicht werden.
- Besteht eine bekannte Überempfindlichkeit gegen einen der Wirkstoffe oder einen in den Präparaten enthaltenen Hilfsstoff, darf das Präparat nicht verabreicht werden.
- Während der Behandlung mit antiallergisch wirksamen Augentropfen sollten keine weichen Kontaktlinsen getragen werden.

Weitere Informationen zu Gegenanzeigen und Wechselwirkungen sowie eine genaue Bewertung der oben genannten Substanzen finden Sie bei den lokal wirksamen Antihistaminika und Mastzellen-Stabilisatoren in Form von Nasensprays (Seite 140).

Lokal am Auge eingesetzte Sympathomimetika

Einzelwirkstoffe

Wirkstoffe	Präparatebeispiele	Darreichungsformen
Xylometazolin	Otriven® Augentropfen (D)	Augentropfen
Tetryzolin	Berberil® N (D), Ophtalmin-N® (D), Visine® (CH), Yxin® (D)	Augentropfen
Naphazolin	Aconex® (A), Albalon Liquifilm® (CH), Proculin® (D)	Augentropfen
Tramazolin	Biciron® (D)	Augentropfen

Kombinationen

Wirkstoffe	Präparatebeispiele	Darreichungsformen
Oxedrin, Hydrastinin	Dacrin® (D)	Augentropfen

Die genannten Wirkstoffe aus der Gruppe der Sympathomimetika sind identisch mit denen der Nasensprays und basieren folglich auf den gleichen Wirkprinzipien (siehe auch Erkältungskrankheiten, Abschnitt Schnupfen, Seite 41).

Anwendung

Es werden, sofern vom Arzt nicht anders verordnet, bis zu dreimal täglich ein bis zwei Tropfen in den jeweiligen Bindehautsack des Auges geträufelt.

Unerwünschte Wirkungen

• Die Augentropfen sind im Allgemeinen gut verträglich, können aber in seltenen Fällen vorübergehende Reizerscheinungen am Auge, z.B. Brennen oder Stechen, hervorrufen. Weitere Informationen zu unerwünschten Wirkungen, Gegenanzeigen und Wechselwirkungen siehe auch Erkältungskrankheiten (Seite 45ff.) und Bindehautentzündung (Seite 145ff.).

Hyposensibilisierung

Immer öfter schlagen Ärzte eine Hyposensibilisierung zur Behandlung einer Allergie vor. Bei ihr wird unter ärztlicher Aufsicht wöchentlich bis monatlich mindestens über drei Jahre hinweg eine bestimmte Menge des auslösenden Allergens unter die Haut (meist in den Oberarm) gespritzt. Dabei wird die Dosierung kontinuierlich gesteigert. So gewöhnt sich der Körper langsam an die steigende Belastung und entwickelt eine Toleranz gegenüber dem allergieauslösenden Stoff. Im Idealfall bleibt am Ende der Therapie beim Kontakt mit dem Allergen eine allergische Reaktion vollständig aus und tritt auch Jahre später nicht mehr auf.

Lange Zeit wurde diese allergenspezifische Immuntherapie kontrovers diskutiert, doch inzwischen liegen aussagekräftige Langzeitstudien vor. Sie belegen, dass die Hyposensibilisierung tatsächlich eine wirksame Behandlung ist. Sie bewirkt nicht nur eine nachhaltige Linderung der Symptome, sondern bannt auch die Gefahr des »Etagenwechsels« bei Heuschnupfen, also die Entstehung von Asthma bronchiale.

Zudem wird die Behandlung in der Regel gut vertragen. Allerdings besteht bei jeder erneuten Injektion des Allergens die Gefahr einer allergischen Reaktion bis hin zum anaphylaktischen Schock, der im Einzelfall auch tödlich verlaufen kann. Daher lautet die Empfehlung der Weltgesundheitsorganisation (WHO), eine Behandlung mit Allergenextrakten nur von

erfahrenen Ärzten durchführen zu lassen. Nur ein erfahrener Arzt kann die eventuell auftretenden Symptome eines anaphylaktischen Schocks sofort erkennen und eine geeignete Notfalltherapie einleiten.
Bevor eine Hyposensibilisierung begonnen wird, sollten allerdings spezifische IgE-Antikörper gegen bestimmte Allergene eindeutig im Blut nachgewiesen worden sein.
Derzeit stehen standardisierte Allergenextrakte zur Behandlung eines pollenbedingten Heuschnupfens und einer allergischen Bindehautentzündung, eines allergisch bedingten Asthma bronchiale sowie einer Insektengiftallergie zur Verfügung. Deren Wirksamkeit ist belegt. Die Hyposensibilisierung dieser Allergenextrakte scheint nach heutigem Erkenntnisstand auch noch Jahre nach Absetzen der Immuntherapie anzuhalten.
Dagegen fehlen bislang kontrollierte Studien, die eine Wirksamkeit der undefinierten Allergengemische, z.B. Hausstaub oder Bakterien, nachweisen. Insofern hängen die Erfolgsaussichten letztlich auch von der Art des Allergens ab. Generell scheint eine Hyposensibilisierung bei einer Tierhaar- oder Hausstauballergie weniger, dagegen bei einer Allergie gegen Pollen besonders Erfolg versprechend zu sein.
Ob für Ihr Kind eine Hyposensibilisierung empfehlenswert ist, kann faktisch nur der behandelnde Arzt entscheiden. Immerhin ist diese Form der Immuntherapie nicht nur mit einem hohen zeitlichen Aufwand verbunden, sondern es stellt sich auch die Frage, ob und ab welchem Alter man einem Kind die langwierige und unangenehme Prozedur tatsächlich zumuten sollte. Andererseits kann es bei einer schweren gesundheitlichen Beeinträchtigung notwendig sein, eine solche Langzeittherapie durchzuführen. In diesem Fall ist es sehr wichtig, Ihr Kind über die Einzelheiten der Therapie umfassend aufzuklären und es aktiv darin zu unterstützen, so dass es die unangenehme Behandlung zu Ende führt.
Speziell für Pollenallergiker steht auch eine Kurzzeittherapie zur Verfügung, bei der maximal sieben Spritzen notwendig sind. Am besten, Sie fragen Ihren Arzt, ob diese eventuell auch für Ihr Kind in Frage kommt.

Asthma bronchiale

Bronchialasthma ist in Deutschland wie in ganz Mitteleuropa die häufigste chronische Krankheit im Kindesalter. Asthma ist definiert als eine chronische entzündliche Atemwegserkrankung, die mit einer Überempfindlichkeit der Atemwege (Hyperreaktivität) auf unterschiedliche Reize einhergeht und über eine Verengung der Atemwege (Bronchialobstruktion) zu anfallsweiser Atemnot führt.

Ursachen

Zwei wichtige Faktoren sind an der Entstehung des Bronchialasthmas beteiligt: die Übererregbarkeit der Bronchialschleimhaut und die Bereitschaft, allergisch zu reagieren. Beide Faktoren sind vermutlich zumindest teilweise genetisch festgelegt.
Man unterscheidet drei Formen von Asthma, und zwar

- das rein allergische Asthma (extrinsic Asthma),
- das nichtallergische durch äußere Reize, vor allem durch Virusinfekte ausgelöste Asthma (intrinsic Asthma) und
- Mischformen von beiden, welche den größten Anteil ausmachen.

Bei Kindern spielt in etwa 85 Prozent der Fälle eine allergische Reaktionsbereitschaft eine wichtige Rolle. Zu den häufigsten Stoffen (Allergenen), die bei Kindern Asthma hervorrufen, gehören Hausstaub, Blütenpollen, Tierhaare, Bestandteile der Tierhaut, Schimmel, aber auch Nahrungsmittel.
Daneben können viele Stoffe die übermäßig stark reagierenden Atemwege reizen und einen Asthmaanfall auslösen, wie etwa Zigarettenrauch, Ozon, Nebel, feuchtkaltes Wetter, starke Luftverschmutzung und vieles mehr. Auch starke körperliche Anstrengung ist in der Lage, besonders bei Kindern und Jugendlichen mit einem überreaktiven Bronchialsystem einen Asthmaanfall zu provozieren. Außerdem können, wie schon eingangs erwähnt, Virusinfekte bei Kindern mit einer entsprechenden erblichen Disposition zu Asthma führen.
Unabhängig von der Art des auslösenden Faktors kann dieser einige in der Bronchialschleimhaut gelegene Zellen dazu anregen, bestimmte Stoffe freizusetzen, wie zum Beispiel Histamin aus so genannten Mastzellen. Diese Stoffe führen einerseits selbst

zu einer Verengung der Bronchien und leiten andererseits eine Kaskade weiterer Reaktionen ein. Die wiederum feuern den Entzündungsprozess weiter an und verstärken die Verengung der Bronchien. Dabei wird die Verengung der Bronchien (Obstruktion) einmal durch ein Zusammenziehen der in den Bronchien verlaufenden Muskelschichten, zum anderen durch Anschwellen der Schleimhaut und die Bildung eines zähen Schleimes verursacht.
Daneben können auch bestimmte Medikamente, vor allem Schmerzmittel wie Acetylsalicylsäure (siehe Fieber, Seite 30) und nichtsteroidale Antirheumatika wie Ibuprofen (siehe Seite 29) Asthmaanfälle verursachen. Sie setzen ähnlich wie Allergene in der Bronchialschleimhaut einen Entzündungsprozess in Gang. Diese »pseudoallergische Reaktion« (PAR) kommt vor allem bei Kindern mit nichtallergischem Asthma vor.

Typische Beschwerden

Die oben beschriebene Verengung der Bronchien infolge eines Kontakts mit auslösenden Stoffen oder einer Infektion ruft bei den Kindern verschiedene Symptome hervor.

Asthmaanfall

Typisch und allenthalben bekannt ist der Asthmaanfall. Er beginnt häufig mit einem trockenen Husten und führt zu immer größerer Atemnot. Dabei fällt es dem Kind zunehmend schwerer, die in den Atemwegen befindliche Luft auszuatmen.
Die Verengung in den Atemwegen äußert sich dabei oft schon durch ein von weitem hörbares Pfeiffen, Brummen oder Giemen, vor allem bei der verlängerten Ausatmung. Meist setzt sich das ältere Kind aufrecht hin und stützt sich mit den Armen ab, damit die Brustmuskulatur die Atmung maximal unterstützen kann. Man sieht dem Kind dabei die Angst oft an, welche die Atemnot in ihm auslöst. Die Gesichtsfarbe ist zunächst blass und kann sich bei zunehmender Atemnot und beginnendem Sauerstoffmangel bläulich verfärben.

- Säuglinge und Kleinkinder leiden häufiger unter einer so genannten obstruktiven (oder asthmatischen) Bronchitis. Auch hier fällt auf, dass die Ausatmung verlängert ist und mit pfeifenden und giemenden Geräuschen einhergeht. Das Allgemeinbefinden kann dabei kaum oder auch schwer beeinträchtigt sein. Nur in 15 – 30 Prozent aller Fälle geht eine solche obstruktive Bronchitis später in ein echtes Asthma über. Die Wahrscheinlichkeit dafür ist höher, wenn in der Familie Asthma vorkommt oder andere allergische Erkrankungen bestehen.

- Ein weiteres häufig verkanntes Symptom ist der Asthmahusten. Das ist ein anfallsweise auftretender, quälender und schwer zu stillender Reizhusten, der häufig nachts, nach körperlicher Belastung oder bei feuchtkaltem Wetter bzw. in kalter, verschmutzter Luft auftritt. Dieser Reizhusten, der nicht mit der typischen Atemnot oder dem Giemen und Brummen beim Ausatmen einhergeht, kann ein frühes Symptom des Asthma bronchiale sein. Ein Kind mit solchen Beschwerden sollte deshalb unbedingt von einem Arzt untersucht werden.

Wann zum Arzt?

Jedes Kind, das erstmals die oben genannten Symptome zeigt, muss unbedingt von einem Arzt untersucht werden. Bei Säuglingen und Kleinkindern gibt allein das Abhören der Lunge Aufschluss über eine mögliche Verengung der Bronchien. Sie ist aber nicht immer mit Asthma identisch, sondern sie kann auch durch eine obstruktive Bronchitis ausgelöst sein.
Bei älteren Kindern kann der Arzt durch eine Untersuchung der Lungenfunktion eine Verengung in den Bronchien feststellen. Außerdem wird er hier einen Allergietest durchführen, um die auslösenden Allergene zu identifizieren. Zusätzlich können Blutuntersuchungen die Diagnose eines Asthma bronchiale bestätigen. Röntgenuntersuchungen sind hingegen nur selten nötig.
Wenn ein Kind bereits unter Asthma leidet, dann muss es immer wieder vom Arzt untersucht werden, wenn

- sich sein Befinden verschlechtert,
- ein schwerer Asthmaanfall auftritt oder
- der Verdacht besteht, dass ein neues Allergen zu den Auslösern hinzugekommen ist.

Mögliche Risiken und Folgeschäden

Asthma, das nicht ausreichend behandelt ist, kann gerade bei Kindern zu erheblichen Störungen der körperlichen und seelischen Entwicklung führen. So kann die Überblähung der Lungen durch die schwer auszuatmende Luft zu Verformungen des Brustkorbs führen. Andererseits kann ein Kind, das durch ständige Atemnot und Hustenanfälle beeinträchtigt ist, nicht die üblichen alterstypischen Aktivitäten mit anderen Kindern teilen und wird als Außenseiter gemieden.

Daneben gibt es auch Komplikationen, die das Leben des Kindes akut bedrohen, wie etwa ein Asthmaanfall, der über 24 Stunden anhält. Auch kann in der überblähten Lunge ein kleiner Riss auftreten, wodurch sich Luft im Brustraum ansammelt und die darin befindlichen Organe und Blutgefäße bedrohlich einengen kann. Ein dauerhaft schlecht behandeltes Asthma bronchiale kann auch zu einer Überbelastung des Herzens führen.

Nichtmedikamentöse Behandlung

Die nichtmedikamentöse Therapie und die Behandlung mit Medikamenten müssen sich beim Asthma bronchiale ergänzen und können einander nicht ersetzen.

Stillen

Untersuchungen haben gezeigt, dass selbst Kinder, die erblich belastet sind, weitaus seltener an Asthma bronchiale erkranken, wenn sie mindestens bis zum sechsten Monat gestillt werden.

Meiden von Allergenen und auslösenden Stoffen

Sofern aus Erfahrung bzw. einem Allergietest bekannt ist, welche Allergene oder auch unspezifischen Stoffe bei einem Kind einen Asthmaanfall auslösen können, sollte das Kind diese unbedingt meiden. Das ist aber oft leichter gesagt als getan, zumal gerade in unseren Breiten Nebel, feuchkaltes Wetter und auch häufiger Wetterwechsel sehr verbreitet sind.

Ganz wichtig ist, dass Sie das Kind keinem Zigarettenrauch aussetzen, da dies die Neigung zu Asthma stark fördern kann. Einer der häufigsten Gründe, warum selbst die ausgefeilteste medikamentöse Behandlung bei kindlichem Asthma versagt, ist das Einatmen von Zigarettenrauch in der elterlichen Wohnung.

Dagegen ist es etwas einfacher, einzelne Allergene zu meiden; wenn es mehrere sind, wird die Sache schon schwieriger.

Tipps zum Umgang mit Allergenen

- Bei Hausstaubmilbenallergie kann es bereits hilfreich sein, Teppichböden, Polstermöbel, Gardinen und andere Staubfänger aus der Wohnung zu entfernen. Außerdem schützen Betten mit Kunstfaserfüllung sowie milbendichte, aber wasserdurchlässige Zwischenbezüge vor einem massiven Milbenbefall. Ebenfalls hilfreich sind ein häufiger Wechsel der Bettwäsche, eine niedrige Temperatur und Luftfeuchtigkeit im Kinderzimmer sowie das tägliche Staubsaugen mit einem speziellen Filter.
- Sofern noch keine Haustiere da sind, sollten Sie hart bleiben, wenn Ihr Kind sich eines wünscht. Ein bereits vorhandenes Haustier wieder abzuschaffen ist nämlich nur in den seltensten Fällen möglich, zumindest nicht, ohne das Kind in eine tiefe Krise zu stürzen.
- Suchen Sie in der Wohnung immer wieder nach Schimmel (auch hinter Schränken und Regalen), lüften Sie regelmäßig, bringen Sie den Hausmüll täglich weg und verzichten Sie möglichst auf Zimmerpflanzen, da sich auf der Erde häufig Schimmel bildet.
- Bei Pollenallergie sollte das Kind während der Hauptsaison »seiner« Pollen eher zu Hause bleiben. Eventuell können Sie diese Zeit überbrücken, indem Sie genau dann mit Ihrem Kind in den Urlaub fahren, und zwar an einen Ort, an dem es diese Pollen nicht gibt. Ansonsten sollten Sie, wenn Sie in der Stadt wohnen, am Vormittag lüften, da in der Stadt zu dieser Zeit die wenigsten Pollen in der Luft sind. Auf dem Land, wo die Pollen nach 18 Uhr nicht mehr so intensiv fliegen, sollten Sie hingegen abends lüften.
- Spaziergänge sind für Pollenallergiker in einem Nadelwald am sichersten, da hier nur wenig Pollen unterwegs sind. Wenn Ihr Kind in der Pollenflugzeit im Freien war, ziehen Sie es ganz aus, sobald es nach Hause kommt, und baden Sie es von Kopf bis Fuß, damit es die Pollen nicht mit in die Wohnung bringt. Auch häufiges Staubwischen in der Pollenflugzeit entfernt viele Blütenpollen aus der Wohnung.

Hyposensibilisierung

Die spezifische Immuntherapie oder Hyposensibilisierung ist die einzige Behandlungsmöglichkeit, mit der die Ursache eines allergischen Asthmas bekämpft werden kann. Allerdings sollten nur Kinder ab fünf Jahren auf diese Weise behandelt werden und auch nur dann, wenn das Meiden des auslösenden Allergens nicht möglich ist und/oder die übliche Behandlung keinen ausreichenden Erfolg zeigt.

Bei dieser Therapie werden in regelmäßigen Abständen sehr kleine Mengen des auslösenden Allergens unter die Haut gespritzt, wobei die Dosis stetig gesteigert wird, bis sich der Körper an den Stoff gewöhnt hat. Unter dieser Behandlung können jedoch ebenfalls leichte bis ausgeprägte allergische Reaktionen ausgelöst werden, weshalb eine Hyposensibilisierung nur dann durchgeführt werden sollte, wenn sie erfahrungsgemäß Erfolg verspricht (siehe auch Heuschnupfen, Hyposensibilisierung Seite 151).

Schutz vor Infektionen

Kinder, bei denen Atemwegsinfekte immer wieder zu Asthma bronchiale führen, sollten sich in besonderem Maße vor solchen Infektionen schützen. Auf keinen Fall sind damit so genannte Immunstimulanzien gemeint, deren therapeutischer Nutzen sehr zweifelhaft ist und die überdies noch gefährliche Nebenwirkungen haben können (siehe Seite 82). Stattdessen sollte das Kind in Herbst und Winter Orte mit hoher Ansteckungsgefahr meiden, sich der Jahreszeit entsprechend kleiden und seine Abwehrkräfte durch viel Bewegung und einen gesunden, positiven Lebensstil stärken.
Wichtig ist auch, dass Kinder mit Asthma bronchiale durch regelmäßige und vollständige Impfungen vor allen vermeidbaren Kinderkrankheiten, vor Grippe und vor Infektionen mit Pneumokokken geschützt werden. Sobald ein bakterieller Atemwegsinfekt auftritt, sollte man nicht zu lange zögern und das Kind bald vom Arzt untersuchen lassen sowie das verschriebene Antibiotikum konsequent anwenden.

Physiotherapie

Spezielle Atemtechniken können helfen, einen Anfall zu vermeiden bzw. dessen Schwere zu mildern. Diese und andere Verfahren, z.B. zum Lösen und Abhusten von festsitzendem Schleim, erlernt das Kind am besten bei einem erfahrenen Physiotherapeuten.

Damit das Kind mit seiner Krankheit gut umgehen kann, sie durch Peak-flow-Messungen selbst kontrollieren und auf Veränderungen sowie Notfälle adäquat reagieren kann, muss es zusammen mit seinen Eltern entsprechend geschult werden. Solche Schulungen werden in Kliniken sowie Praxen von Kinderärzten oder Lungenfachärzten durchgeführt. Adressen von Schulungsärzten erhalten Sie bei Ihrem Kinderarzt oder auch bei Ihrer Krankenkasse.

Schulung und Selbstkontrolle

So früh wie möglich sollte das Kind lernen, seine Atemfunktion mit Hilfe der Messung des maximalen Atemstoßes (Peak-flow-Messung) zu überprüfen. Mit dieser einfachen Selbstmessung lässt sich eine Verengung der Bronchien viel früher erkennen, als es die subjektive Wahrnehmung kann. Wenn sich der zuvor bestimmte persönliche Bestwert um mehr als 20 Prozent verschlechtert, muss die medikamentöse Behandlung gesteigert werden.

Körperliche Bewegung und Sport

Regelmäßige körperliche Bewegung verbessert die Atemfunktion und baut die bei vielen Asthma-Kindern schwache Muskulatur auf. Dabei sollte das Kind aber extreme Anstrengungen und Leistungssport meiden, da hierdurch vermehrt Asthmaanfälle provoziert werden können.

Entspannungsmethoden und Psychotherapie

Asthma ist sicher nicht, wie früher oft angenommen wurde, eine seelisch bedingte Erkrankung. Dennoch spielt die Psyche eine wichtige Rolle. Die Erfahrung von Atemnot ist vor allem für ein Kind ein lebensbedrohliches Ereignis, das Todesängste schüren und unnötige Vermeidungshaltungen aufbauen kann. Auch ist unbestritten, dass gewisse psychische Belastungen ebenfalls einen Asthmaanfall auslösen bzw. ein bestehendes chronisches Asthma (das meist ein nicht ausreichend behandeltes Asthma bedeutet) verschlimmern können.

Beruhigen Sie Ihr Kind und machen Sie ihm klar, dass Asthma zwar eine chronische Krankheit ist, die manchmal zu sehr unangenehmen und bedrohlichen Anfällen führt, dass sie aber gut behandelt werden und nur selten wirklich gefährlich werden kann.

Regelmäßige Entspannung kann Ängste lindern und gibt dem Kind zudem ein weiteres Instrument in die Hand, wie es mit seiner Krankheit umgehen und sie lindern kann. Für Schulkinder eignet sich zum Beispiel das autogene Training.

Nur selten ist auch eine Psychotherapie sinnvoll. Sie kann jedoch Fehlverhalten und falsche Erwartungs- bzw. Vermeidungshaltungen korrigieren und dem Kind wieder einen größeren Freiraum ermöglichen. Gelegentlich kann die Auseinandersetzung mit der chronischen Krankheit des Kindes auch für die Eltern durch eine psychotherapeutische Unterstützung erleichtert werden.

Vorsicht vor Inhalationen, Einreibungen etc.

Gerade kleine Kinder mit obstruktiver Bronchitis, Asthma bronchiale oder auch nur mit übermäßig stark auf Reizstoffe reagierenden Atemwegen sollten möglichst nicht mit ätherischen Ölen in Kontakt kommen. Diese Stoffe können die Bronchien akut verengen und massive Atemnot bis hin zum Atemstillstand auslösen.

Behandlung mit Medikamenten

Ziel der Behandlung mit Medikamenten wie auch der nichtmedikamentösen Therapie ist es, Asthmaanfälle zu vermeiden, eine möglichst normale Lungenfunktion herzustellen und dem Kind ein weitgehend normales Leben zu ermöglichen.

Generell gilt: Jedes Asthma bronchiale, das Beschwerden verursacht, muss mit Medikamenten behandelt werden.

Bei Asthma, das nur gelegentlich Symptome hervorruft, sind Medikamente nur zur Behandlung dieser Symptome notwendig. Eine

Dauerbehandlung ist nicht nötig. Dies entspricht der Stufe 1 der Stufenbehandlung des Asthma bronchiale, die unten dargestellt ist. In diesem Stufenplan kommen je nach Schwere der Erkrankung verschiedene Medikamente zur Anwendung, die entweder die Entzündung zurückdrängen oder die verengten Bronchien erweitern.
Alle in der Asthmatherapie eingesetzten Medikamente sind wirksam und ihr Nutzen ist in wissenschaftlichen Studien vielfach belegt. Allerdings haben sie auch Nebenwirkungen, so dass auch hier, wie immer in der medikamentösen Therapie, das Prinzip gilt: so viel wie nötig und so wenig wie möglich. Das bedeutet auch, dass eine Besserung in der Symptomatik nach Absprache mit dem Arzt eine versuchsweise Rückstufung der Therapie (siehe Kasten Stufenbehandlung) erlaubt.
Neben den Medikamenten, die zur Behandlung des Asthma bronchiale in der Stufentherapie zur Anwendung kommen, werden oft noch andere Mittel eingesetzt. Zum Lösen des beim Asthmatiker oft besonders zähen und festsitzenden Schleimes werden u.a. schleimlösende Präparate, wie z.B. Acetylcystein, Ambroxol und Bromhexin (siehe Husten Seite 71) gegeben. Allerdings ist der therapeutische Nutzen dieser Mittel beim Asthma wie auch bei anderen Einsatzgebieten stark umstritten. Da die Wirksamkeit nicht eindeutig belegt ist, Nebenwirkungen dagegen auftreten können, sollte man gerade bei Kindern auf eine solche Behandlung eher verzichten. Wichtiger ist es, den Schleim durch ausreichendes Trinken zu lösen; und sicher ist es noch wichtiger, das Asthma so gut zu behandeln, dass es möglichst erst gar nicht zu Anfällen kommt, die auch immer mit der Bildung eines zähen Schleimes einhergehen.
Dahingegen sollte man bei bakteriellen Atemwegsinfekten bei Kindern, die gleichzeitig unter Asthma leiden, nicht zu lange zögern, sie vom Arzt untersuchen zu lassen und das von ihm zumeist verordnete Antibiotikum auch konsequent anzuwenden.

Stufenbehandlung des Asthma bronchiale

Stufe/Beschwerden ohne Behandlung	**Medikamente bei Bedarf**	**Dauerbehandlung**
Stufe 1 Intermittierendes Asthma Beschwerden treten weniger als zweimal pro Woche auf und gehen nach Inhalation eines Sympathomimetikums rasch wieder zurück.	kurzwirksame Beta-2-Sympathomimetika	Keine

Stufe/Beschwerden ohne Behandlung	Medikamente bei Bedarf	Dauerbehandlung
Stufe 2 Dauerhaftes leichtes Asthma Beschwerden treten weniger als einmal wöchentlich und maximal in zwei Nächten pro Monat auf.	kurzwirksame Beta-2-Sympathomimetika	DNCG oder Nedocromil (v.a. bei allergischem Asthma) oder inhalierbare Steroide (Kortisonpräparate) in niedriger Dosis, eventuell zusätzlich Leukotrien-Antagonist
Stufe 3 Dauerhaftes mittelschweres Asthma Beschwerden treten mehr als einmal pro Woche am Tag auf, in der Nacht kommen Symptome häufiger als zweimal pro Monat vor.	kurzwirksame Beta-2-Sympathomimetika	inhalierbare Steroide in mittlerer Dosis, eventuell zusätzlich lang wirksames inhalierbares Beta-2-Sympathomimetikum und/oder retardiertes Theophyllin, eventuell zusätzlich Leukotrien-Antagonist
Stufe 4 Dauerhaftes schweres Asthma Die Beschwerden sind an den meisten Tagen und Nächten vorhanden.	kurzwirksame Beta-2-Sympathomimetika	inhalierbare Steroide in hoher Dosis, zusätzlich lang wirksames inhalierbares Beta-2-Sympathomimetikum und/oder retardiertes Theophyllin, zusätzlich orale Steroide anfangs 1–2 mg/kg Körpergewicht bis zur Besserung, dann Dosisreduktion

Beta-2-Sympathomimetika

Kurz wirksame Beta-2-Sympathomimetika

Wirkstoffe	Präparatebeispiele	Darreichungsformen
Fenoterol	Berotec® (A, CH, D))	Spray (Dosieraerosol), Pulver zum Inhalieren, Inhalationslösung
Salbutamol	Airomir Dosieraerosol® (CH), Apsomol® (D), Buventol® (CH), Buventol Easyhaler® (A), Sultanol® (D), Bronchospray novo® (D), Salbutamol AstraZeneca® (A), Salbutamol-ratiopharm® (D), Salbuhexal® (D), Salbutamol Stada® (D), Ventolin Dosieraerosol® (CH)	Spray (Dosieraerosol), Pulver zum Inhalieren, Inhalationslösung
Terbutalin	Aerodur® (D), Bricanyl® (A, CH, D)	Spray (Dosieraerosol), Pulver zum Inhalieren, Inhalationslösung

Lang wirksame Beta-2-Sympathomimetika

Wirkstoffe	Präparatebeispiele	Darreichungsformen
Formoterol	Foradil® (A, CH, D), Oxis® (A, CH, D)	Spray (Dosieraerosol), Pulver zum Inhalieren
Salmeterol	Serevent® (A, CH, D), aeromax® (D)	Spray (Dosieraerosol), Pulver zum Inhalieren

Die Beta-2-Sympathomimetika besetzen in der Bronchialschleimhaut bestimmte Bindungsstellen und imitieren dadurch die Wirkung körpereigener Überträgerstoffe. Auf diese Weise führen sie zu einer Entspannung der Bronchialmuskulatur, wodurch sich die Bronchien erweitern.

Kurz wirksame, inhalierbare Beta-2-Sympathomimetika werden heute fast nur noch als Bedarfsmedikamente zur Behandlung eines akuten Asthmaanfalls eingesetzt und nicht mehr zu dessen Vorbeugung. Diese Aufgabe haben vor allem die entzündungshemmend wirkenden inhalierbaren Steroide (Kortisonpräparate) und die lang wirksamen Beta-2-Sympathomimetika übernommen. Letztere werden jedoch nur bei schwereren Asthmaformen eingesetzt, wenn inhalierbare Steroide allein nicht ausreichen.

Anwendung

Salbutamol und Terbutalin dürfen, wenn es dringend notwendig ist, bei Säuglingen und Kleinkindern eingesetzt werden. Allerdings sollte Salbutamol Kindern unter zwei Jahren zunächst nur unter ärztlicher Aufsicht verabreicht werden. Bei Säuglingen und Kleinkindern können nicht selten paradoxe Wirkungen auftreten, woraufhin die Bronchien noch enger werden, statt sich zu erweitern. Fenoterol ist erst für Kinder ab sechs Jahren zugelassen. Auch dann dürfen Kinder das Mittel nur unter Aufsicht Erwachsener anwenden. Von den lang wirksamen Beta-2-Sympathomimetika darf Salmeterol Kindern ab vier Jahren und Formoterol Kindern ab sechs Jahren verabreicht werden.

Was Sie bei der Anwendung beachten sollten

- Bei Kindern unter zwei Jahren werden inhalierbare Wirkstoffe am besten mit Hilfe eines Inhalators (Verneblers) in Wasser gelöst verabreicht. Dabei entwickelt sich ein feiner Nebel, den die Kinder einatmen.
Ab dem zweiten Lebensjahr können die Kinder den Wirkstoff auch aus einem Spray einatmen, dem eine Vorratskammer vorgeschaltet wurde (Spacer oder Vorschaltkammer). Dabei gibt man zunächst die erwünschte Dosis in die Vorratskammer, aus der das Kind das Medikament mit einigen tiefen Atemzügen einatmet.
- In einem Alter über vier Jahren können Kinder eventuell auch ein Spray ohne Vorratskammer anwenden (die sie im Notfall unterwegs meist ohnehin nicht dabei haben) oder sie können den Wirkstoff aus einem Pulverdosieraerosol einatmen. Diese Form der Anwendung wurde entwickelt, als Fluorchlorkohlenwasserstoffe aus ökologischen Gründen verboten wurden, die früher als Treibgas auch für Asthmasprays eingesetzt wurden.
- Bei den Pulverinhalatoren löst der Patient durch seinen eigenen Atemzug das Pulver, das mit seinem Atemstrom zumindest zum Teil in die Bronchien gelangt. Da hierzu ein kräftiger Atemzug erforderlich ist, können die Mittel erst von älteren Kindern genutzt werden.

Heutige Dosieraerosole, die auch von jüngeren Kindern benutzt werden können, enthalten andere Treibgase als FCKW.

- Kurz wirksame inhalierbare Beta-2-Sympathomimetika sind nur zur akuten Behandlung von Atemnot geeignet. Sie werden also bei Bedarf eingesetzt und nicht regelmäßig. Ein Kind mit Asthma bronchiale sollte ein solches kurz wirksames Asthma-Spray immer bei sich tragen. Wenn es gelegentlich unter Asthmaanfällen leidet, ist es so für den Notfall gerüstet. Wichtig ist, dass diese Mittel im akuten Anfall allenfalls zweimal hintereinander angewandt werden dürfen, da vielleicht bei der ersten Anwendung nicht genügend Wirkstoff in die verengten Bronchien eingeatmet werden konnte. Die Mittel dürfen aber keinesfalls noch weitere Male angewandt werden. Die Wirkung ist dadurch nicht zu steigern, dafür aber nehmen die Nebenwirkungen zu. Insgesamt sollten bestimmte Maximaldosen, in der Regel viermal ein bis zwei Hübe pro Tag, nicht überschritten werden.
- Lang wirksame inhalierbare Beta-2-Sympathomimetika sind neben inhalierbaren Steroiden eine der beiden wichtigsten Therapiemaßnahmen bei Asthma der Stufe 3 und Stufe 4. Ihre Wirkung hält über mehrere Stunden an. Sie können deshalb auch nächtlichen Asthmaanfällen vorbeugen, wenn sie am Abend eingesetzt werden. Allerdings sind sie keine Notfallmedikamente, da ihre Wirkung zu langsam einsetzt. Deshalb sollten Kinder mit schweren Asthmaformen sowohl ein kurz wirksames Asthmaspray für den Notfall und ein lang wirksames für die Dauertherapie erhalten.

Nachfolgend sind für die am häufigsten eingesetzten inhalierbaren Beta-2-Sympathomimetika die maximalen Dosierungen pro Tag für die jeweilige Altersstufe angegeben. Diese Dosierungen sollten nicht überschritten werden, da sonst die Wahrscheinlichkeit von (schwerwiegenden) Nebenwirkungen zunimmt.

Wirkstoff	Alter	Tagesdosierung
Salbutamol Lösung		4–6 x 1–3 Tropfen Lösung (5 mg in 1 ml), Richtwert 1 Tropfen pro Lebensjahr und Einzeldosis
Salbutamol Dosieraerosol	bis 12 Jahre	3–4 x 1 Hub à 0,1 mg, maximal 6 Hübe
	über 12 Jahre	3–4 x 1–2 Hub, maximal 12 Hübe
Terbutalin Lösung	bis 2 Jahre	3–6 x täglich 0,5 mg in 2,5 ml physiologischer Kochsalzlösung
	2–9 Jahre	3–6 x täglich 1 mg in 2,5 ml physiologischer Kochsalzlösung
	ab 9 Jahren	3–6 x täglich 1,5 mg in 2,5 ml physiologischer Kochsalzlösung
Terbutalin Dosieraerosol	ab 5 Jahren	2–3 x 1 (–2) Hübe à 0,5 mg (max. 8 Hübe pro Tag bei Kindern unter 12 Jahren)
Fenoterol Dosieraerosol	ab 6 Jahren	3–4 x 1–2 Hübe oder 3–4 x 1 Kapsel zum Inhalieren (max. 8 Hübe oder Kapseln)

Die Dosierungen der Inhalationslösungen, die meist in Wasser verdünnt über einen Vernebler eingeatmet werden, müssen nach ärztlicher Anweisung genau eingehalten werden. Auch diese Mittel dürfen höchstens drei- bis viermal täglich angewandt werden. Ist eine derart häufige Anwendung an mehreren Tagen notwendig, müssen statt dessen andere Medikamente, insbesondere inhalierbare Steroide, eingesetzt bzw. deren Dosis erhöht werden.

Wirkstoff	Alter	Tagesdosierung
Salmeterol	ab 4 Jahren	2 x 1 (–2) Hübe (Sprühstöße) bzw. 2x eine Einzeldosis Pulver inhalieren
Formoterol	ab 6 Jahren	1–2x 1 Kapsel Pulver inhalieren

Unerwünschte Wirkungen

Auch wenn die Mittel inhaliert werden, gelangen doch gewisse Mengen ins Blut, und sie können auch an anderen Organen unerwünschte Wirkungen hervorrufen.

Die Gefahr der Nebenwirkungen steigt mit der Häufigkeit der Anwendungen. Deshalb sollten besonders Kinder nicht häufiger als drei- bis viermal täglich ein kurz wirksames Präparat und nicht häufiger als zweimal täglich ein lang wirksames Präparat inhalieren.

- Vor allem bei Säuglingen und Kleinkindern kommen gelegentlich paradoxe Wirkungen vor, das heißt, die Bronchien werden nicht wie erwünscht weiter, sondern sie verengen sich durch die Anwendung noch stärker. Das kann zu bedrohlicher Atemnot führen. Deshalb sollten die ersten Anwendungen in diesem Lebensalter unter ärztlicher Kontrolle erfolgen.
- Nicht selten treten nach Anwendung von inhalierbaren Beta-2-Sympathomimetika auch innere Unruhe sowie ein feines Muskelzittern auf, was in der Regel jedoch nicht gefährlich ist. Das geschieht insbesondere bei seltenem Gebrauch der Mittel.
- Auch Nervosität, Schwindel, Angstgefühle und Schlafstörungen können vorkommen. Treten ein Erregungszustand oder andere psychische Symptome auf, sollte das Mittel abgesetzt werden.
- Vor allem bei (zu) häufigem Gebrauch der Mittel kommt es nicht selten zu einem schnellen, gelegentlich auch unregelmäßigen Puls und spürbarem Herzklopfen. Der Blutdruck kann steigen, in einigen Fällen aber auch abfallen, was zu Schwindel und schlimmstenfalls zu Ohnmachtsanfällen führen kann. In diesem Fall sollte das Mittel nicht mehr angewandt werden.
- Auch allergische Reaktionen können durch Beta-2-Sympathomimetika ausgelöst werden.

• Insbesondere bei (zu) hoher Dosierung und vor allem unter der Behandlung mit lang wirksamen Beta-2-Sympathomimetika kann der Kaliumspiegel im Blut sinken, was wiederum zu Müdigkeit, Schwäche, Verstopfung und Herzrhythmusstörungen führen kann.

Gegenanzeigen und Wechselwirkungen

• Fenoterol ist zur Behandlung von Kindern erst ab einem Alter von sechs Jahren zugelassen. Salmeterol darf Kindern erst ab vier Jahren und Formoterol ab sechs Jahren verabreicht werden.

• Bei einer Allergie gegen einen der Inhaltsstoffe darf das entsprechende Medikament nicht eingesetzt werden.

• Bei schwerer Schilddrüsenüberfunktion, Engwinkelglaukom oder Kaliummangel sollte auf eine Behandlung mit Beta-2-Sympathomimetika verzichtet werden.

• Bestehen Herzrhythmusstörungen oder eine schwere Herzkrankheit (z.B. eine hypertrophe obstruktive Kardiomyopathie), dann dürfen Beta-2-Sympathomimetika nicht angewandt werden.

• Beta-2-Sympathomimetika dürfen nicht zusammen mit Betarezeptorenblockern, entwässernden Mitteln, Antidepressiva und Anticholinergika (z.B. Butylscopolamin) gegeben werden.

Bewertung

Inhalierbare Beta-2-Sympathomimetika mit raschem Wirkungseintritt sind sehr wirksame Mittel zur Behandlung eines akuten Asthmaanfalls und in ihrer lang wirksamen Form zur Vorbeugung von Asthmaanfällen. Dabei werden Letztere aber erst dann eingesetzt, wenn die vorbeugende Wirkung von inhalierbaren Steroiden alleine nicht ausreicht.

Da diese Mittel jedoch nicht selten unerwünschte Nebenwirkungen hervorrufen, vor allem an Herz und Kreislauf sowie am Nervensystem, sollten sie bei Säuglingen und Kleinkindern möglichst nur unter ärztlicher Kontrolle eingesetzt werden. Größere Kinder mit leichtem Asthma dürfen diese Mittel (mit Ausnahme von Fenoterol) selbstständig bei einem Asthmaanfall einsetzen, wenn sie nur selten unter Asthmaanfällen leiden. Sobald die Anfälle aber immer häufiger auftreten, muss die Behandlung auf andere Mittel umgestellt werden, da die Nebenwirkungen bei zu häufiger Anwendung sonst gefährlich zunehmen können.

Anticholinergika (Parasympatholytika)

Einzelpräparate

Wirkstoffe	Präparatebeispiele	Darreichungsformen
Ipratropium	Atrovent® (A, Ch, D)	Spray (Dosieraerosol), Pulver zum Inhalieren, Inhalationslösung
Oxitropium	Ventilat® (D)	Spray (Dosieraerosol), Pulver zum Inhalieren, Inhalationslösung

Kombinationen mit Beta-2-Sympathomimetika

Wirkstoffe	Präparatebeispiele	Darreichungsformen
Ipratropium, Fenoterol	Berodual® (A, D)	Spray (Dosieraerosol), Pulver zum Inhalieren, Inhalationslösung

Parasympatholytika wirken ähnlich wie Beta-2-Sympathomimetika erweiternd auf die Bronchien. Sie blockieren jene Bindungsstellen, über welche bestimmte körpereigene Überträgerstoffe eine Verengung der Bronchien auslösen. Im Vergleich zu den Beta-2-Sympathomimetika sind sie schwächer wirksam und die Wirkung tritt nicht so schnell ein.
Deshalb werden Parasympatholytika als Mittel der zweiten Wahl beim Asthma vor allem dann eingesetzt, wenn Beta-2-Sympathomimetika nicht vertragen werden oder aus einem anderen Grund nicht angewandt werden dürfen. Hauptsächlich werden sie zur Behandlung einer chronischen Bronchitis bei älteren Menschen eingesetzt.
Zur akuten Behandlung von Asthmaanfällen dient vor allem die Kombination aus Ipratropium und Fenoterol.

Anwendung

Das Kombinationspräparat und Oxitropiumbromid dürfen erst ab einem Alter von sechs Jahren angewandt werden. Bei allen Mitteln muss der Arzt die Dosierung festlegen und sie – insbesondere bei hohen Dosen im Akutfall – auch überwachen.

Beispielhaft sei hier die vom Hersteller empfohlene Dosierung von Ipratropiumbromid Fertiginhalat und Dosieraerosol genannt:

Weitere Hinweise für die Anwendung von Antiasthmatika in Form von Sprays, Pulvern zum Inhalieren und Inhalationslösungen finden Sie auf Seite 164.

Ipratropiumbromid

Behandlung im Akutfall	Alter	Dosierung
Fertiglösung zum Inhalieren	bis 12 Jahre	1 Eindosisbehälter (à 250 µg) inhalieren, unter ärztlicher Kontrolle evtl. weitere Dosen
	ab 12 Jahren	1 Eindosisbehälter à 250 oder 500 µg inhalieren, unter ärztlicher Kontrolle evtl. weitere Dosen
Dosieraerosol (Spray)	ab 6 Jahren	1–2 Hübe, evtl. weitere Dosen
Pulverinhalat	ab 6 Jahren	1 Kapsel inhalieren, evtl. weitere Dosen
Dauerbehandlung	**Alter**	**Dosierung**
Fertiglösung zum Inhalieren	bis 12 Jahre	3–4x täglich 1 Eindosisbehälter à 250 µg inhalieren
	ab 12 Jahren	3–4x täglich 1 Eindosisbehälter à 250 oder à 500 µg inhalieren
Dosieraerosol (Spray)	ab 6 Jahren	3x täglich 1–2 Hübe
Pulverinhalat	ab 6 Jahren	3x täglich 1 Kapsel inhalieren

Unerwünschte Wirkungen

Nebenwirkungen treten unter Parasympatholytika meist seltener und in geringerer Intensität auf als unter Beta-2-Sympathomimetika.

- Die Nebenwirkungen der Parasympatholytika sind insgesamt denen der Beta-2-Sympathomimetika recht ähnlich. So kann es zu Herzrasen, Kopfschmerzen, Nervosität, Schwindel, Schlafstörungen und Blasenentleerungsstörungen kommen.
- Parasympatholytika können Husten auslösen und in seltenen Fällen die Verengung in den Bronchien verstärken.
- Allergische Reaktionen, insbesondere Hautausschläge, kommen unter der Behandlung mit Parasympatholytika gelegentlich vor.
- Parasympatholytika können zu Sehstörungen führen, insbesondere dann, wenn das Mittel versehentlich ins Auge gelangt ist.
- Auch ein trockener Mund und Verstopfung, seltener Bauchschmerzen und Übelkeit können durch Parasympatholytika ausgelöst werden. Insbesondere Oxitropium kann neben einem trockenen Mund auch eine trockene Nase und Augentrockenheit verursachen.

Gegenanzeigen und Wechselwirkungen

- Oxitropium und die Kombination von Ipotropium mit Fenoterol sind erst ab einem Alter von sechs Jahren zugelassen.

- Bei einer Allergie gegen einen der Inhaltsstoffe, Engwinkelglaukom oder Blasenentleerungsstörungen dürfen die Medikamente nicht angewandt werden.
- Bei der Kombination von Ipratropium mit Fenoterol müssen auch alle Gegenanzeigen und Wechselwirkungen der Beta-2-Sympathomimetika beachtet werden (siehe Seite 161).
- Parasympatholytika sollten möglichst nicht gleichzeitig mit Sympathomimetika, Theophyllin und Anticholinergika gegeben werden, da die Nebenwirkungen dann zunehmen könnten.

Bewertung

Ipratropium und Oxitropium sollten nur dann zur Behandlung eines akuten Asthmaanfalls eingesetzt werden, wenn das Kind Beta-2-Sympathomimetika nicht verträgt oder sie aus einem anderen Grund nicht anwenden kann. Sie sind zur Anfallsbehandlung weniger gut geeignet, da ihre Wirkung nicht nach wenigen Minuten, sondern erst nach knapp einer halben Stunde einsetzt.
Da Oxitropiumbromid etwa sechs Stunden lang wirksam ist, kann es, z.B. bei Unverträglichkeit eines lang wirksamen Beta-2-Sympathomimetikums, auch zur Vorbeugung nächtlicher Asthmaanfälle am Abend gegeben werden.
Das Kombinationspräparat Ipratropium plus Fenoterol kann sinnvoll sein, da die Dosis beider Stoffe geringer ist und damit auch weniger Nebenwirkungen zu erwarten sind. Gleichzeitig ergänzen sich die Effekte, wobei die Wirkung von Fenoterol rascher eintritt und schneller abklingt, die von Ipratropium später einsetzt und länger anhält.

Antiallergika

Einzelpräparate

Wirkstoffe	Präparatebeispiele	Darreichungsformen
Cromoglicinsäure (Dinatriumcromoglicinat, DNCG)	Intal® (A, D), DNCG Stada® (D), Cromo-ratiopharm® (D), DNCG-Trom® (D), Cromohexal® (D), Cromal® (A), DNCG Mundipharma® (D), Cromosol Ud® (CH), Glicinal® (CH), Nalcrom® (CH), Vividrin® (A, D)	Spray (Dosieraerosol), Pulver zum Inhalieren, Inhalationslösung
Nedocromil	Tilade® (A, CH, D)	Spray (Dosieraerosol)

Kombinationen mit Beta-2-Sympathomimetika

Wirkstoffe	Präparatebeispiele	Darreichungsformen
Cromoglicinsäure, Reproterol	Aarane® (D), Allergospasmin N® (D)	Spray (Dosieraerosol)
Cromoglicinsäure, Fenoterol	Ditec® (A, D)	Spray (Dosieraerosol)

Orale antiallergisch wirksame Antiasthmatika

Wirkstoffe	Präparatebeispiele	Darreichungsformen
Ketotifen	Zaditen® (A, CH, D)	Saft, Kapseln

Cromoglicinsäure (Dinatriumcromoglicinat, DNCG) und Nedocromil sind so genannte Mastzellstabilisatoren. Mastzellen befinden sich unter anderem in der Bronchialschleimhaut. Die beiden Substanzen verhindern, dass aus sensibilisierten Mastzellen Stoffe freigesetzt werden, die zur Verengung der Bronchien führen und eine Entzündung in der Bronchialschleimhaut entfachen.
Ketotifen ist ein Antihistaminikum mit chromoglicinartigen Eigenschaften. Es soll ähnlich wie die oben genannten Substanzen wirken; seine Wirksamkeit ist aber erst nach mehreren Wochen voll ausgeprägt.

Anwendung

Cromoglicinsäure wird bei Kindern ab zwei Jahren als Inhalationslösung über einen Vernebler verabreicht. Kinder ab fünf Jahren können das Mittel auch als Spray anwenden. Weniger geeignet ist die Pulverinhalation, da es hier häufig zu Reizerscheinungen kommt.

Antiallergika sind grundsätzlich nur zur Vorbeugung von Asthmaanfällen sinnvoll, im akuten Asthmaanfall haben sie keine Wirkung.

Die empfohlenen Dosen betragen:

Cromoglicinsäure

Darreichungsform	Tagesdosierung
Inhalationslösung	2–4x 2 ml, maximal 8x 2 ml
Spray	4x 2 Hübe (Sprühstöße), maximal 8x 2 Hübe

Nedocromil darf erst ab sechs Jahren eingesetzt werden. Während der Allergenexposition, das heißt wenn z.B. die auslösenden Blütenpollen fliegen, werden zwei- bis viermal zwei Hübe empfohlen, danach nur noch zweimal je zwei Hübe als Dauerbehandlung.

Unerwünschte Wirkungen

- Cromoglicinsäure ist sehr gut verträglich, allerdings kann auch diese Substanz, ebenso wie die anderen hier besprochenen Substanzen, allergische Reaktionen, insbesondere Hautausschläge, hervorrufen.

• Cromoglicinsäure (besonders in Pulverform) und Nedocromil verursachen relativ häufig Husten. Unter Nedocromil sollen Atemwegsinfektionen gehäuft auftreten können.
• Weiterhin kann Nedocromil Kopfschmerzen, Geschmacksstörungen, Bauchschmerzen, Erbrechen und Durchfall hervorrufen.
• Bei den Kombinationen, die ein Antiallergikum sowie ein Beta-2-Sympathomimetikum enthalten, können zusätzlich Nebenwirkungen durch die letztgenannte Substanz auftreten (siehe Seite 164).
• Ketotifen verursacht vor allem Müdigkeit, beeinträchtigt die Reaktionsfähigkeit und kann bei zu hoher Dosierung zu Bewusstlosigkeit führen.
• Da Ketotifen den Appetit steigert, kommt es nicht selten zu einer Gewichtszunahme.

Gegenanzeigen und Wechselwirkungen
• Kinder unter zwei Jahren sollten Cromoglicinsäure nicht inhalieren. Kinder unter sechs Jahren dürfen nicht mit Nedocromil und Kinder unter vier Jahren nicht mit dem Kombinationspräparat Ditec® behandelt werden.
• Bei einer Allergie gegen einen der Inhaltsstoffe darf das entsprechende Medikament nicht angewandt werden.
• Wechselwirkungen zwischen Cromoglicinsäure oder Nedocromil und anderen Substanzen sind nicht bekannt.
• Die wichtigsten Gegenanzeigen und Wechselwirkungen der in den Kombinationspräparaten enthaltenen Beta-2-Sympathomimetika finden Sie auf Seite 165.

Bewertung
Antiallergisch wirksame Medikamente sind vor allem zur vorbeugenden Behandlung eines allergisch bedingten Asthma bronchiale sinnvoll, wie es im Kindesalter besonders häufig vorkommt. Sie können jedoch auch Asthmaanfällen vorbeugen, die durch Kälte, chemische Reizstoffe oder große körperliche Anstrengung ausgelöst werden, sofern man sie vorher einnimmt.
Die Mittel Cromoglicinsäure und Nedocromil gelten als Mittel der Wahl zur Behandlung des Asthma bronchiale im Kindesalter auf Stufe zwei des therapeutischen Stufenplans. Hier sollen sie alternativ zu niedrig dosierten inhalierbaren Steroiden eingesetzt werden.
Zwar sind die Nebenwirkungen von Nedocromil und insbesondere von Cromoglicinsäure gering, allerdings wird ihre Wirkung von einigen Experten immer wieder in Zweifel gezogen – auch wenn die Mittel bei Kindern stärker wirksam sein sollen als bei Erwachsenen. Auf jeden Fall ist es einen Versuch wert, ein leichteres, aber relativ häufig

auftretendes Asthma bronchiale (Stufe zwei) bei Kindern mit Cromoglicinsäure oder Nedocromil zu behandeln und damit eventuell Steroide einzusparen.

Dagegen ist der therapeutische Nutzen der Kombinationen von Cromoglicinsäure und Beta-2-Sympathomimetika äußerst fraglich. So erscheint es wenig plausibel, eine Substanz, die nur vorbeugend wirksam ist, mit einem anderen Wirkstoff zu kombinieren, der nur zur Behandlung akuter Asthmaanfälle bei Bedarf empfohlen wird. Die Hauptwirkung der Kombinationen dürfte vermutlich in erster Linie auf dem Beta-2-Sympathomimetikum beruhen. Davon ausgehend, haben mehrere kleinere Studien keinen Vorzug der Kombinationspräparate gegenüber denjenigen Medikamenten nachweisen können, die nur ein Beta-2-Sympathomimetikum enthalten. Obwohl die fixe Kombination für Kinder zur Vereinfachung der Behandlung von der Arzneimittelkommission empfohlen wird, muss gerade bei Kindern die Daueranwendung eines mit einer hohen Nebenwirkungsrate einhergehenden Beta-2-Sympathomimetikums als fragwürdig beurteilt werden.

Ketotifen, das noch immer wie auch andere Antihistaminika relativ häufig bei Asthma bronchiale eingesetzt wird, hat nachgewiesenermaßen keine ausreichende vorbeugende Wirkung und sollte aus diesem Grund und wegen seiner stark müde und gelegentlich dick machenden Nebenwirkungen nicht mehr zur Asthmatherapie herangezogen werden.

Steroide (Kortisonpräparate)

Inhalierbare Steroide

Wirkstoffe	Präparatebeispiele	Darreichungsformen
Beclometason	Becotide® Dosieraerosol (A, CH), Sanasthmax® (D), Bronchocort Novo® (D), AeroBec® (CH, D), Beclomet® (A, CH, D), Ventolair® (D), Ventolair® mite (D), Junik® (D), Junik junoir® (D), Sanasthmyl® (D), Aerocortin® (A)	Spray (Dosieraerosol), Pulver zum Inhalieren
Budesonid	Pulmicort® (A, CH, D), Budesonid-ratiopharm® (D), Budesonid-ratiopharm® junior (D), Budes® (D), Budecort® (D), Respicort® (D), Budefat® (D), Budesonid Stada® (D), Miflonide® (CH)	Spray (Dosieraerosol), Pulver zum Inhalieren, Inhalationslösung
Fluticason	Flutide® (D), Flutide junior® (D), atemur® (D), atemur® junior (D), Axotide® (CH), Flixotide® (A)	Spray (Dosieraerosol), Pulver zum Inhalieren
Flunisolid	Inhacort® (D), Broncort® (CH), Pulmilide® (A)	Spray (Dosieraerosol), Pulver zum Inhalieren

Kombination mit lang wirksamem Beta-2-Sympathomimetikum

Wirkstoffe	Präparatebeispiele	Darreichungsformen
Fluticason, Salmeterol	Viani® (D), Viani® mite (D), Seretide® (A)	Spray (Dosieraerosol), Pulver zum Inhalieren

Orale Steroide

Wirkstoffe	Präparatebeispiele	Darreichungsformen
Prednisolon	Decortin H® (D), Prednisolon-ratiopharm® (D), Prednisolon Jenapharm® (D), Predni H Tablinen® (D), Decaprednil® (D), duraprednisolon® (D), Prednisolon Galepharm® (CH), Prednisolon Streuli® (CH), Ultracorten-H® (CH), Aprednisolon® (A), Prednisolon Nycomed® (A), Ultracortenol® (A)	Tabletten
Prednison	Decortin® (D), Prednison Acis® (D), Prednison Streuli® (CH), Ultracorten® (A)	Tabletten
Methyl-prednisolon	Urbason® (A, D), Metypred Galen® (D), Predni M® (D), Methylprednisolon Jenapharm® (D), Metysolon® (D), Medrol® (CH)	Tabletten

Kortison ist ein Hormon, das in der Nebennierenrinde gebildet wird und zahlreiche Funktionen im Körper wahrnimmt. Es reguliert zum Beispiel den Eiweiß-, Zucker- und Fettstoffwechsel, hat wesentliche Wirkungen auf Blutbildung und Immunsystem und ist an der Regulation des Mineralstoffhaushaltes beteiligt. Als Stresshormon spielt es eine entscheidende Rolle, um dem Menschen in Extremsituationen das Überleben zu ermöglichen.

Ohne das körpereigene Kortison wäre Leben nicht möglich, dies sei allen Eltern, die Angst vor einer Behandlung ihres Kindes mit Kortison haben, schon an dieser Stelle vorausgeschickt.

Beim Asthma bronchiale nützt man vor allem die entzündungshemmenden und immunsupprimierenden Eigenschaften dieses Hormons, d.h. seine Fähigkeit, überschießende Entzündungs- und Abwehrreaktionen zu bremsen. Zur Asthmabehandlung werden in der Regel synthetisch hergestellte Kortisonpräparate (Steroide) eingesetzt. Dabei bevorzugt man inhalierbare Steroide (wegen ihrer Wirkung auf den Zuckerstoffwechsel auch Glukokortikoide genannt) in Form von Sprays, Pulvern und Inhalationslösungen, da sie den Ort, an dem sie wirken sollen, nämlich die Bronchialschleimhaut, direkt erreichen und nur zu einem geringen Prozentsatz ins Blut übergehen.

Erst bei sehr schwerem Asthma bronchiale (Stufe vier) werden Steroide auch in Form von Tabletten, im Notfall oder in der Klinik sogar als Spritzen oder Infusionen gegeben. Die hierzu herangezogenen synthetischen Steroide Prednisolon, Prednison und Methylprednisolon wirken vier- bis fünfmal stärker als das körpereigene Hormon. Die inhalierbaren Steroide stellen die Basis der Asthmabehandlung ab der Stufe zwei dar. Dagegen versucht man, die in Tablettenform eingesetzten Mittel nur so lang wie nötig und so kurz wie möglich anzuwenden.

Anwendung

Stufe/Beschwerden ohne Behandlung	Wirkstoff	Tagesdosierung
Stufe 2	**leichtes dauerhaftes Asthma**	
Budesonid, Beclometason oder Flunisolid entspricht bei Budesonid Dosieraerosol		maximal 400 µg/Tag (ein Hub à 0,2 mg) 2x 1 Hub
Fluticason		maximal 250 µg
Stufe 3	**mittelschweres dauerhaftes Asthma**	
Budesonid, Beclometason oder Flunisolid entspricht bei Budesonid Dosieraerosol		400–1000 µg etwa 2x 1 bis 3x 2 Hub
Fluticason		250–500 µg
Stufe 4	**schweres dauerhaftes Asthma**	
Budesonid, Beclometason oder Flunisolid entspricht bei Budesonid Dosieraerosol		1000–2000 µg etwa 3–5x 2 Hub
Fluticason		500–1000 µg

Die hier genannten Dosierungen sind nur Richtwerte und müssen auch an das Alter des Kindes angepasst werden. Die genaue Dosierung sollte zumindest zu Beginn der Therapie unbedingt nach ärztlicher Anweisung erfolgen. Jedes Kind reagiert anders auf eine solche Behandlung, daher können die individuellen Dosierungen stark schwanken.

Während Kinder bereits im Vorschulalter mit nahezu jeder Darreichungsform eines inhalierbaren Steroids umgehen können, müssen bei Säuglingen und jüngeren Kleinkindern oft Vernebler eingesetzt werden. Dabei kann das Steroid auch zusammen mit anderen inhalierbaren Substanzen gemischt angewandt werden.

Inhalative Steroide wirken vorbeugend und müssen als Dauertherapie angewandt werden, um ihre entzündungshemmenden Effekte zu entfalten. Bei einem akuten Asthmaanfall sind sie hingegen wirkungslos. Wichtig ist auch zu wissen, dass die Wirkung der inhalierbaren Steroide erst nach einigen Tagen beginnt und ihre volle Höhe erst nach mehreren Wochen erreicht!

Ältere Kleinkinder sind meist schon in der Lage, den Wirkstoff mit einigen tiefen Atemzügen aus einer Vorratskammer einzuatmen oder sogar ein Spray (Dosieraerosol) zu benutzen, bei dem der Wirkstoff durch den Atemzug des Kindes freigesetzt und eingeatmet werden kann.

Steroide in Tablettenform werden nur bei sehr schwerem Asthma eingesetzt, wenn alle anderen Behandlungmaßnahmen nicht ausreichend wirksam sind. Dabei bestimmt der Arzt die Dosis nach der Schwere der Symptome und erniedrigt diese bei Besserung der Beschwerden schrittweise wieder, bis möglichst keine Tabletten mehr eingenom-

Vorsichtsmaßnahmen

Sowohl die im Dosieraerosol als auch im Pulverinhalat enthaltenen Wirkstoffe gelangen nur zu einem geringen Prozentsatz in die Bronchien. Zu einem weitaus größeren Teil lagern sie sich in Mund und Rachen ab, weshalb das Kind grundsätzlich folgende Vorsichtsmaßnahmen konsequent anwenden sollte, um örtlichen Nebenwirkungen vorzubeugen:

- Nach jeder Anwendung eines inhalierbaren Steroids sollte das Kind den Mund gründlich ausspülen.
- Nach Anwendung eines Pulverinhalats sollte es auch die Zähne gründlich putzen, damit das saure Pulver den Zahnschmelz nicht angreift.
- Wenn das Ausspülen oder Zähneputzen zum Beispiel unterwegs nicht möglich ist, kann das Kind etwas essen, um den Mund von den Resten des Steroids zu säubern.

men werden müssen. In sehr schweren Fällen ist eine Behandlung mit Spritzen und Infusionen in der Klinik notwendig.
Die Tabletten müssen unbedingt nach Anweisung des Arztes eingenommen und dürfen nicht abrupt abgesetzt werden, da dies gefährliche Folgen haben könnte.

Unerwünschte Wirkungen

Selbst wenn Steroide in angemessener Dosis über lange Jahre inhaliert werden, rufen sie in der Regel nur wenige und nur selten ernste Nebenwirkungen hervor.

- Durch die Ablagerung des Wirkstoffs im Mund- und Rachenraum kann es zum Befall mit Hefepilzen kommen (Mundsoor), dem man jedoch durch verschiedene Maßnahmen (siehe oben) weitgehend vorbeugen kann.
- Durch den relativ hohen Säuregehalt der Pulverinhalate kann der Zahnschmelz angegriffen werden, weshalb das Kind nach jeder Anwendung die Zähne putzen sollte.
- Unter der lokalen Anwendung von Steroiden kommt es nicht selten zu Heiserkeit, Reizhusten und einer belegten Zunge.
- Sehr selten kann auch durch die inhalative Anwendung von Steroiden ein grauer Star provoziert werden.
- Immer wieder diskutiert wird eine mögliche Wachstumshemmung durch die langfristige Anwendung von inhalierbaren Steroiden. Dies ist grundsätzlich möglich, allerdings ist auch bekannt, dass die Krankheit Asthma bronchiale selbst zu Wachstumsstörungen führen kann. Eindeutige Ergebnisse aus wissenschaftlichen Untersuchungen zu dieser Frage liegen noch nicht vor.
- Lokale Steroide in hoher Dosierung, die über längere Zeit verabreicht werden, können zu Nebenwirkungen führen, die sonst nur unter einer Behandlung mit Kortisontabletten beobachtet werden. Dazu gehören eine Vielzahl von unerwünschten Wirkungen wie

zum Beispiel das Cushing-Syndrom mit vermehrter Fettansammlung in Gesicht, Nacken und Rumpf bei Abmagerung von Beinen und Armen sowie Gewichtszunahme, Einlagerung von Wasser ins Gewebe, Bluthochdruck, Verschlimmerung einer Zuckerkrankheit, erhöhte Infektanfälligkeit, schlechtes Abheilen von Wunden, Dünnerwerden und erhöhte Verletzlichkeit der Haut, häufige Blutergüsse, Neigung zu Akne, vermehrte Körperbehaarung, Schädigung der Knochen und zum Teil schmerzhafter Abbau von Muskelgewebe, psychische Störungen, Thromboseneigung, Auftreten bzw. Verschlimmerung eines grauen und grünen Stars, vermehrtes Auftreten von Magen-Darm-Geschwüren.
Die meisten dieser Nebenwirkungen einer oralen Steroidtherapie treten nur bei längerer Anwendung der Medikamente auf, die bei Kindern möglichst vermieden wird. Kommt es dennoch zu solchen Veränderungen, dann bilden sie sich meist wieder vollständig zurück, wenn das Medikament nach kurzzeitiger Einnahme abgesetzt wird.

- Eine längerfristige Einnahme von Kortisonpräparaten unterdrückt die Produktion körpereigener Steroide in der Nebennierenrinde. Werden die Mittel zu rasch abgesetzt, kann sich ein Kortisonmangel im Körper durch Schwäche, rasche Ermüdbarkeit und niedrigen Blutdruck bemerkbar machen, der schlimmstenfalls bis zum lebensbedrohlichen Bewusstseinsverlust reichen kann.
- Allergische Reaktionen können sowohl unter inhalierbaren als auch unter oralen Steroiden auftreten.

Gegenanzeigen und Wechselwirkungen

- Inhalierbare Steroide dürfen nicht bei schweren bakteriellen Atemwegsinfekten sowie bei Atemwegsinfekten durch Pilze angewandt werden. Bei Tuberkulose müssen spezielle Antibiotika gegen diese Krankheit gleichzeitig gegeben werden.
- Bei Zuckerkrankheit, hohem Blutdruck oder grünem Star dürfen auch inhalierbare Steroide nur mit Vorsicht und unter häufigen Kontrollen dieser Erkrankungen angewandt werden.
- Die Behandlung eines schweren Asthma bronchiale mit Steroiden in Spritzen- oder Tablettenform ist bisweilen unumgänglich und kann Leben retten. Allerdings verbietet sich eine Behandlung mit Tabletten über längere Zeit bei Kindern mit psychotischen Erkrankungen, schweren Infektionskrankheiten (z.B. Windpocken, Kinderlähmung, systemische Pilzinfektionen), einem akuten Magen-Darm-Geschwür, schweren Muskel- und Knochenerkrankungen sowie bei grünem Star.
- Da Steroide die Wirkung einer Impfung zunichte machen können, sollte ein großer zeitlicher Abstand zwischen den beiden Maßnahmen eingehalten werden.
- Besteht eine Allergie gegen einen der Inhaltsstoffe, darf das entsprechende Medikament nicht mehr angewandt werden.

Bewertung

Inhalierbare Steroide (oder Glukokortikoide) gelten als wichtigste Grundlage der Asthmatherapie im Kindesalter (und natürlich auch bei Erwachsenen). Sie sollten ab der zweiten, spätestens ab der dritten Stufe im Behandlungsplan eingesetzt werden.

Nur Steroide bewirken einen deutlichen Rückgang der Entzündung und führen bei längerfristiger Anwendung auch zu einer Abnahme der Überreaktion der Bronchialschleimhaut. Sie schützen bei guter Einstellung vor Asthmaanfällen mit bedrohlicher Atemnot und ermöglichen dem Kind eine nahezu normale körperliche und seelische Entwicklung.

Wird die individuell niedrigste Dosis über lange Jahre beibehalten und die wesentlichen Vorsorgemaßnahmen getroffen, sind auch nach langer Zeit der Behandlung in aller Regel keine ernsten Nebenwirkungen zu erwarten. Dies liegt daran, dass von den inhalierbaren Steroiden nur ein geringer Anteil überhaupt in den Körper aufgenommen wird. Eine gut eingestellte Behandlung mit inhalierbaren Steroiden bewahrt das Kind vor häufigen Asthmaanfällen, die wiederum eine Behandlung mit Tabletten notwendig machen können (siehe unten).

Dennoch werden auch unter einer rein inhalativen Behandlung in seltenen Fällen Nebenwirkungen beobachtet, wie z.B. Wachstumsstörungen, ein grauer Star oder anhaltende Heiserkeit. Dabei ist nicht immer sicher, ob zum Beispiel die Wachstumsstörung nicht durch das Asthma selbst ausgelöst wurde.

Wichtig ist, dass die Dosis der inhalativen Steroide so niedrig wie möglich gehalten wird, indem das Kind– und seine Eltern (!) – alle auslösenden Faktoren weitestgehend meidet bzw. ausschaltet und seine Krankheit durch Selbstkontrolle mit dem Peak-flow-Meter gut im Griff hat.

Weitaus mehr und zum Teil gravierende Nebenwirkungen haben Steroide dagegen dann, wenn sie in Tablettenform über längere Zeit eingenommen werden müssen, was im Kindesalter nur selten der Fall ist.

Dennoch kann sich das Asthma auch bei Kindern einmal derart verschlimmern, dass orale Steroide eingenommen oder die Mittel sogar gespritzt bzw. als Infusion verabreicht werden müssen. Die hier eingesetzten hohen Dosen können zwar akute Nebenwirkungen verursachen, allerdings sind sie manchmal notwendig, um das durch ein schweres Asthma bedrohte Leben des Kindes zu retten. Es ist nämlich nicht auszuschließen, dass ein schwerer und besonders ein lang anhaltender Asthmaanfall tödlich endet, wenn er nicht adäquat behandelt wird. Da diese Notfälle meist nur eine kurzfristige Behandlung mit Steroiden in Tablettenform erfordern,bilden sich die Nebenwirkungen danach meist rasch und vollständig wieder zurück.

Xanthinderivate

Wirkstoffe	Präparatebeispiele	Darreichungsformen
Theophyllin	Bronchoretard® (D), Euphylong® (D), Uniphyllin® (D), Theophyllin retard-ratiopharm® (D), Aerodyne® (A), Afonilum® (D), Respicur® (A), Theophyllin Stada Retard® (D), Solosin® (D), Theolair® (D, CH), Unifyl® (A, CH)	Tropfen, Tabletten, Retardtabletten, Retardkapseln, Brausetabletten, Zäpfchen, Injektionslösung

Theophyllin erweitert die Bronchien (jedoch nicht so stark wie Beta-2-Sympathomimetika), wirkt leicht entzündungshemmend auf die Bronchialschleimhaut und hat einen geringen stimulierenden Effekt auf die Atemfunktion.

Anwendung

Im akuten Asthmaanfall, der sich durch Beta-2-Sympathomimetika nicht bessern lässt, werden neben Steroiden oft auch Theophyllinpräparate gespritzt bzw. in der Klinik als Infusion verabreicht.

Als Dauertherapie in Form von Tabletten werden Theophyllinpräparate Kindern erst bei einem mittelschweren Asthma bronchiale ab Stufe drei des Therapieplans verabreicht, wenn inhalierbare Steroide und lang wirksame Beta-2-Sympathomimetika nicht mehr ausreichen, um die Symptome zu unterdrücken. Insbesondere eine abendliche Gabe kann vor Asthmahusten und Asthmaanfällen in der Nacht schützen.

Beachten Sie hier: Die Präparate können untereinander nicht einfach ausgetauscht werden. Die Zubereitungen sind sehr verschieden, so dass von zwei unterschiedlichen Retard-Präparaten mit gleicher Wirkstoffmenge eine höchst unterschiedliche Menge ins Blut gelangen kann.

Die Dosis für eine orale Behandlung mit Theophyllin muss für jedes Kind individuell gefunden werden. Es müssen häufiger die Blutspiegel gemessen werden, da die Wirkung erst ab einem gewissen Spiegel im Blut einsetzt. Ist dieser Spiegel aber zu hoch, dann drohen bisweilen gefährliche Nebenwirkungen.

Grundsätzlich benötigen Kinder eine höhere Dosis Theophyllin als Jugendliche und Erwachsene; jugendliche Raucher brauchen hingegen wieder mehr Wirkstoff, um einen therapeutischen Wirkspiegel im Blut aufzubauen.

Zäpfchen sollten nicht eingesetzt werden, weil zu unsicher ist, wie viel Wirkstoff in den Körper aufgenommen wird. Zur Dauerbehandlung werden vor allem retardierte Theophylline eingesetzt. Bei ihnen wird der Wirkstoff aus den Tabletten langsam freigesetzt. Damit die Speiseröhre nicht durch die Mittel gereizt wird, sollten die Tabletten mit viel Flüssigkeit eingenommen werden.

Unerwünschte Wirkungen

Unter der Behandlung mit Theophyllinpräparaten können zahlreiche unangenehme bis gefährliche Nebenwirkungen auftreten, Letztere vor allem bei Überdosierung.

- Herzrhythmusstörungen, Herzrasen, eine Blutdruckerhöhung und auch ein Blutdruckabfall kommen unter der Behandlung mit Theophyllin relativ häufig vor.
- Unruhe, Kopfschmerzen und Schlafstörungen treten unter Theophyllin ebenfalls nicht selten auf.
- Krampfanfälle kommen vor allem unter hohen Dosen vor, woraufhin das Mittel sofort abgesetzt werden muss.
- Übelkeit, Erbrechen, Appetitlosigkeit, Bauchschmerzen und Durchfall sind ebenfalls häufige Nebenwirkungen. Auch eine Refluxösophagitis, bei der saurer Magensaft in die Speiseröhre zurückfließt und hier eine schmerzhafte Entzündung auslöst, kommt unter Theophyllinen vor.
- Theophyllinpräparate können allergische Reaktionen verursachen.
- Jugendliche, die rauchen, benötigen oft eine deutlich höhere Dosis. Damit keine Nebenwirkungen durch eine Überdosierung entstehen, muss die Dosis verringert werden, wenn das Rauchen aufgegeben wird.

Gegenanzeigen und Wechselwirkungen

- Kinder mit einer schweren Herzkrankheit (z.B. einer hypertrophen obstruktiven Kardiomyopathie) bzw. mit Herzrhythmusstörungen oder einem ausgeprägten Bluthochdruck dürfen nicht mit Theophyllinpräparaten behandelt werden.
- Bei einer Schilddrüsenüberfunktion sowie bei schweren Leber- und Nierenkrankheiten ist die Behandlung mit Theophyllinen nicht angezeigt.
- Kinder, die unter einer Epilepsie leiden oder bei denen eine andere Form von Krampfleiden besteht, sollten ebenfalls auf Theophylline verzichten.
- Besteht eine Allergie gegen einen der Inhaltsstoffe, darf das entsprechende Medikament nicht angewandt werden.
- Vorsicht bei mehreren Medikamenten: Theophylline dürfen mit vielen anderen Medikamenten nicht zusammen eingenommen werden. Sie werden über den gleichen Stoffwechselweg abgebaut, wodurch sich diese Medikamente und/oder Theophyllin im Körper ansammeln können, was zu vermehrten Nebenwirkungen führen würde. Dazu gehören z.B. Antibiotika wie Erythromycin (siehe Seite 113), Mittel gegen Pilzinfektionen, das bei Magenschleimhautentzündungen und Magen-Darm-Geschwüren eingesetzte Cimetidin sowie Carbamazepin zur Behandlung einer Schilddrüsenüberfunktion.

• Da Theophyllin die Wirkung und vor allem die Nebenwirkungen von Beta-2-Sympathomimetika verstärken kann, dürfen beide Substanzen auch und gerade im Notfall nicht über die übliche Dosierung hinaus angewandt werden.
• Der in der Schweiz erhältliche Leukotrienantagonist Zafirlukast (siehe unten) kann den Blutspiegel von Theophyllin erhöhen, weshalb bei gleichzeitiger Gabe von Zafirlukast der Theophyllinspiegel kontrolliert werden muss.

Bewertung

Theophyllin ist ein wirksames Mittel zur Behandlung von schweren Asthmaformen, die durch inhalierbare Steroide und Beta-2-Sympathomimetika nicht ausreichend gebessert werden können. Aufgrund der Nebenwirkungen und der Gefahr der Überdosierung gehören sie allerdings nicht zu den bevorzugten Mitteln bei der Behandlung des kindlichen Asthma bronchiale. Werden sie nur vorübergehend eingesetzt, z.B. zur Vorbeugung von vermehrten nächtlichen Asthmaanfällen während der Pollenflugzeit, und verträgt das Kind das Mittel ohne größere Probleme, kann die kurzfristige Behandlung mit einem Theophyllin jedoch durchaus sinnvoll sein.

Leukotrienantagonisten

Wirkstoffe	Präparatebeispiele	Darreichungsformen
Montelukast	Singulair® (A, CH, D), Singulair junior® (D), Singulair mini® (D)	Kautabletten, Filmtabletten
Zafirlukast	Accolate® (CH)	Tabletten

Beim Kontakt mit einem Allergen oder einem anderen auslösenden Mechanismus werden beim Asthmatiker aus den in der Bronchialschleimhaut gelegenen Mastzellen nicht nur Histamin, sondern auch Leukotriene freigesetzt. Leukotriene führen zu einer Verengung der Bronchien und fachen die entzündliche Reaktion in der Schleimhaut an. Leukotrienantagonisten verhindern diese Wirkung, indem sie bestimmte Bindungsstellen in der Bronchialschleimhaut besetzen, an die sich die Leukotriene sonst binden würden.

Anwendung

Leukotrienantagonisten beugen in Form einer Dauertherapie Asthmaanfällen vor, beim akuten Asthmaanfall sind sie aber wirkungslos. Montelukast darf Kindern erst ab einem Alter von zwei Jahren verabreicht werden.
Montelukast wird einmal abends vor dem Schlafengehen und zwei Stunden nach dem Abendessen eingenommen; Zafirlukast muss zweimal täglich geschluckt werden.

Montelukast

Alter des Kindes	Tagesdosis	
2–6 Jahre	1x 4 mg abends	(1 Tablette Singulair mini®)
6–14 Jahre	1x 5 mg abends	(1 Tablette Singulair junior®)
ab 15 Jahren	1x 10 mg abends	(1 Tablette Singulair®)

Da nur etwa jedes zweite Kind auf eine Behandlung mit Leukotrienantagonisten anspricht, sollte es zunächst ein bis zwei Wochen lang damit behandelt werden. Falls sich keine Besserung zeigt, wird das Mittel wieder abgesetzt.

Unerwünschte Wirkungen

- Gelegentlich treten unter der Behandlung mit Montelukast Kopfschmerzen, Müdigkeit, Schwindel, Schwäche und Schlafstörungen auf.
- Auch Husten, Fieber, grippeähnliche Symptome und Gelenkbeschwerden kommen vor.
- Bauchschmerzen, Übelkeit und Durchfall werden unter einer Behandlung mit Leukotrienantagonisten gelegentlich beobachtet.
- Allergische Reaktionen, insbesondere Hautausschläge, können durch Leukotrienantagonisten ausgelöst werden.
- Möglicherweise können Leukotrienantagonisten in sehr seltenen Fällen auch eine Autoimmunerkrankung (Churg-Strauss-Syndrom) auslösen bzw. eine unentdeckt bestehende aufdecken. Dieses Syndrom geht mit Entzündungen an Lunge, Herz und Nervensystem einher.

Gegenanzeigen und Wechselwirkungen

- Bei einer Allergie gegen den Wirkstoff dürfen Leukotrienantagonisten nicht eingesetzt werden.
- Montelukast sollte nicht zusammen mit Phenobarbital (einem Schlafmittel), Phenytoin (zur Behandlung der Epilepsie), Rifampicin (Mittel gegen Tuberkulose) gegeben werden, da diese und einige andere Arzneimittel die Produktion eines Enzyms fördern, das Montelukast vermehrt abbaut.

Bewertung

Leukotrienantagonisten werden zur Behandlung des kindlichen Asthmas auf Stufe zwei und drei des Behandlungsplans empfohlen. Sofern das Mittel wirksam ist, was sich bereits nach ein bis zwei Wochen Behandlung feststellen lässt, können andere Antiasthmatika, insbesondere inhalierbare Steroide und/oder Beta-2-Sympathomimetika, eingespart werden.

Da Leukotrienantagonisten im Gegensatz zu den meisten anderen Asthmamedikamenten noch nicht sehr lange eingesetzt werden, liegen noch keine Erfahrungen über eine Langzeitbehandlung mit diesen Mitteln vor. Eine klare Beurteilung ihres Stellenwertes in der Asthmabehandlung ist daher noch nicht möglich.

Der Vorteil einer Behandlung mit Leukotrienantagonisten besteht darin, dass sie nur einmal bzw. zweimal täglich geschluckt und nicht mehrmals täglich inhaliert werden müssen. Gerade bei Kindern rufen häufige Inhalationen verständlicherweise oft einen gewissen Unwillen hervor. Auch die Möglichkeit, andere potenziell gefährlichere Medikamente in ihrer Dosis reduzieren zu können, spricht für diese neuen Wirkstoffe. Dem steht jedoch gegenüber, dass sie nicht bei allen Betroffenen wirken und dass ihre Wirksamkeit hinter derjenigen der inhalativen Steroide zurücksteht. So schützen sie zwar genauso gut wie die Steroide vor Asthmaanfällen, allerdings verbessern die inhalativen Steroide zusätzlich auch die bronchiale Übererregbarkeit. Auch wurde die Wirkung dieser Substanzen nicht in allen Studien bestätigt. Eine neuere Untersuchung an älteren Patienten mit chronischem Asthma, die bereits mit inhalierbaren Steroiden behandelt worden waren, konnte keine weitere Verbesserung der Symptome durch die Gabe von Montelukast belegen.

Bauchschmerzen

Bauchschmerz ist ein häufiges Symptom bei Kindern. Es gibt viele mögliche Ursachen, eine behandlungsbedürftige Organerkrankung kommt jedoch selten in Frage. Solche wären zum Beispiel eine akute Blinddarmentzündung oder eine chronisch-entzündliche Darmerkrankung wie Morbus Crohn.

Häufiger beruhen Bauchschmerzen auf einer funktionellen Störung oder sie begleiten andere Erkrankungen, wie z.B. eine Mandelentzündung. Wenn Bauchschmerzen zusammen mit Übelkeit, Erbrechen und/oder Durchfall auftreten, dann liegt meist eine virale, seltener eine bakterielle Infektion des Magen-Darm-Trakts (Gastroenteritis) vor. Ebenso können Verstopfung oder Blähungen Bauchschmerzattacken auslösen.

Kleinere Kinder klagen oft über Bauchschmerzen, auch wenn eigentlich andere Organe oder Körperregionen von einem Infekt oder einer Verletzung betroffen sind. Sie müssen gar nicht unmittelbar zum Magen-Darm-Trakt gehören. Gerade kleinen Kindern fällt es oft schwer, den genauen Ort der Beschwerden zu lokalisieren, so dass sie ihre Schmerzen in den Bauch projizieren.

Ältere Kinder leiden manchmal unter Bauchschmerzen, wenn ihnen Kummer, Aufregung oder Angst zu schaffen machen. Für die Eltern und auch für den behandelnden Kinderarzt ist es nicht immer einfach, herauszufinden, warum das Kind unter Bauchweh leidet.

- Ist es eine letztlich harmlose, vorübergehende Erscheinung,
- sind die Bauchschmerzen Ausdruck seelischer Probleme oder
- handelt es sich um eine ernsthafte organische Störung?

Hier können Dauer, Heftigkeit und Häufigkeit der Beschwerden sowie eine erhöhte Aufmerksamkeit der Eltern gegenüber mögliche auslösende Faktoren wertvolle Hinweise liefern.

Ursachen

Bauchschmerzen können auf eine Vielzahl von Ursachen zurückgehen. Generell unterscheidet man zwischen akut einsetzenden und wiederkehrenden bzw. schubweise auftretenden Beschwerden. Doch in beiden Fällen ist gerade bei Kindern die Ursache oft nicht immer einfach zu diagnostizieren.

• Relativ häufig sind Bauchschmerzen funktioneller Natur. Das gilt insbesondere für Schmerzen von geringer Intensität und ohne weitere Begleiterscheinungen. Funktionelle Natur heißt, die Schmerzen beruhen nicht auf einer Erkrankung eines Bauchorgans, sondern sie gehen auf eine meist vorübergehende und harmlose Funktionsstörung zurück. Gelegentlich können hinter kurz anhaltenden Bauchschmerzen auch andere Ursachen stecken, die sich nicht genau erfassen lassen.

• Darminfektionen, auch als Magen-Darm-Grippe bezeichnet, verursachen häufig Bauchschmerzen. Akute Bauchschmerzen in Kombination mit Fieber, Übelkeit, Erbrechen/und oder Durchfall deuten meist auf eine virale, sehr selten auch auf eine bakterielle Infektion der Magen- und/oder Darmschleimhaut.

Bei Bauchschmerzen ohne erkennbare Ursache kann die psychische Verfassung des Kindes wertvolle Hinweise geben. Macht das Kind einen bedrückten Eindruck? Zieht es sich von seiner Umwelt zurück? Leidet es zusätzlich unter Appetitlosigkeit und/oder Schlafstörungen? Finden Sie heraus, ob Ihr Kind vielleicht unter seelischen Problemen leidet.

• Eher selten werden derartige Beschwerden durch eine Lebensmittelvergiftung ausgelöst, wobei Giftstoffe von Bakterien oder aus verdorbenen Nahrungsmitteln selbst Bauchschmerzen, Übelkeit und Erbrechen verursachen; allerdings sind diese Symptome dann oft sehr stark ausgeprägt.

• Generell muss bei akut einsetzenden Bauchschmerzen mit oder ohne Übelkeit und Erbrechen auch an eine Blinddarmentzündung gedacht werden. Genau genommen ist nicht der Blinddarm entzündet, sondern der Wurmfortsatz oder Appendix, der am Blinddarm angewachsen ist.

Blinddarmentzündung

Am Anfang zeigt sich eine Blinddarmentzündung durch dumpfe, krampfartige Schmerzen im gesamten Bauch oder in der Magen- bzw. Nabelgegend. Später, oft erst nach Stunden, verlagern sich die Bauchschmerzen in den rechten Unterbauch, und sie werden zunehmend stechender.

Ein wichtiger Hinweis auf eine Blinddarmentzündung ist, dass sie sehr oft mit Appetitlosigkeit einhergeht. Fieber kann hinzutreten, es steigt aber meist nicht über 38,5 °C an. Auch Übelkeit, Erbrechen, Durchfall oder Verstopfung können die Blinddarmentzündung begleiten.

Weitere typische Zeichen für eine akute Blinddarmentzündung sind:

• der Schmerz im rechten Unterbauch verstärkt sich, wenn man in diesem Bereich auf die Bauchdrücke drückt und dann schnell wieder loslässt; man spricht vom so genannten Loslassschmerz;

• die Schmerzen im Bauch werden verstärkt, wenn in Rückenlage das rechte Bein angewinkelt wird.

Je kleiner das Kind ist, desto weniger charakteristisch sind seine Beschwerden. Doch Vorsicht: Jüngere Kinder sind stärker durch einen Blinddarmdurchbruch gefährdet als ältere. Bei Kleinkindern tritt diese Komplikation relativ häufig auf. Sie müssen bei anhaltenden starken Schmerzen im Bauch umgehend vom Kinderarzt oder in der Klinik untersucht werden. Beim geringsten Verdacht auf eine Blinddarmentzündung wird man beim Kleinkind operieren, um einem Durchbruch zuvorzukommen.

Statt einer Blinddarmentzündung kann besonders bei Säuglingen und Kleinkindern auch einmal das so genannte Meckel-Divertikel entzündet sein. Dies ist eine Ausstülpung des Dünndarms, die etwa 50 bis 80 Zentimeter oberhalb des Blinddarms liegt.

• Plötzlich einsetzende, starke Bauchschmerzen, die das Kind veranlassen, laut zu schreien, könnten ein Hinweis auf eine so genannte Darmeinstülpung oder Invagination sein. Dabei stülpt sich ein Teil des Dünndarms in den angrenzenden Darmabschnitt. Solche Einstülpungen des Darms sind allerdings eine seltene Erscheinung, von der fast nur Säuglinge und Kleinkinder betroffen sind.

Bei Neugeborenen können außerdem angeborene Fehlbildungen wie eine Verengung oder Erweiterung eines Darmabschnitts heftige Bauchschmerzen hervorrufen.

Hier ist auch ein Darmverschluss durch besonders zähen Darminhalt im Rahmen einer Mukoviszidose nicht selten Ursache von Bauchschmerzen.

• Schubweise auftretende krampfartige Bauchschmerzen, Durchfall, mitunter auch mäßiges Fieber können durch die Crohn-Krankheit (Morbus Crohn) hervorgerufen werden. Die Ursache für diese chronisch entzündliche, meist in Schüben verlaufende Darmerkrankung ist nicht bekannt; allerdings tritt die Crohn-Krankheit familiär gehäuft auf. Auch Störungen des Immunsystems und Infektionen werden als Auslöser diskutiert.

• Bei Bauchschmerzen, die verstärkt beim Atmen auftreten, und (hohem) Fieber muss auch an eine Lungenentzündung gedacht werden.

• Ursache von Bauchschmerzen können auch Erkrankungen anderer Organe im Bauchraum sein. Denkbar sind eine Leberentzündung (Hepatitis), eine Bauchspeicheldrüsenentzündung (Pankreatitis) oder eine Gallenblasenentzündung (Cholcystitis). Häufig kommt es hier zu einer gelblichen Verfärbung der Haut, Schleimhäute und Bindehaut des Auges (Gelbsucht, Ikterus).

• Vor allem bei Schulkindern und Jugendlichen, die unter wiederkehrenden Magenschmerzen leiden, können eine Magenschleimhautentzündung (Gastritis), seltener auch Geschwüre des Magens oder des Zwölffingerdarms die Ursache sein.

• Bauchschmerzen beim Wasserlassen können auf eine Harnwegsinfektion (siehe Seite 120) deuten.

• An eine Nahrungsmittelunverträglichkeit (siehe Seite 188f.) oder auch eine Nahrungsmittelallergie ist zu denken, wenn es immer wieder im Zusammenhang mit dem Essen zu Bauchschmerzen, Übelkeit, Durchfall oder auch anderen Symptomen kommt.

Nahrungsmittelallergie

Nahrungsmittelallergien sind weit verbreitet; am häufigsten kommen sie bei Kleinkindern vor. Meist besteht gleichzeitig eine andere so genannte atopische Erkrankung, etwa Heuschnupfen, Asthma oder Neurodermitis. Vielfach geht eine Allergie gegen Blütenpollen einer Nahrungsmittelallergie voraus.

Ursachen

Das häufigste allergieauslösende Nahrungsmittel im Kleinkindalter ist Kuhmilch. Später können Nüsse, Obst, vor allem Äpfel, Hühnereier, Gewürze, Fisch, Soja, Schimmelpilze und letztlich jedes Nahrungsmitel eine Allergie auslösen. Häufig bestehen so genannte Kreuzallergien. Dabei reagiert das Kind sowohl auf Nahrungsmittel als auch auf Blütenpollen allergisch.

Typische Beschwerden

Die Symptome einer Nahrungsmittelallergie können sehr vielschichtig sein und beschränken sich keinesfalls nur auf Bauchschmerzen, Durchfall und Erbrechen. Am häufigsten äußern sich Nahrungsmittelallergien als Hautausschläge, Juckreiz oder Nesselsucht. Dazu können eine laufende Nase, Atemnot und ein Anschwellen der Rachenschleimhaut kommen. Schließlich können die Allergene auch den Puls beschleunigen und einen Blutdruckabfall bis hin zum Kreislaufschock auslösen.

Behandlung

Die beste Behandlung einer Nahrungsmittelallergie besteht in der konsequenten Vermeidung der auslösenden Nahrungsmittel, was jedoch nicht immer möglich ist. Antiallergisch wirkende Mittel können dann zumindest zum Teil Linderung verschaffen.

• Wenn Bauchschmerzen unmittelbar vor, während oder nach dem Stuhlgang auftreten, die Stuhlentleerung seltener als dreimal pro Woche erfolgt und der Stuhl sehr hart, mitunter auch »bröselig« ist, dann leidet das Kind höchstwahrscheinlich unter Verstopfung.

• Kleinere Kinder, die unter einer Reisekrankheit leiden, klagen oft weniger über Übelkeit als vor allem über Bauchschmerzen. Weitere Symptome der Reisekrankheit sind

Worauf Sie bei Bauchschmerzen achten sollten

- *Wann, wie oft und wie intensiv leidet Ihr Kind unter Bauchschmerzen?*
- *Bestehen weitere Symptome wie Übelkeit, Erbrechen, Durchfall und/oder Fieber?*
- *Hat Ihr Kind regelmäßig Stuhlgang?*
- *Können Sie bei Ihrem Kind auffällige Gewichtsschwankungen, vor allem Gewichtsverlust, beobachten?*
- *Ist ein Zusammenhang mit der Nahrungsaufnahme erkennbar? Treten die Schmerzen vor, während oder nach einer Mahlzeit auf?*

Blässe und Erbrechen während einer Reise mit dem Auto, einem Flugzeug, der Bahn oder einem Schiff. Die Beschwerden treten als Folge fehlender Übereinstimmung zwischen dem Gleichgewichtssinn und der räumlichen Wahrnehmung auf.

• Zudem können Bauchschmerzen auch durch andere Faktoren hervorgerufen werden: das Verschlucken eines Fremdkörpers, eine Vergiftung, Stoffwechselkrankheiten, einen Unfall oder eine Verletzung, Wurmerkrankungen und vieles mehr.

Typische Beschwerden

• Akute Magen-Darm-Infekte sind meist durch plötzlich einsetzende Bauchschmerzen, Übelkeit, Erbrechen und/oder Durchfall gekennzeichnet; vor allem kleinere Kinder haben zudem oft hohes Fieber.

• Eine Darmeinstülpung äußert sich durch einen plötzlichen, starken Schmerz: Das Kind schreit laut auf und krümmt sich vor Schmerzen. Zusätzlich kann es erbrechen. Vorsicht: Auch wenn die Bauchschmerzen zunächst wieder nachlassen, kann die Einstülpung trotzdem weiter bestehen.

• Die Crohn-Krankheit äußert sich während eines Schubs durch krampfartige Bauchschmerzen, oft im rechten Unterbauch, sowie durch Durchfälle und gelegentlich auftretendes, meist mäßiges Fieber. Infolge der chronischen Entzündung kann auch die Nährstoffaufnahme gestört sein, so dass es zu Gewichtsverlust, Wachstumsstörungen und/oder Mangelerscheinungen wie einer Eisenmangelanämie als häufige Begleiterscheinungen kommt.

Außerdem wird die Crohn-Krankheit häufig von Fisteln, das sind krankhafte Verbindungsgänge etwa zwischen Darm und Hautoberfläche, sowie Abszessen im Bereich des Darmausgangs kompliziert.

• Charakteristische Beschwerden für eine akute Leberentzündung (Hepatitis) sind Bauchschmerzen, Übelkeit, Erbrechen, Durchfall sowie Gelbsucht mit hellem Stuhl und dunklem Urin.

• Für eine Magenschleimhautentzündung sind krampfartige, stechende, drückende oder brennende Schmerzen charakteristisch. Die Schmerzen können vor, während oder nach dem Essen auftreten, aber auch nachts oder am frühen Morgen. Auch Übelkeit, Erbrechen, Appetitlosigkeit und Reizbarkeit können Krankheitszeichen sein.

- Typische Symptome eines Zwölffingerdarmgeschwürs sind dumpfe Schmerzen im Oberbauch, die sich in der Nacht bzw. wenn längere Zeit nichts gegessen wurde, verstärken. Man spricht von einem Nüchternschmerz.
- Bei einem Magengeschwür setzen die Schmerzen typischerweise unmittelbar nach dem Essen oder aber unabhängig von der Nahrungsaufnahme ein.

Dreimonatskolik

Bei den Dreimonatskoliken handelt es sich vermutlich um krampfartige Bauchschmerzen, von denen ausschließlich Säuglinge in den ersten drei Lebensmonaten betroffen sind. Jungen trifft es häufiger als Mädchen.

Ursachen

Die Ursache der Dreimonatskolik ist bislang nicht geklärt; diskutiert wird vor allem eine verzögerte Reifung des Verdauungsapparates. Ebenso ist eine verzögerte Anpassung an die vielfältigen Umweltreize denkbar, die innere Spannungen verursachen und sich dann abends durch Schreien entladen. In sehr seltenen Fällen kann eine Kuhmilch-Eiweiß-Unverträglichkeit verantwortlich sein.

Typische Beschwerden

Oft kommt es in den frühen Abendstunden zu langen Schreiperioden, die auch durch Zuwendung kaum gelindert werden können. Gleichzeitig zieht das Baby die Beine an den oftmals geblähten Bauch und ballt die Hände zu Fäustchen.

Behandlung

In den seltenen Fällen einer Kuhmilch-Eiweiß-Unverträglichkeit kann bei nichtgestillten Säuglingen eine Umstellung auf kuhmilcheiweißfreie Säuglingsnahrung hilfreich sein. Mütter, die stillen, sollten auf Milch und Milchprodukte vorerst verzichten.

Für alle anderen gilt: Da die Ursache ungeklärt ist, ist auch eine Behandlung nicht möglich. Dennoch wird oft das Simeticonpräparat sab simplex® eingesetzt; ein Medikament, dessen Wirkstoff als »Entschäumer« fungiert und dadurch Blähungen beseitigen soll. Bislang liegen jedoch nur Studien vor, wonach das Mittel für diese Indikation nicht besser wirkte als ein Scheinmedikament (Plazebo). Dies könnte damit zusammenhängen, dass Blähungen nicht die Ursache für die Schreiperioden sind (siehe auch Seite 193f.).

Eine medikamentöse Behandlung kommt also nicht in Betracht. Den Eltern bleibt nur die tröstende Gewissheit, dass ihr Kind trotzdem gesund ist, sich völlig normal entwickelt und die Strapazen in aller Regel ab dem vierten Lebensmonat spontan aufhören.

TIPPS

• Achten Sie beim Stillen oder Füttern mit der Flasche darauf, dass Ihr Baby möglichst nicht hastig trinkt und nur wenig Luft schluckt. Bei Fläschchenfütterung müssen Sie auf eine richtige Saugergröße achten; Schaumreste dürfen Sie nicht mitfüttern. Auf diese Weise können Sie verhindern, dass sich zusätzlich Blähungen entwickeln.

• Versuchen Sie herauszufinden, was Ihrem Baby während der Schreiperiode gut tut. Das kann ein warmer Leibwickel, Herumtragen, leichtes Schaukeln oder eine sanfte Bauchmassage sein.

Ist eine Nahrungsmittelunverträglichkeit immer krankheitsbedingt?

Wenn Bauchschmerzen und Unwohlsein, eventuell in Kombination mit Übelkeit, Erbrechen und/oder Durchfall, während oder nach dem Verzehr bestimmter Nahrungsmitteln auftreten, kann eine Nahrungsmittelunvertäglichkeit dahinter stecken. Weitaus seltener liegt eine Nahrungsmittelallergie (siehe auch Seite 185) vor. Bei einer Allergie lösen bereits geringe Mengen des Allergens eine heftige Reaktion aus. Dagegen hängt bei einer Unverträglichkeit die Intensität der Symptome vor allem von der Menge des entsprechenden Lebensmittels ab.

Vorübergehende Form der Nahrungsmittelunverträglichkeit

Es gilt zu unterscheiden zwischen einer krankhaften und einer vorübergehenden Form der Nahrungsmittelunverträglichkeit. Letztere kommt gerade bei kleineren Kindern besonders oft vor: Zu fetthaltige oder zu scharf gewürzte Speisen, ein Übermaß an Milchprodukten, aber auch das eigentlich gesunde Vollkornbrot oder Rohkost und natürlich zu viele Süßigkeiten können das auch noch im Kleinkindalter sehr empfindliche Verdauungssystem übermäßig belasten. Die unvermeidlichen Folgen sind Bauchschmerzen, Blähungen bis hin zu Übelkeit und Erbrechen. Auch der übermäßige Genuss von Fruchtsäften oder Kräutertees, vor allem dann, wenn es sich nicht um spezielle Kinderkräutertees handelt, kann Bauchschmerzen oder Durchfall hervorrufen.

TIPP: Überprüfen Sie zuerst, ob Ihr Kind das Vollkornbrot mit Käse auch wirklich verträgt und es ihm auch gut schmeckt, bevor Sie es auf seinen Speisezettel setzen.

Die Ernährung sollte nicht nur abwechslungsreich und gesund, sondern auch dem Geschmack und dem Wohlbefinden Ihres Kindes entsprechen.

Übrigens: Meist weiß der Körper Ihres Kind am besten, was er verträgt und was nicht. Nötigen Sie Ihr Kind nicht dazu, etwas zu essen, was es (noch) nicht mag.

Krankheitsbedingte Nahrungsmittelunverträglichkeit

Bei den krankheitsbedingten Nahrungsmittelunverträglichkeiten handelt es sich dagegen um manifeste Störungen im Verdauungs- oder Stoffwechselprozess. Diese Störungen entstehen oft infolge eines angeborenen Mangels an einem bestimmten Enzym. Sie machen sich meist im Säuglings- oder frühen Kleinkindalter bemerkbar.

- Milchzuckerunverträglichkeit (Laktoseintoleranz):

Bei einer Milchzuckerunverträglichkeit kann der Körper aufgrund eines Enzymdefekts den Milchzucker (Laktose) im Dünndarm nicht richtig verdauen. Auf diese Weise gelangt unverdaute Laktose in den Dickdarm und wird dort von den Darmbakterien zersetzt, wobei auch große Mengen an Darmgasen entstehen. Dadurch kommt es zu Symptomen wie Bauchschmerzen und Blähungen bis hin zu Durchfall und Erbrechen.

Kinder, die keine Laktose vertragen, müssen Milch und laktosehaltige (Milch-)Produkte weitgehend meiden. Joghurt wird meist recht gut vertragen; laktosearme Milch ist in Apotheken erhältlich.

- Glutenunverträglichkeit (Zöliakie):

Gluten ist ein Klebereiweiß, das in Getreideprodukten wie Weizen, Dinkel, Roggen oder Hafer enthalten ist. Ursache der Unverträglichkeit ist vermutlich ein genetisch bedingter Enzymdefekt der Dünndarmschleimhaut. Dadurch kann Gluten nicht abgebaut werden und es kann die Zellen der Dünndarmschleimhaut schädigen.

Zöliakie macht sich gewöhnlich ab dem sechsten Lebensmonat nach Beginn der Breifütterung bemerkbar. Typische Symptome sind chronischer Durchfall mit fetthaltigen Stühlen, Wachstumsstillstand, Appetitverlust, aufgetriebener Bauch, Reizbarkeit und andere psychische Auffälligkeiten.

Als Folge der Glutenunverträglichkeit kommt es zu Unterernährung, Blutarmut durch Eisenmangel und anderen Mangelerscheinungen. Die Behandlung besteht in einer lebenslangen glutenfreien Diät. Wenn diese konsequent eingehalten wird, kann sich die Darmschleimhaut wieder vollständig erholen.

Wann zum Arzt?

Ein Arztbesuch ist unbedingt erforderlich, wenn die Bauchschmerzen sehr heftig sind und das Kinder zusätzlich unter Fieber, Erbrechen und/oder Durchfall leidet. Auch Bauchschmerzen, die in Schulter, Arm oder Brust ausstrahlen oder krampfartig (kolikartig) auftreten, müssen sofort ärztlich abgeklärt werden. Gleiches gilt, wenn der Bauch aufgetrieben oder die Bauchdecke hart ist.

Weitere Gründe, einen Arzt aufzusuchen, sind wiederkehrende Bauchschmerzen, Gewichtsverlust, Gelbsucht, Blut im Urin oder Stuhl und andere auffällige Symptome.

Vor allem Säuglinge und Kleinkinder sollten auch dann vom Kinderarzt untersucht werden, wenn außer Bauchschmerzen keine weiteren Beschwerden erkennbar sind bzw. vom Kind angegeben werden.

Mögliche Risiken und Folgeschäden

Bauchschmerzen können das Allgemeinbefinden eines Kindes erheblich beeinträchtigen. Ernsthafte Folgeschäden sind jedoch meist nicht zu befürchten, sofern eine organische Ursache zweifelsfrei ausgeschlossen werden konnte.
Dennoch sollten Eltern die Beschwerden ihres Kindes unbedingt ernst nehmen, insbesondere dann, wenn der Verdacht besteht, dass das Kind seelische Probleme in den Bauch verlagert. Naturgemäß verschwinden die Bauchschmerzen wieder, wenn der seelische Konflikt bewältigt werden konnte. Gerade in solchen Situationen ist die elterliche Zuwendung und ein offenes Gespräch über eventuelle Probleme in Kindergarten, Schule oder in der Familie sehr wichtig.
Anders sieht dies natürlich bei organisch bedingten Bauchschmerzen aus. Sie müssen unbedingt behandelt werden. Nicht nur, dass es zahlreiche mögliche Ursachen für Bauchschmerzen gibt, insbesondere in einer chronischen bzw. immer wiederkehrenden Form, es kann auch eine Vielzahl von Komplikationen auftreten.
So kann es beispielsweise bei einer Blinddarmentzündung zum Durchbruch des Wurmfortsatzes kommen. Dann gelangt Darminhalt in die Bauchhöhle und ruft eine lebensgefährliche Bauchfellentzündung hervor. Eine Darmeinstülpung und auch einige andere Darmerkrankungen können zu einem lebensbedrohlichen Darmverschluss führen.

Bauchschmerzen, besonders wenn sie akut auftreten und sehr stark sind, aber auch, wenn sie immer wiederkehren oder nicht mehr verschwinden wollen, müssen so rasch wie möglich vom Arzt untersucht werden.

Nichtmedikamentöse Behandlung

Wärmflasche

Wärme wirkt entspannend auf eine verkrampfte Darmmuskulatur und mildert Schmerzen. Das hilft oft schon bei leichten Bauchschmerzen, sofern sie nicht durch eine akute Entzündung wie eine Blinddarmentzündung oder Crohn-Krankheit bedingt sind.

Legen Sie Ihrem Kind bei leichten Bauchschmerzen mehrmals täglich eine Wärmflasche auf den Bauch, aber nur, wenn Sie ganz sicher sind, dass keine organische Erkrankung dahinter steckt.

Ernährungsgewohnheiten überprüfen

Wenn Ihr Kind zu Blähungen neigt, sollten Sie auf stark blähende Nahrungsmittel wie Hülsenfrüchte oder Kohl verzichten. Bei Säuglingen, die gestillt werden, kann es hilfreich sein, wenn die Mutter blähende Speisen vermeidet.
Generell sollten vor allem kleineren Kindern Vollwertgetreide und Rohkost nur dann angeboten werden, wenn sie diese Nahrungsmittel auch vertragen. Die in diesen Lebensmitteln enthaltenen Vitamine und Ballaststoffe sind zwar zweifellos für die kindliche Entwicklung wichtig, doch reagiert der Verdauungstrakt nicht selten zunächst mit Blähungen und Bauchschmerzen auf den Genuss dieser »schwer verdaulichen« Lebensmittel.
Auch Kaugummikauen, ungenügendes Kauen, kohlensäurehaltige Getränke und zu hastiges Essen und Trinken fördern Blähungen und Bauchschmerzen.

Bauchmassage

Vor allem bei Babys und kleineren Kindern kann eine Bauchmassage wohltuend sein. Legen Sie Ihr Kind mit dem Rücken auf das Bett oder auf ein Sofa. Nun massieren Sie den Bauch mit Ihrer flachen, warmen Hand – immer im Uhrzeigersinn.

Fliegerhaltung

Manchmal hilft es einem Baby, das unter Dreimonatskoliken leidet, wenn man es mit dem Bauch auf den Unterarm legt und dabei herumläuft.
Angestaute Gase können leichter entweichen, wenn Sie Ihr Baby kräftig strampeln lassen oder seine Beine abwechselnd sanft gegen seinen Bauch drücken und wieder nach vorn ziehen.

Fenchel, Anis und Kümmel

Sofern das Kind es verträgt und mag, können auch Tees, die Anis, Fenchel und/oder Kümmel enthalten, bei Bauchschmerzen helfen. Sie können den Tee aus den entsprechenden Samen selbst zubereiten oder als fertige Teemischung kaufen. Samen und Teemischung erhalten Sie in der Apotheke.
In seltenen Fällen können diese Stoffe aber auch Allergien hervorrufen.

> *Auf keinen Fall sollten Kräutertees, insbesondere wenn sie Fenchel enthalten, den Kindern über einen längeren Zeitraum gegeben werden, da sie Stoffe enthalten, die sich in tierexperimentellen Untersuchungen als krebserregend und erbgutverändernd erwiesen haben.*

Bewegung

Ständiges Sitzen in der Schule, bei den Hausaufgaben oder vor dem Computer- bzw. Fernsehbildschirm lässt auch den Darm unbeweglich werden. Die Folge sind eine verzögerte Darmpassage und die Neigung zu Verstopfung, Blähungen und Bauchschmerzen.
TIPP: Sorgen Sie dafür, dass Ihr Kind möglichst früh Spaß an der Bewegung findet und ihn lange beibehält. Lassen Sie es Herumtollen und verschiedene Sportarten ausprobieren. Achten Sie an Tagen mit langem Schulunterricht und vielen Hausaufgaben, dass es auch ausreichend Bewegung hat.

Behandlung mit Medikamenten

Im Vordergrund der Behandlung unspezifischer Bauchschmerzen bei Kindern stehen verschiedene Simeticonpräparate und pflanzliche Mittel. Simeticonpräparate sollen den Darm »entschäumen« und dadurch Blähungen lindern. Die pflanzlichen Mittel sollen die Magen-Darm-Motorik anregen und auf diese Weise eine vermehrte Gasansammlung im Darm beseitigen. Während die entblähende Wirkung der pflanzlichen Mittel umstritten ist, konnte die therapeutische Wirksamkeit von Simeticonpräparaten durch verschiedene Studien bestätigt werden.

> *Bei Dreimonatskoliken scheinen simeticonhaltige Mittel nicht zu helfen.*
> *So erwies sich Sab simplex®, ein hierbei besonders häufig verschriebenes Simeticonpräparat, in Untersuchungen bisher als nicht besser wirksam als ein Plazebo. Dies mag daran liegen, dass bei der Dreimonatskolik sehr wahrscheinlich andere Beschwerden als Blähungen im Vordergrund stehen.*

Das Phänomen Dreimonatskoliken legt eine differenzierte Betrachtung nahe (siehe Dreimonatskoliken, Seite 187). Dafür spricht die Altersabhängigkeit der Koliken sowie die Tatsache, dass eine Nahrungsumstellung von stillenden Müttern bzw. der nichtgestillten Säuglinge keine Besserung bringt – es sei denn, die Koliken beruhen auf einer Kuhmilcheiweiß-Unverträglichkeit.
Heute werden zur Linderung der Dreimonatskolik auch keine krampflösenden Präparate (Spasmolytika, siehe Seite 196f.) mehr eingesetzt, weil sie sich als unwirksam erwiesen haben.
Von den pflanzlichen Mitteln konnte bisher einzig der therapeutische Nutzen des Kombinationspräparats Iberogast® belegt werden. Durch seine anregende Wirkung auf die Magen-Darm-Motorik scheinen sich Bauchschmerzen, Blähungen und andere funktionelle Verdauungsstörungen (funktionelle Dyspepsie) nachhaltig zu verbessern.

Krampflösende Mittel (Spasmolytika) stellen die Muskulatur des Magen-Darm-Trakts ruhig und werden daher zur Linderung von krampf- oder kolikartigen Bauchschmerzen eingesetzt. Sie entfalten ihre Wirkung am besten dann, wenn sie gespritzt werden. In Form von Zäpfchen und Tabletten sind sie weniger gut wirksam, weil sie aus dem Verdauungstrakt nur in geringem Maße in den Körper aufgenommen werden. Da sie zudem schwere Nebenwirkungen hervorrufen können, sind sie zur Selbstmedikation kaum geeignet.

Mittel gegen Blähungen (Carminativa)

Wirkstoff	Präparatebeispiele	Darreichungsformen
Simeticon	Sab simplex® (D), Lefax® (CH, D), Lefax® liquid (D), Lefax Tropfen® (D), Lefaxin® (A), Disflatyl® (CH), Espumisan® (D), Espumisan® Emulsion (D), Flatulex® (CH), Simethicon-ratiopharm® (D)	Tropfen, Kautabletten, Lutschpastillen, Kapseln, Emulsion

Pflanzliche Carminativa

Wirkstoffe	Präparatebeispiele	Darreichungsformen
Extrakt aus Fenchel, Koriander, Kamillenblüten	Carminativum Babynos® (D)	Tropfen
Extrakt aus Kamillenblüten, Pfefferminzblättern, Fenchel, Kümmel, Pomeranzenschalen	Carminativum-Hetterich® N (D)	Tropfen
Mariendistelfrüchte, Jamboulrinde, Condurangorinde, Sarsaparillawurzel	Pankreaplex® Neu (D)	Tropfen, Dragees
Extrakt aus Bitterer Schleifenblume, Angelikawurzel, Kamillenblüten, Kümmel, Schöllkraut, Mariendistelfrüchten, Melissenblättern, Süßholzwurzel, Pfefferminzblättern	Iberogast® (D)	Tropfen

Simeticon setzt sich aus Siliziumdioxid und Dimeticon zusammen. Der eigentliche Wirkstoff Dimeticon ist ein so genannter Entschäumer, der die Oberflächenspannung von Flüssigkeiten auf rein physikalischem Wege verringert. Dabei bewirkt Dimeticon, dass der blasige Schaum, der durch aufgestaute Gase im Darm entsteht, zerfällt und die Gase nun auf natürliche Weise entweichen können.

Wegen ihrer Fähigkeit, die gefährliche Blasenbildung zu verhindern, werden Simeticonpräparate auch als Sofortmaßnahme bei Vergiftungen durch Spülmittel empfohlen.

Iberogast® enthält neun verschiedene Pflanzenauszüge in alkoholischer Lösung. Es wird vorwiegend zur Linderung von Krämpfen und funktionellen Störungen im Magen-Darm-Bereich eingesetzt.

Lefax® Kautabletten und Lutschpastillen sowie Espumisan® Kautabletten und Kapseln sind für Kinder unter sechs Jahren nicht geeignet. Für jüngere Kinder stehen milder dosierte Mittel, wie Lefax® liquid Suspension und Espumisan® Emulsion sowie Lefax® Tropfen Suspension, die auch für Säuglinge geeignet ist, zur Verfügung. Ebenso kann die Sab simplex® Suspension bereits Säuglingen verabreicht werden.

Die Wirkung von Carminativum-Hetterich® N bei Verdauungsstörungen infolge einer Kost-Umstellung (Abstillen) sowie bei Blähungen, Säuglingsdyspepsie und Verstopfung (spastische Obstipation) konnte bis heute nicht ausreichend belegt werden.

Gleiches gilt für Carminativum Babynos®, das speziell bei blähungsbedingten Verkrampfungen bei Säuglingen und Kindern hilfreich sein soll. Zudem sind beide Präparate generell problematisch, weil sie Flüssigextrakte aus Fenchel und Alkohol, Carminativum-Hetterich® N außerdem auch Pfefferminzblätter enthalten. Da diese Stoffe Allergien und andere Nebenwirkungen auslösen können, sollten sie Säuglingen und Kleinkindern, wenn überhaupt, nur nach ärztlicher Absprache verabreicht werden.

Anwendung

Simeticonhaltige Tropfen werden zu den Mahlzeiten, bei Säuglingen in die Flaschennahrung, und eventuell eine weitere Dosis vor dem Schlafengehen gegeben. Für die Anwendung von Sab simplex® Suspension empfiehlt der Hersteller folgende Dosierungen:

Sab simplex® Suspension

Alter des Kindes	Tagesdosis
Säuglinge und Kleinkinder	jeweils etwa 15 Tropfen zu den Mahlzeiten
Schulkinder	alle 4–6 Stunden 20–30 Tropfen
ab 12 Jahren	alle 4–6 Stunden 30–45 Tropfen

Simeticonhaltige Kau- und Lutschtabletten bzw. Kapseln werden zu oder nach den Mahlzeiten und mit etwas Flüssigkeit bei Bedarf auch vor dem Schlafengehen eingenommen.
Kinder ab sechs Jahren zerkauen drei- bis viermal täglich eine bis zwei Kautabletten.

Pflanzliche Mittel werden Säuglingen und Kindern unter einem Jahr mehrmals täglich, wie jeweils auf der Packungsbeilage angegeben, unverdünnt oder verdünnt in Brei oder Flüssigkeit verabreicht. Ältere Kinder erhalten in der Regel dreimal täglich entsprechend höhere Dosen.

Iberogast® Tropfen

Die Tropfen werden vor oder zu den Mahlzeiten in etwas Flüssigkeit bzw. in die Flaschennahrung gegeben und eingenommen.

Alter des Kindes	Tagesdosis
Säuglinge bis 3 Monate	6 Tropfen pro Mahlzeit
3 Monate–2 Jahre	8 Tropfen pro Mahlzeit
3–5 Jahre	10 Tropfen pro Mahlzeit
6–12 Jahre	15 Tropfen pro Mahlzeit
ab 12 Jahren	3x 20 Tropfen

Da es sich bei den pflanzlichen Carminativa zumeist um alkoholische Frischpflanzenauszüge handelt, sollten Sie eine Behandlung bei Kindern unter drei Jahren nur nach ärztlicher Absprache durchführen.

Unerwünschte Wirkungen

- Simeticonpräparate: In altersgemäßer Dosierung sind keine unerwünschten Wirkungen der Mittel bekannt.
- Carminativum-Hetterich® N und Carminativum Babynos®: In Einzelfällen sind allergische Reaktionen der Haut und Atemwege aufgetreten.

Gegenanzeigen und Wechselwirkungen

- Bei bekannter Überempfindlichkeit gegen den Wirkstoff Simeticon oder einen der sonstigen Bestandteile dürfen Simeticonpräparate nicht angewendet werden.
- Simeticonhaltige Kautabletten, Lutschpastillen und Kapseln sind generell für Kinder unter sechs Jahren nicht geeignet.
- Bei einer Allergie gegen einen der Inhaltsstoffe der pflanzlichen Kombinationspräparate dürfen die entsprechenden Mittel nicht verabreicht werden.

• Zudem darf Carminativum-Hetterich® N nicht bei einem Gallensteinleiden, Carminativum Babynos® nicht bei einer Unverträglichkeit von Fruchtzucker (Fructoseintoleranz) zum Einsatz kommen.

Bewertung

Niedrig dosierte simeticonhaltige Präparate in Tropfen- oder Saftform können auch im Säuglingsalter weitgehend bedenkenlos gegen schmerzhafte Blähungen verabreicht werden. Die Mittel bewirken in der Regel eine rasche Linderung der Symptome. Außerdem sind selbst bei einer unbeabsichtigten Überdosierung keine Nebenwirkungen zu erwarten, sofern keine Unverträglichkeit besteht.
Ob sie allerdings auch bei Bauchschmerzen helfen, die nicht durch eine vermehrte Gasbildung hervorgerufen werden, ist fraglich. Da gerade bei Kindern nicht immer eindeutig geklärt werden kann, auf welche Ursachen die Bauchschmerzen genau zurückzuführen sind, kann es jedoch einen Versuch wert sein, zuerst mit Simetikon eine Schmerzlinderung herbeizuführen, bevor man zu anderen Medikamenten wie z.B. zu Spasmolytika greift. Grundsätzlich sind simetikonhaltige Präparate den meisten pflanzlichen Carminativa vorzuziehen, da deren Wirkung bisher nicht belegt ist.
Einzig Iberogast® hat sich als weitgehend nebenwirkungsfreies Magen-Darm-Mittel bewährt. Es sollte jedoch, ebenso wie andere alkoholhaltige Präparate, Kindern unter drei Jahren nicht ohne ärztliche Absprache verabreicht werden.

Krampflösende Mittel (Spasmolytika)

Wirkstoff	Präparatebeispiele	Darreichungsformen
Butylscopolamin	Buscolysin® (D), Buscopan® (D, A, CH), BS-ratipopharm® (D), Spasmowern® (D)	Dragees, Zäpfchen, Injektionslösung
Butylscopolamin, Paracetamol	Buscopan plus® (D)	Filmtabletten, Zäpfchen

Butylscopolamin ist ein so genanntes Anticholinergikum (Parasympatholytikum). Es bewirkt u.a. eine Erschlaffung der glatten Muskulatur innerer Organe, wie z.B. Darm, Blase, Gallenwege und Bronchien, indem es die Informationsübertragung an bestimmten Nerven des vegetativen Nervensystems durch eine Blockierung des Überträgerstoffs Acetylcholin hemmt.
Wegen dieses entspannenden Effektes auf die glatte Muskulatur können Anticholinergika als krampflösende Mittel zur Therapie von Krämpfen des Magen-Darm-Traktes eingesetzt werden.

Anwendung

Säuglingen und Kleinkindern wird Butylscopolamin in der Regel rektal als Zäpfchen, Schulkindern auch als Dragee verabreicht. Die Zäpfchen werden möglichst nach dem Stuhlgang tief in den After eingeführt, die Dragees unzerkaut mit ausreichend Flüssigkeit eingenommen.

Alter des Kindes	Tagesdosis
Butylscopolamin	
Säuglinge	2–3x 1 Zäpfchen à 7,5 mg
1–5 Jahre	3–5x 1 Zäpfchen à 7,5 mg
ab 6 Jahren	3–5x 1–2 Dragees
Buscopan plus®	
ab 12 Jahren	3x 1–2 Filmtabletten bzw. 3–4x 1 Zäpfchen

Unerwünschte Wirkungen

• Da Anticholinergika ihre hemmende Wirkung auf den Überträgerstoff Acetylcholin nicht nur an der Muskulatur des Magen-Darm-Trakts, sondern an vielen anderen Organen entfalten, können eine Vielzahl von Nebenwirkungen auftreten. So kann beispielsweise die Hemmung der Speichel- und Schweißbildung zu Mundtrockenheit, Schluckbeschwerden und Sprechstörungen bzw. als Folge eines Wärmestaus zu Hautrötungen führen.

• Außerdem können Sehstörungen, Augentrockenheit sowie eine Behinderung der Nasenatmung auftreten.

• Weitere relativ häufige Folgeerscheinungen sind eine verminderte Harnausscheidung sowie Herzrasen.

• Insbesondere nach Anwendung in Spritzenform kann das Reaktionsvermögen eingeschränkt sein. Außerdem können sowohl Müdigkeit als auch Unruhe sowie weitere psychische Veränderungen auftreten.

• Sehr selten sind allergische Reaktionen, die aber bis hin zum allergischen Schock reichen können.

• Grundsätzlich kann eine längerfristige Anwendung bzw. eine Überdosierung insbesondere der Wirkstoffkombination Butylscopolamin plus Paracetamol zu schweren Leber- und Nierenschädigungen mit dem Risiko eines Nierenversagens führen. Außerdem besteht bei längerer Anwendungsdauer dieser Kombination die Gefahr, dass Kopfschmerzen auftreten.

Die Gabe dieses Kombinationspräparats sollte daher, wenn überhaupt, im Rahmen der Selbstmedikation auf maximal drei bis vier Tage beschränkt bleiben.

Gegenanzeigen und Wechselwirkungen

- Butylscopolamin darf nicht angewendet werden, wenn das Kind unter einem erhöhten Innendruck des Auges (grüner Star, Glaukom) leidet bzw. wenn ein Darmverschluss, ein Megakolon (Erweiterung des Dickdarms), eine Blasenentleerungsstörung oder eine Tachykardie (schneller Puls) besteht.
- Butylscopolamin sollte nicht zusammen mit Mitteln gegen Depressionen (tri- und tetrazyklische Antidepressiva) und Psychosen (Neuroleptika) gegeben werden, da dabei die Gefahr von Nebenwirkungen zunimmt.

Bewertung

Die Anwendung von Butylscopolamin in Form von Zäpfchen oder Dragees kann allenfalls eingeschränkt empfohlen werden. Zumindest gilt dies zur Linderung krampfartiger Schmerzen bei Erkrankungen des Magen-Darm-Trakts im Rahmen der Selbstmedikation. Die krampflösende Wirkung entfaltet dieser Wirkstoff nur dann in ausreichendem Maß, wenn er intravenös verabreicht wird. Außerdem steht das Risiko, dass schwere Nebenwirkungen auftreten können, meist nicht im Verhältnis zum therapeutischen Nutzen.

Eine Alternative ist Paracetamol als Monopräparat. Sein schmerzstillender Effekt ist dem der rein spasmolytisch wirkenden Zäpfchen oder Tabletten eindeutig überlegen.

Medikamente nur nach ärztlicher Absprache

Wenn das Kind unter einer diagnostizierten chronisch-entzündlichen Magen- oder Darmerkrankung leidet, kommt in der Regel eine spezielle medikamentöse Behandlung zum Einsatz. Da diese nur vom behandelnden Arzt festgelegt werden kann, verzichten wir an dieser Stelle auf eine ausführliche Erörterung der einzelnen Präparate.

Es sei aber in diesem Zusammenhang ausdrücklich noch einmal darauf hingewiesen, dass gerade bei Kindern die Auswahl und Dosierung von Medikamenten eine sorgfältige Nutzen-Risiko-Abwägung unter Berücksichtigung altersspezifischer wie auch individueller Besonderheiten erfordert. Diese verbietet es generell, ohne ärztliche Absprache Mittel einzusetzen, mit denen Erwachsene vielleicht gute Erfahrungen gemacht haben.

Dies gilt für säurebindende Mittel (Antazida), die zur Behandlung von Magen- und Zwölffingerdarmgeschwüren verordnet werden, ebenso wie für diverse Abführmittel (siehe Verstopfung, Seite 223), Präparate gegen Übelkeit (siehe Erbrechen, Seite 199) und letztlich für alle Medikamente, die zu therapeutischen Zwecken herangezogen werden.

Erbrechen

Erbrechen ist vor allem bei jüngeren Kindern ein sehr häufiges und vieldeutiges Symptom. Es kann durch ganz unterschiedliche Erkrankungen ausgelöst werden. Erbrechen wird vom Brechzentrum gesteuert, das sich im Hirnstamm befindet. Wenn es aktiviert wird, löst es reflektorisch das Zusammenziehen von Bauchwand, Magen und Zwerchfell aus. Dadurch wird der Mageninhalt nach oben über Speiseröhre und Mund ausgeworfen.
Oft ist Erbrechen ebenso wie Durchfall eine natürliche Reaktion des Körpers auf Fremdstoffe wie Krankheitserreger oder unverträgliche Nahrungsmittel, welche die Magenschleimhaut stark reizen. Der Organismus will sie rasch wieder loswerden. Allerdings können auch ernsthafte Störungen des Verdauungstraktes sowie andere Organerkrankungen Erbrechen auslösen.

Ursachen

• Die häufigste Ursache für Erbrechen im Kindesalter ist eine virale, seltener eine bakterielle Infektion des Verdauungstraktes. Man spricht von Gastroenteritis, Brechdurchfall oder Magen-Darm-Grippe. In diesem Fall kommen meist Symptome wie Bauchschmerzen, Durchfall und Fieber dazu.
• An eine Blinddarmentzündung müssen Sie denken, wenn neben dem Erbrechen im rechten Unterbauch ein Druckschmerz besteht (siehe Blinddarmentzündung, Seite 183).
• Erbrechen nach dem Verzehr bestimmter Nahrungsmittel kann auf eine Nahrungsmittelallergie zurückgehen, vor allem wenn weitere Symptome wie Durchfall, Hautausschlag und eventuell Atembeschwerden hinzukommen.
• Mitunter kommt Erbrechen auch im Rahmen anderer Erkrankungen von Organen vor, die mit dem Verdauungstrakt in Verbindung stehen; so etwa bei Erkrankungen der Speiseröhre, des Magens und des Zwölffingerdarms, der Leber (Hepatitis), Galle oder der Bauchspeicheldrüse.
• Bei Krankheiten, die das Brechzentrum im Gehirn direkt aktivieren, kann Erbrechen ebenfalls als Begleiterscheinung auftreten, so etwa bei Entzündungen des Gehirns (En-

Reflexerbrechen

Vor allem bei jüngeren Kindern kann ein so genanntes »Reflexerbrechen« auch im Rahmen einer Organerkrankung auftreten, die nicht unmittelbar im Zusammenhang mit dem Magen-Darm-Trakt steht. Beispiele hierfür sind eine Mandel- oder Mittelohrentzündung bzw. eine Harnwegsinfektion, bei Jungen auch eine akute Drehung von Hoden und Samenstrang (Hodentorsion). Bei Säuglingen und Kleinkindern sind Erbrechen, Fieber und die Weigerung zu trinken oft die einzigen Symptome einer Harnwegsinfektion!

zephalitis), der Hirnhäute (Meningitis) oder bei Entzündungsprozessen am Rückenmark (Myelitis). Wenn Erbrechen nach einem Sturz oder einem Schlag auf den Kopf auftritt, müssen Sie an eine Gehirnerschütterung denken.

- Erbrechen, das mit anfallsartig auftretenden, heftigen, meist halbseitigen Kopfschmerzen einhergeht bzw. vor diesen auftritt, könnte darauf hinweisen, dass das Kind unter Migräne leidet (siehe auch Seite 240) leidet.
- Erbrechen vor allem im Auto, aber auch im Flugzeug, in der Bahn oder auf dem Schiff wird durch die Reisekrankheit verursacht.
- In seltenen Fällen kann wiederholt auftretendes Erbrechen bei Neugeborenen und Säuglingen auch angeborene Ursachen haben, so etwa ein Zwerchfellbruch, eine Fistel zwischen Luft- und Speiseröhre, Verengungen oder Verschlüsse im Magen-Darm-Kanal, ein angeborenes Megakolon (massive Erweiterung von Teilen des Dickdarms) oder anormale Einstülpungen des Darms (Invagination).

Nahrungsmittelvergiftung

Bei wiederholtem, kurz aufeinander folgendem heftigen Erbrechen könnte eine Nahrungsmittelvergiftung der Auslöser sein. Dann sind auch andere Symptome wie Bauchschmerzen, Durchfall und Fieber stark ausgeprägt. Dabei verursachen die Giftstoffe bestimmter Bakterien die Symptome. Meist ist die Nahrungsmittelvergiftung eine Folge der Aufnahme von Salmonellen und Staphylokokken, seltener von Bacillus cereus oder Clostridium perfringens. Die Erreger werden durch infizierte Nahrungsmittel, zum Beispiel rohe Eier, Eierspeisen, Geflügel und Mayonnaise, aufgenommen.
Eine besondere Form der Nahrungsmittelvergiftung ist der Botulismus. Er wird durch Giftstoffe des Bakteriums Clostridium botulinum verursacht und ruft neben Übelkeit und Erbrechen auch neurologische Symptome wie Augenflimmern, Doppeltsehen, Sprach- und Schluckstörungen sowie weitere Lähmungserscheinungen hervor. Botulinumtoxine kommen am häufigsten in selbst geräucherten Lebensmitteln und selbst eingemachten, sehr selten auch in industriell hergestellten Konserven vor.

• Schwallartiges Erbrechen bei Säuglingen und Neugeborenen nach jeder Mahlzeit kann durch eine angeborene Magenpförtnerverengung (Pylorusstenose) verursacht werden (siehe Kasten). Das Erbrechen beginnt oft ab der zweiten Lebenswoche.

Magenpförtnerverengung (Pylorusstenose)

Ursache und typische Beschwerden

Bei dieser Krankheit kommt es beim Neugeborenen bzw. Säugling nach jeder Mahlzeit zu einem schwallartigen Erbrechen großer Mengen teilweise unverdauter, säuerlich riechender Nahrung. Das Erbrechen setzt etwa ab der zweiten bis 15. Lebenswoche ein, wobei Jungen häufiger betroffen sind als Mädchen. Die Ursache für das Erbrechen ist eine angeborene Verengung des Magenpförtners, eines ringförmigen Schließmuskels, über den der Magen in den Zwölffingerdarm mündet. Aus bislang ungeklärter Ursache kann dieser Schließmuskel derart vergrößert sein, dass es zu einer gravierenden Verengung der Passage zwischen Magen und Zwölffingerdarm kommt. Dadurch wird der Weitertransport des Nahrungsbreis vom Magen in den Zwölffingerdarm beeinträchtigt oder sogar blockiert. Es kommt zu einem Nahrungsstau; die Nahrung fließt schließlich zurück in den Mund bzw. wird schwallartig erbrochen.
Weitere auffällige Symptome sind eine verminderte Stuhlentleerung, Gewichtsverlust und Austrocknungserscheinungen. Oft ist auch der Oberbauch aufgetrieben, während der Unterbauch deutlich flacher ist. Zudem ist der Säugling unruhig und zeigt oft einen ernsten Gesichtsausdruck.

Behandlung

Nicht immer ist eine Operation notwendig. Häufig bildet sich die anormale Vergrößerung der Ringmuskulatur nach der 14. Lebenswoche spontan zurück. Deshalb steht bei leichteren Fällen oft eine medikamentöse Therapie im Vordergrund. Krampflösende Mittel (vor allem Atropinderivate) sollen eine Erschlaffung der Ringsmuskulatur bewirken, die Infusion von Flüssigkeits- und Elektrolytlösungen den Flüssigkeits- und Salzverlust ausgleichen. Dem Kind hilft auch, wenn Sie ihm häufig kleine Mahlzeiten geben. Wenn sich die Symptome dadurch nicht bessern, wird die verdickte ringförmige Muskulatur des Magenpförtners chirugisch durchtrennt.

• Zudem können im Säuglingsalter bestimmte angeborene Stoffwechseldefekte, etwa Störungen im Aminosäurenstoffwechsel, oder hormonelle Störungen wie das Bartter-Syndrom Erbrechen auslösen.
• Auch Husten kann Erbrechen auslösen, wenn das Kind sich am Schleim verschluckt, der durch den Husten nach oben befördert wurde. Erbrechen bei einem schweren Hustenanfall ist ein ganz charakteristisches Symptom bei Keuchhusten (siehe Seite 65). Ebenso kann Erbrechen bei Kindern auftreten, die unter Mukoviszidose leiden.

• Weitere Ursachen für Erbrechen können Vergiftungen oder die Einnahme von Medikamenten sein.

• Nicht immer muss dem Erbrechen eine Krankheit zu Grunde liegen. Vor allem kleinere Kindern erbrechen sich, wenn sie zu viel oder etwas Unverträgliches gegessen haben. Säuglinge spucken oder speien oft nach der Fütterung geringe Nahrungsreste. Sie haben dann zu hastig getrunken oder bei der Nahrungsaufnahme zu viel Luft geschluckt. Wenn sich keine organische Ursache und auch kein Ernährungsfehler feststellen lassen, dann kann Erbrechen mitunter auch eine Reaktion des Kindes auf seelische Überlastung, Überforderung und Stress sein.

Typische Beschwerden

Beim Erbrechen entleert sich der Mageninhalt über Speiseröhre und Mund nach außen. Es kann leicht oder heftig sein, ein-, zweimal oder mehrmals auftreten und die Mengen können im Schwall oder im Strahl, also in hohem Bogen, erbrochen werden. Das Erbrochene kann neben unverdauter Nahrung und Getränken auch Schleim, gelbe oder grüne Gallenflüssigkeit sowie Blut enthalten. Bevor das Kind erbricht, leidet es unter Übelkeit, der Speichel fließt verstärkt, es ist blass, schwitzt an Stirn, Oberlippen und Nacken und sein Puls ist beschleunigt.

Vorsicht bei kleineren Kindern: Wenn sie kurz hintereinander mehrmals erbrechen, also häufiger als drei- bis viermal innerhalb von zwei Stunden, dann kann es zu einem massiven Flüssigkeitsverlust kommen. Anzeichen hierfür sind Teilnahmslosigkeit, tiefliegende Augen, Blässe und eine verminderte Urinausscheidung. Bei Säuglingen sieht man dann auch eine eingesunkene Fontanelle.

Begleitende oder vorab bestehende Symptome können einen ersten Anhalt für die Ursache des Erbrechens geben:

• Bei einer Magen-Darm-Infektion leidet das Kind oft zusätzlich an Bauchschmerzen, Durchfall und/oder Fieber.

• Tritt Erbrechen als begleitendes Symptom einer Hirnhautentzündung (siehe auch Seite 239) auf, kommen als weitere Beschwerden häufig Kopfschmerzen, hohes Fieber, Benommenheit und ein steifer Nacken hinzu. Auch eine Gehirnerschütterung geht neben Schwindel und Benommenheit bis hin zu kurzzeitiger Bewusstlosigkeit auch mit Erbrechen einher.

• Beim Erbrechen infolge einer Darmeinstülpung (Invagination), einer Darmverengung oder eines Darmverschlusses hat das Erbrochene oft einen faulen Geruch und enthält eventuell sogar Kot.

• Blutbeimengungen können auf eine schwere Verletzung im Nasen-Rachenraum, zum Beispiel heruntergeschlucktes Blut bei starkem Nasenbluten, oder auf eine Blutung in Speiseröhre, Magen oder Zwölffingerdarm hinweisen, was aber relativ selten vorkommt. Gelegentlich verursacht ein heftiges Erbrechen selbst (meist harmlose) Einrisse in der Schleimhaut von Speiseröhre und Magen. Dann sind dem Erbrochenen nur kleinere Mengen von hellrotem Blut beigemengt.
• Bei einer Vergiftung mit Wasch- oder Spülmittel schäumt das Erbrochene und enthält Luftblasen.

Wann zum Arzt?

Säuglinge und Kleinkinder sollten bei mehrmaligem Erbrechen grundsätzlich ärztlich untersucht und behandelt werden. Dies gilt auch für ältere Kinder, die über mehrere Stunden sehr häufig erbrechen und/oder einen stark geschwächten Eindruck machen. Sie müssen mit Ihrem Kind unbedingt einen Arzt bzw. eine Klinik aufsuchen,
• nach einem Sturz oder Schlag auf den Kopf,
• bei Verdacht auf eine Vergiftung,
• wenn das Kind hohes Fieber und/oder Bewusstseinstrübungen hat oder
• das Erbrochene Blut enthält.
In diesen Fällen ist das Erbrechen möglicherweise Symptom einer ernsten Erkrankung.

Mögliche Risiken und Folgeschäden

Bei mehrmaligem Erbrechen in kurzen Zeitabständen besteht vor allem bei Säuglingen und kleineren Kindern die Gefahr der Austrocknung (siehe auch Fieber, Seite 23). Der Flüssigkeitsverlust muss rasch ersetzt werden, sei es durch vermehrtes Trinken oder, wenn dies nicht möglich ist oder nicht ausreicht, durch Infusionen. Bei unstillbarem Erbrechen muss der Flüssigkeits- und Salzverlust umgehend im Krankenhaus durch Infusionen ersetzt werden. Allein durch diese Maßnahme kann das Erbrechen gelegentlich zum Stillstand gebracht werden.
Weitere eher harmlose und in der Regel vorübergehende Folgeerscheinungen von Erbrechen können Gewichtsverlust und ein ausgeprägtes Schwächegefühl sein. Schwerwiegende Komplikationen sind möglich, wenn das Erbrechen auf angeborene Ursachen oder ernsthafte organische Erkrankungen zurückgeht.

Nichtmedikamentöse Behandlung

Viel Flüssigkeit, Salz-Zucker-Lösungen und Aufbaukost

Das Wichtigste beim Erbrechen ist, den Flüssigkeits- und Salzverlust auszugleichen. Das Kind muss vor allem viel trinken und eventuell zusätzlich eine Salz-Zucker-Lösung zu sich nehmen.

TIPP: Trinken ist jetzt wichtiger, als in der Apotheke eine Glukose-Elektrolyt-Lösung zu besorgen.

- Bieten Sie Ihrem Kind Wasser, Tee oder Limonade an.
- Geben Sie dem Kind das Getränk löffelweise. Hastiges Trinken könnte ein erneutes Erbrechen hervorrufen.
- Wenn der Appetit wiederkehrt, bieten Sie eine leicht verdauliche Aufbaukost an.

Weitere geeignete Maßnahmen finden Sie im Kapitel Durchfall (Seite 210).

Tee für den Magen

Ein Tee aus Kamillenblüten und Melissenblättern hilft, die gereizte Magenschleimhaut zu beruhigen; vorausgesetzt, Ihr Kind reagiert nicht allergisch auf diese Stoffe. Am wichtigsten ist jedoch, dass das Kind überhaupt Flüssigkeit erhält; dazu dienen auch Wasser, schwarzer Tee oder Limonade.

Beruhigen Sie Ihr Kind

Vor allem kleinere Kinder erleben Erbrechen als bedrohlich und bekommen Angst. Sie brauchen in ganz besonderem Maße die Zuwendung ihrer Eltern.

TIPPS:

- Lassen Sie Ihr Kind während des Erbrechens nicht allein.
- Beruhigen Sie es, indem Sie ihm über den Rücken streicheln.
- Wenn Ihr Kind nichts dagegen hat, stützen Sie ihm den Kopf ab. Halten Sie es so, dass es sich während des Erbrechens gut nach vorn beugen kann.

Behandlung mit Medikamenten

Wie bei Durchfall so steht auch bei Erbrechen an erster Stelle, den Flüssigkeits- und Salzverlust durch ausreichendes Trinken (das ist die absolut wichtigste Maßnahme!) und eventuell durch die Gabe von Glucose-Elektrolyt-Lösungen auszugleichen (siehe Seite 214).

Zur Linderung des unangenehmen und durch die drohende Austrocknung auch gefährlichen Symptoms Erbrechen stehen verschiedene Mittel in kindgerechten Dosierungen zur Verfügung, deren Wirksamkeit zur Linderung von Übelkeit und Erbrechen größtenteils belegt ist. Allerdings bekämpfen sie nur das Symptom Erbrechen, nicht aber dessen Ursache.

Bei diesen Mitteln muss man zwischen zwei verschiedenen Wirkprinzipien unterscheiden.

- Antihistaminika wie Dimenhydrinat und Diphenhydramin wirken generell dämpfend auf das zentrale Nervensystem – und damit auch auf das Brechzentrum. Sie haben sich zur Linderung von Übelkeit und Erbrechen bewährt.
- Zu den so genannten motilitätssteigernden Mitteln (Prokinetika) zählen die Wirkstoffe Metoclopramid und Dompedon. Sie haben zusätzlich zur direkten Wirkung auf das Brechzentrum im Gehirn einen beschleunigenden Effekt auf die Vorwärtsbewegung von Magen und Darm. Sie sind stärker als Antihistaminika, haben aber auch mehr Nebenwirkungen.

Bei Erbrechen, das durch eine schwere bakterielle Infektion des Magen-Darm-Traktes ausgelöst ist, müssen in einigen Fällen Antibiotika eingesetzt werden.

Da alle Wirkstoffe in das zentrale Nervensystem eingreifen, sind sie nicht unproblematisch. Zumindest Metoclopramid und Domperidon dürfen bei Kindern unter zwei Jahren bzw. unter einem Jahr wegen möglicher schwerer Nebenwirkungen grundsätzlich nicht eingesetzt werden. Auch bei älteren Kindern können schwere Bewegungsstörungen und Muskelkrämpfe auftreten, deshalb sollten sie ebenfalls nur in besonderen Situationen und nur in Absprache mit einem Arzt mit diesen Mitteln behandelt werden. Die schwächer wirksamen Substanzen Dimenhydrinat und Diphenhydramin sollten bei kleineren Kindern möglichst nur nach ärztlicher Untersuchung und Absprache eingesetzt werden. Säuglinge dürfen nur mit Diphenhydramin behandelt werden. Zur Vorbeugung einer Reisekrankheit eignen sich Dimenhydrinat in Form eines schwächer dosierten Reisekaugummis und Diphenhydramin.

Mittel gegen Übelkeit und Erbrechen (Antiemetika)

Antihistaminika

Wirkstoff	Präparatebeispiele	Darreichungsformen
Dimenhydrinat	Vomex A® (D), Vomacur® (D), Dimen® Heumann (D), Emedyl® (A), Dramamine® (CH)	Zäpfchen, Dragees, Kapseln, Sirup, Tabletten
Diphenhydramin	Emesan E® (D), Emesan® K Kinderzäpfchen (D), Emesan S® Säuglingszäpfchen (D), Emesan 50® (D)	Zäpfchen, Tabletten

Motilitätssteigernde, d.h. die Magen-Darm-Bewegung steigernde Mittel (Prokinetika)

Wirkstoff	Präparatebeispiele	Darreichungsformen
Metoclopramid	Cerucal (D), MCP® von ct (D), MCP-ratiopharm®, Paspertin® (CH, D), Gastrosil® (A, CH, D), MCP STADA®, Metogastron® (A), Primperan® (CH)	Tabletten, Kapseln, Lösung, Zäpfchen
Domperidon	Motilium® (A, CH, D), Domperidon-Tera® (D)	Filmtabletten, Tropfen

Antihistaminika haben eine dämpfende Wirkung auf verschiedene Funktionen des zentralen Nervensystems, unter anderem verringern sie die Aktivität des Brechzentrums. Da Antihistaminika aus diesem Grund auch sehr müde machen, hat man den reinen Stoff Diphenhydramin mit einem Theophyllinabkömmling zu der Substanz Dimenhydrinat verbunden, die im Körper wieder in ihre beiden Teile zerfällt. Dabei soll der eher munter machende Theophyllinanteil die dämpfende Wirkung von Diphenhydramin ausgleichen. Diphenhydramin wird auch als Hustenblocker (siehe Erkältung, Seite 78) sowie als Schlaf- und Beruhigungsmittel eingesetzt. Metoclopramid und Domperidon besetzen im Darm die Bindungsstellen des Botenstoffs Dopamin und stimulieren diejenigen Nerven, welche die Motorik des Verdauungstraktes anregen. Auf diese Weise sorgen sie dafür, dass der Speisebrei schneller weitertransportiert wird.

Einem Kleinkind dürfen Sie nur ein Antihistaminikum geben. Motilitätssteigernde Mittel (Prokinetika) sind grundsätzlich erst ab einem Alter von zwei Jahren erlaubt, sollten aber vor dem 14. Lebensjahr nur in dringend erforderlichen Situationen gegeben werden.

Anwendung

Antiemetika sollten als Zäpfchen gegeben werden, damit sie nicht gleich wieder erbrochen werden. Das gilt natürlich nur, sofern das Kind nicht gleichzeitig unter Durchfall leidet. Dosierung und Häufigkeit der Verabreichung richtet sich nach dem Alter (Säuglings- und Kinderzäpfchen).

Das einzige Mittel, das einem Säugling auch unter drei Monaten gegen Erbrechen gegeben werden darf – und auch nur dann, wenn es unvermeidbar ist –, ist Diphenhydramin. Die empfohlenen maximalen Tagesdosen betragen je nach Alter:

Diphenhydramin	
Alter des Kindes	**Maximale Tagesdosis**
Säugling	2x 1 Zäpfchen à 10 mg
1–5 Jahre	2x 1 Zäpfchen à 20 mg
6–12 Jahre	3x 1 Zäpfchen à 20 mg oder 2x 1/2 Tablette à 50 mg
ab 12 Jahren	2x 1 Zäpfchen à 50 mg oder 2x 1 Tablette à 50 mg

Dimenhydrinat

Dimenhydrinat darf Neugeborenen sowie Säuglingen unter 6 Kilogramm Körpergewicht nicht gegeben werden. Folgende maximale Tagesdosen werden je nach Alter des Kindes empfohlen:

Alter/Gewicht	Tagesdosis
6–15 kg	1–2x 1 Zäpfchen à 40 mg
15–25 kg	2–3x 1 Zäpfchen à 40 mg
über 25 kg	2–4x 1 Zäpfchen à 40 mg oder 1–2x 1 Zäpfchen à 70 mg
ab 14 Jahren	1–3x 1 Zäpfchen à 150 mg

Entsprechende Dosen können ältere Kinder auch in Form von Dragees, Tabletten oder Kapseln einnehmen.

Metoclopramid und Domperidon dürfen bei Säuglingen und Kleinkindern unter zwei Jahren nicht gegeben werden. Auch ältere Kinder und Jugendliche sollten nur in besonderen Situationen und unter ärztlicher Kontrolle mit diesen Mitteln behandelt werden.

Unerwünschte Wirkungen

Alle vier Wirkstoffe – Dimenhydrinat, Diphenhydramin, Domperidon und Metoclopramid – greifen in das zentrale Nervensystem ein. Daher können sie eine Vielzahl unerwünschter Wirkungen hervorrufen, die sich gerade bei Kindern und Jugendliche besonders gravierend auswirken können. Domperidon und Metoclopramid gehören zu den stark wirksamen Substanzen; Dimenhydrinat und Diphenhydramin sind im Allgemeinen für Kinder verträglicher, immer vorausgesetzt, sie werden in altersgemäßen Dosen verabreicht.

• Sowohl Dimenhydrinat und Diphenhydramin als auch Metoclopramid und Domperidon machen müde. Alle vier Substanzen können auch Schwindel hervorrufen.

• In seltenen Fällen können allergische Reaktionen auftreten.

• Dimenhydrinat kann in hohen Dosen Unruhe, Erregung, Halluzinationen und Krampfanfälle hervorrufen.

• Als Nebenwirkungen von Dimenhydrinat und Diphenhydramin können auch Mundtrockenheit, Sehstörungen und Schwierigkeiten beim Wasserlassen vorkommen.

• Die beiden Wirkstoffe Metoclopramid und Domperidom können bei Kindern und Jugendlichen, seltener auch bei Erwachsenen zu schweren Störungen des zentralen Nervensystems führen, wie z.B. Muskelkrämpfe im Kopf-, Hals- und Schulterbereich oder Bewegungsstörungen, die sich durch unkontrollierbare, unwillkürliche Bewegungen und Zuckungen der Arme und Beine äußern (dyskinetisches Syndrom). Aus diesem Grund sollten Kinder und Jugendliche nur bei zwingender Indikation und unter ärztlicher Kontrolle mit diesen Mitteln behandelt werden. Treten solche Störungen auf, muss das Mittel sofort abgesetzt und die Bewegungsstörungen mit einem Gegenmittel (Biperiden) behandelt werden.

- Da Metoclopramid und Domperidon die Bewegung von Magen und Darm anregen, kann es zu Bauchschmerzen und Durchfall kommen.
- Eine dauerhafte Einnahme von Metoclopramid kann zu einer Erhöhung des weiblichen Sexualhormons Prolaktin führen. Das wiederum kann die Brust anschwellen lassen und bei Teenagern Zyklusstörungen auslösen.

Gegenanzeigen und Wechselwirkungen

- Dimenhydrinat darf Früh- und Neugeborenen sowie Säuglingen unter drei Monaten bzw. mit weniger als sechs Kilogramm Körpergewicht nicht verabreicht werden.
- Metoclopramid ist für Säuglinge und Kleinkinder nicht zugelassen. Es sollte auch möglichst nicht Kindern unter 14 Jahren gegeben werden. Die Gefahr schwerwiegender Nebenwirkungen ist zu groß. Das Gleiche gilt für Domperidon; selbst wenn offiziell nur für Kinder unter einem Jahr eine Altersbeschränkung besteht. Aber auch Jugendliche und junge Erwachsene neigen häufiger als ältere Menschen zu diesen Nebenwirkungen. Deshalb sollte es nur bei dringender Indikation unter ärztlicher Kontrolle eingesetzt werden.
- Bei einer Allergie gegen einen der Wirkstoffe darf dieser nicht eingesetzt werden.
- Bei Erbrechen als Reaktion auf eine akute Vergiftung darf kein Mittel angewendet werden, das dem Erbrechen entgegenwirkt.
- Dimenhydrinat darf nicht eingesetzt werden, wenn das Kind unter einem angeborenen erhöhten Augeninnendruck (Glaukom), einer Blasenentleerungsstörung, Epilepsie oder einer Störung des Eisenstoffwechsels (Porphyrie) leidet.
- Auch verbietet sich die Behandlung mit Diphenhydramin, Metoclopramid und Domperidon bei Kindern mit Epilepsie.
- Die Behandlung mit Metoclopramid und Domperidon verbietet sich bei einem manifesten oder drohenden Darmverschluss sowie bei akuten Blutungen im Magen-Darm-Trakt. Diese Mittel könnten die Situationen weiter verschlimmern.
- Metoclopramid und Domperidon sollten nicht zusammen mit Mitteln gegen Depressionen (trizyklische Antidepressiva) und Medikamenten gegeben werden, die dämpfend auf das zentrale Nervensystem wirken. Letzteres gilt auch für Diphenhydramin und Dimenhydrinat.

Bewertung

Alle genannten Wirkstoffe sind zwar erwiesenermaßen wirksam, bedürfen jedoch wegen möglicher schwerer Nebenwirkungen einer sehr sorgfältigen Risiko-Nutzen-Ab-

wägung. Am besten verträglich ist das Antihistaminikum Diphenhydramin, das auch Säuglingen bei massivem Erbrechen gegeben werden kann. Allerdings sollte jedes Kind im Säuglings- und Kleinkindesalter mit heftigem oder mehrmaligem Erbrechen bzw. anderen Symptomen zunächst vom Arzt untersucht und ein Mittel gegen das Erbrechen erst nach Absprache mit dem Arzt eingesetzt werden.
Nicht für Säuglinge unter 6 Kilogramm Körpergewicht erlaubt ist das Antihistaminikum Diphenhydrinat, das aufgrund der Beimischung eines weiteren Stoffes vermehrt Nebenwirkungen ausfweist.
Metoclopramid darf Kindern unter zwei Jahren und Domperidon Kindern unter einem Jahr nicht verabreicht werden. Wegen möglicher schwerer Nebenwirkungen sind Metoclopramid und Domperidon auch bei älteren Kindern und sogar bei Jugendlichen auf keinen Fall zur Selbstbehandlung geeignet und sollten nur dann zum Einsatz kommen, wenn ein zwingender Grund für die Behandlung des Erbrechens vorliegt und der Einsatz der Antihistaminika Dimenhydrinat und Diphenhydramin nicht möglich ist. Diese Entscheidung sollte jedoch dem behandelnden Arzt überlassen werden.

Durchfall

Bei Durchfall zeigen Magen und Darm eine erhöhte Aktivität und führen Nahrung und Flüssigkeiten beschleunigt aus dem Körper ab. Der Körper kann nur noch wenig Wasser, Nährstoffe und andere Stoffe in das Blut aufnehmen.

Vor allem bei Säuglingen und Kleinkindern kann starker Durchfall sehr rasch zu einem bedrohlichen Flüssigkeitsverlust führen. Im Extremfall wird sogar ein Krankenhausaufenthalt notwendig (zum Thema Austrocknung siehe auch Fieber, Seite 23).

Typisch für Durchfall sind mehrere Entleerungen im Laufe eines Tages, bei denen größere Mengen Stuhl von breiiger oder flüssiger Konsistenz ausgeschieden werden. Oft findet sich nur teilweise verdaute Nahrung im Stuhl, und die Stuhlmenge kann erhöht sein. Manche Erkrankungen gehen auch mit Schleim- und/oder Blutbeimengungen einher. Letztlich können die Häufigkeit des Stuhlgangs ebenso wie die Farbe, die Konsistenz und das Volumen des Stuhls bei Kindern sehr unterschiedlich sein. Nicht immer ist das allgemeine Befinden des Kindes für Eltern klar erkennbar beeinträchtigt. Andererseits kann ein Durchfall mit einem schweren Krankheitsgefühl einhergehen, auch wenn er nur 24 Stunden anhält.

Generell gilt: Je intensiver und länger ein Kind an Durchfall leidet, desto wahrscheinlicher treten Begleiterscheinungen wie Schwäche oder (vorübergehender) Gewichtsverlust auf.

Ursachen

- Die häufigste Ursache für Durchfälle im Kindesalter sind Infektionen. Verantwortlich sind meist Viren, seltener auch Bakterien, Bakteriengifte wie zum Beispiel bei einer Lebensmittelvergiftung oder Parasiten, meist parasitische Würmer. Dann leidet das Kind fast immer auch an (kolikartigen) Bauchschmerzen, Fieber und, wenn der Magen mit betroffen ist, auch an Erbrechen.

Vorsicht bei Fernreisen: Wenn der Durchfall unmittelbar nach einer Fernreise oder nach der Rückkehr aus einem infektionsgefährdeten Gebiet auftritt, dann können auch sehr schwere Infektionskrankheiten wie Typhus, Bakterienruhr oder Cholera die Ursache sein.

• Bei Säuglingen und Kleinkindern kann Durchfall auch als Begleitsymptom einer anderen Infektionen auftreten, etwa bei einer Harnwegsinfektion oder einer eitrigen Mandelentzündung.

• Einige Säuglinge leiden an Durchfall, wenn die Zähne durchbrechen. Der Stuhl ist dünn, gelblich und übelriechend. Die Ursache dafür ist bislang ungeklärt.

• Einige Kleinkinder reagieren auf ein neues, unbekanntes Nahrungsmittel mit Durchfall. Auch Überfütterung kann Durchfall auslösen.

TIPP: Überlegen Sie bei kleinen Kindern mit Durchfall, was sie im Laufe des Tages gegessen und getrunken haben. Übermäßige Mengen Obst oder Fruchtsäfte, vor allem unverdünnter Apfelsaft, können Durchfall auslösen. Dann ist er harmlos und verschwindet nach wenigen Stunden wieder.

• Durchfall, der nach dem Essen bestimmter Speisen immer wieder auftritt, kann auch Anzeichen einer Nahrungsmittelallergie sein.

• Generell kann Durchfall auch als Begleiterscheinung einer Erkrankung der Leber, Gallenblase oder Bauchspeicheldrüse auftreten, seltener auch bei einer Schilddrüsenstörung oder einer Stoffwechselstörung, wie etwa Diabetes mellitus.

• Eine ebenso häufige wie lästige, aber harmlose Begleiterscheinung einer Therapie mit Antibiotika ist Durchfall. Auch andere Medikamente können Durchfall hervorrufen. Darüber hinaus kann Durchfall Symptom einer Vergiftung sein.

• Besteht der Durchfall länger als vier Wochen, dann kann vor allem bei älteren Kindern und Jugendlichen auch eine nichtinfektiöse entzündliche Darmerkrankung die Ursache sein.

• Auch psychische Belastungen können zu (chronischem) Durchfall führen.

Typische Beschwerden

Das Hauptsymptom des Durchfalls ist die häufige Entleerung eines breiigen bis flüssigen Stuhls. Oft treten begleitend kolikartige Bauchschmerzen kurz vor oder während der Stuhlentleerung auf. Bei schweren Durchfallerkrankungen kommen meist weitere Symptome hinzu, häufig sind (hohes) Fieber und ein ausgeprägtes Krankheitsgefühl, eventuell auch Erbrechen. Bei einer schweren bakteriellen Infektion kann mit dem Stuhl auch Schleim, Blut und/oder Eiter abgehen.

Wann zum Arzt?

Generell sollten Durchfallerkrankungen, die bei Säuglingen und Kleinkindern länger als sechs Stunden anhalten, ärztlich abgeklärt werden. Ältere Kinder sollten spätestens nach 24 Stunden den Arzt konsultieren. Bei hohem Fieber, Kreislaufproblemen, Bewusstseinstrübungen und/oder ausgeprägtem Schwächezustand müssen Sie mit Ihrem Kind unverzüglich den Arzt aufsuchen oder sogar den Notarzt rufen. Ebenso bedürfen Blut- und Eiterbeimengungen im Stuhl einer sofortigen ärztlichen Untersuchung. Wenn schwerer Durchfall während oder kurz nach einer Fernreise auftritt, ist ebenfalls ein sofortiger Arztbesuch unumgänglich.

Mögliche Risiken und Folgeschäden

Die häufigste Komplikation einer Durchfallerkrankung ist ein massiver Flüssigkeitsverlust. Gerade bei kleineren Kindern kann er in einen besorgniserregenden Zustand münden (siehe auch Austrocknung bei Fieber, Seite 23). Ein immer wieder auftretender Durchfall kann zu einer Mangelernährung und zu einer Gedeihstörung führen, bei der sich das Kind körperlich und seelisch nicht mehr altersgemäß entwickelt.

Nichtmedikamentöse Behandlung

Erhöhte Flüssigkeits- und Salzzufuhr

Die wichtigste Maßnahme bei Kindern ist, für eine ausreichende Zufuhr von Flüssigkeit und Salz zu sorgen. Nur so wird der Wasser- und Mineralverlust ausgeglichen und einer Austrocknung vorgebeugt.

TIPP: Besonders bewährt hat sich die so genannte WHO-Lösung, die von der Weltgesundheitsorganisation empfohlen wird:

Zutaten:	9,5 Gramm Kochsalz 40 Gramm Zucker 2,5 Gramm Natriumhydrogenkarbonat (aus der Apotheke) 1,5 Gramm Kaliumchlorid (aus der Apotheke)
Zubereitung:	Die Zutaten in 1 Liter Wasser oder schwarzem Tee auflösen.
Anwendung:	Das Kind soll die Lösung schluckweise trinken.

Alternativ können Sie 3 Esslöffel (Trauben-)Zucker und 1/2 Teelöffel Kochsalz in 300 Milliliter Flüssigkeit auflösen und Ihrem Kind zu trinken geben.

Kinder lieben auch Cola, die Sie mit abgekochtem Wasser verdünnen können, und Salzstangen. Kindern unter einem Jahr sollten Sie noch keine Cola anbieten.

Leicht verdauliche Aufbaukost

Wenn das Kind wieder Appetit verspürt, bieten Sie ihm eine leicht verdauliche Speise an, etwa Salzstangen, Zwieback, einen geschälten und geriebenen Apfel, (pürierte) Bananen, Toast, gekochte Kartoffeln und Möhren.
Vermeiden sollten Sie zunächst Milch und Milchprodukte (außer Muttermilch bei Säuglingen), Ei, frisches Obst (außer geriebenem Apfel und Bananen) und fette oder blähende Speisen wie Kohl oder Bohnen.

Behandlung mit Medikamenten

Sofern es sich nicht um eine schwere bakterielle Infektion handelt, die mit einem Antibiotikum behandelt werden muss, erfolgt die medikamentöse Behandlung von Durchfällen letztlich nur symptomatisch. Alle nachfolgend aufgeführten Mittel haben keinen Einfluss auf Viren oder Bakterien.
Im Vordergrund stehen zum Einen der Ausgleich des Flüssigkeits- und Mineralverlusts durch Glukose-Elektrolyt-Mischungen; zum Anderen so genannte adsorbierende Stoffe, die einen stopfenden (obstipierenden) Effekt haben. Neben »medizinischer« Kohle und anderen adsorbierenden Stoffen sowie Präparaten auf Trockenhefebasis kommen auch chemische Wirkstoffe zum Einsatz. Kindergartenkindern, die unter länger anhaltendem Durchfall leiden, kann in besonderen Situationen auch einmal Loperamid gegeben werden; das ist ein mit den Opiaten eng verwandter Wirkstoff.
Nach der Gabe einiger »stopfender« Präparate kann es nach überstandenem Durchfall zu einer Verstopfung kommen. Im Extremfall und vor allem, wenn keine ausreichende Flüssigkeitszufuhr erfolgt, ist sogar ein Darmverschluss möglich. Hier ist eine besonders sorgfältige Abwägung des Nutzen-Risiko-Verhältnisses geboten.
Schon allein deshalb sollte die Anwendung von adsorbierenden Arzneimitteln bei Kindern nur nach ärztlicher Absprache erfolgen. Dies gilt noch stärker für loperamidhaltige Präparate. Sie können aufgrund ihrer Wirksamkeit mögliche schwerwiegende Ursachen verschleiern und so die ärztliche Beurteilung erschweren. Hinzu kommt, dass Loperamid die Verweildauer von Krankheitserregern im Darm sogar verlängern und damit den Durchfall verschlimmern kann. Auf keinen Fall darf Loperamid verabreicht werden, wenn eine bakterielle Darminfektion besteht und mit hohem Fieber, blut- oder eiterhaltigen Durchfällen und anderen schweren Krankheitszeichen einhergeht.

Hefepräparate werden nicht nur bei akuten Durchfallerkrankungen eingesetzt, Fernreisende beugen mit ihnen auch gerne einem Reisedurchfall vor. Die prophylaktische Wirkung von Hefepräparaten ist allerdings umstritten, eindeutige Studienergebnisse stehen noch aus. Davon abgesehen ist die Gabe von Medikamenten »auf Verdacht« gerade bei Kindern höchst bedenklich. Im konkreten Fall schützt man sich selbst und sein Kind am besten durch ein angemessenes Verhalten.

Nehmen Sie bei Tropenreisen nur abgekochtes Wasser oder in Flaschen und Dosen abgefüllte Getränke zu sich. Verzichten Sie konsequent auf Eiswürfel, Salate, Mayonnaise, rohes Gemüse, Salat, ungeschältes Obst und nicht ausreichend gekochte Fleisch- oder Fischspeisen.

Bis heute ist auch nicht eindeutig geklärt, ob Arzneimittel mit Bestandteilen von Bakterien als wirksam eingestuft werden können. Dies gilt sowohl für die Behandlung von Durchfall als auch für dessen Vorbeugung. Einer Untersuchung zufolge können lactobacillushaltige Präparate bei Kindern, die Antibiotika erhalten, tatsächlich die Anzahl der Durchfälle senken. Allerdings lässt sich dieses Ergebnis nicht auf andere Formen von Durchfall übertragen. Hingegen erwiesen sich Arzneimittel, die das Bakterium Escherichia coli enthalten, bislang nicht als wirksamer als ein Plazebo. Zum gegenwärtigen Zeitpunkt ist eine abschließende Beurteilung des therapeutischen Nutzens dieser Präparate für akute Durchfallerkrankungen nicht möglich.

Durchfall wie auch Erbrechen sind zunächst wichtige Selbstheilungsversuche des Körpers: Der Körper versucht, sich schädlicher Einflüsse zu entledigen. Vor allem bei länger anhaltendem, schwerem sowie blutigem Durchfall muss der Ursache unbedingt auf den Grund gegangen werden. Dies gelingt jedoch nicht, wenn man das Symptom medikamentös unterdrückt.

Glukose-Elektrolyt-Lösungen zum Ausgleich von Flüssigkeits- und Mineralstoffverlusten

Wirkstoffe	Präparatebeispiele	Darreichungsformen
Natriumchlorid, Kaliumchlorid, Glukose, Dinatriumhydrogencitrat	Oralpädon® 240 (D)	Pulver, Granulat
Glukose, Natriumchlorid, Natriumcitrat, Kaliumchlorid	Elotrans® (D), Normhydral (A), Normolyt (A)	Pulver

Glukose-Elektrolyt-Lösungen dienen zum Ausgleich des durch eine Durchfallerkrankung hervorgerufenen Mineralstoffverlusts. Sie haben jedoch keinen therapeutischen Einfluss auf die Erkrankung selbst. Der Durchfall kann auch während der Elektrolyttherapie durchaus in unverminderter Häufigkeit und Heftigkeit fortbestehen.

Anwendung

Die Pulver werden in abgekochtem, abgekühltem Wasser oder Tee aufgelöst. Glukose-Elektrolyt-Lösungen stehen in verschiedenen Geschmacksrichtungen, z.B. Erdbeer, zur Verfügung und schmecken den Kindern gewöhnlich gut. Achten Sie darauf, dass Sie die Lösung dem Kind langsam und am besten schluckweise zuführen, besonders wenn es neben dem Durchfall auch unter Erbrechen leidet. Die Lösung geben Sie so lange, bis der akute Durchfall vorüber ist.
Säuglinge und Kleinkinder erhalten über 24 Stunden verteilt z.B. drei bis maximal fünf Beutel Oralpädon®. Ältere Kinder nehmen mehrmals täglich einen Beutel in etwa 200 Milliliter Flüssigkeit nach jeder Stuhlentleerung ein.

Unerwünschte Wirkungen

Im Allgemeinen werden die Glukose-Elektrolyt-Lösungen gut vertragen. Bei einer Überdosierung kann das in den Präparaten enthaltene Kaliumchlorid schwere Vergiftungserscheinungen wie Sensibilitätsstörungen, Muskelzucken und Kammerflimmern bis hin zum Herzstillstand auslösen. Auch Übelkeit und Erbrechen können auftreten, da das in den Lösungen enthaltene Kalium gelegentlich den Magen reizt.

Gegenanzeigen und Wechselwirkungen

Nicht angewendet werden dürfen Glukose-Elektrolyt-Lösungen bei akuter oder chronischer Niereninsuffizienz, unstillbarem Erbrechen, akutem Darmverschluss, Bewusstseinstrübung und Schockzustand sowie bei Stoffwechselstörungen, die zu einer Alkalisierung führen.

Bewertung

Glukose-Elektrolyt-Lösungen sind ein hilfreiches Mittel zum Ausgleich des Flüssigkeits- und Mineralstoffverlusts infolge einer schweren Durchfallerkrankung. Sie sollten vor allem Säuglingen und Kleinkindern gegeben werden, um dem drohenden Mineralstoffverlust vorzubeugen. Die Lösungen haben jedoch keinen lindernden Effekt auf die Durchfallerkrankung.
TIPP: Die kostengünstigere WHO-Lösung (siehe oben) hat den gleichen Effekt. Sie ist vor allem dann eine angemessene Alternative, wenn ein handelsübliches Elektrolytpräparat nicht zur Verfügung steht.

Die wichtigsten Maßnahmen zur Behandlung von Durchfallerkrankungen sind
- der Ersatz von Flüssigkeit durch viel Trinken (oder in schlimmeren Fällen durch Infusionen) und
- die Substitution von eventuell mit dem Durchfall verloren gegangener Mineralstoffe, gleich ob durch Salzstangen und Cola, die WHO-Lösung oder die oben genannten Medikamente.

Alle anderen nachfolgend aufgeführten Medikamente, die ebenfalls zur Behandlung von Durchfall eingesetzt werden, sind entweder in ihrer Wirksamkeit zweifelhaft oder sie können gefährliche Nebenwirkungen hervorrufen. Sie sollten deshalb gegenüber dem Ersatz von Flüssigkeit und Mineralstoffen nur eine untergeordnete Rolle spielen.

Mittel gegen Durchfall (Antidiarrhoika)

Opioide

Wirkstoffe	Präparatebeispiele	Darreichungsformen
Loperamid	Azuperamid® (D), Enterobene® (A), Imodium® (A, CH, D), Lopedium® (D), Loperamid Heumann® (D), Loperamid AL® (D), Loperamid-ratiopharm® (D), Lopimed (CH), Loperamid-Streuli® (CH)	Tabletten, Brausetabletten, Kapseln, Tropfen, Plättchen

Chemotherapeutika

Wirkstoffe	Präparatebeispiele	Darreichungsformen
Tanninalbuminat, Ethacridinlactat	Tannacomp® (D)	Filmtabletten
Tanninalbuminat	Tannalbin® (A, D)	Kapseln, Tabletten
Nifuroxazid	Pentofuryl® (D)	Kapseln, Saft

Adsorbierende Stoffe (Adsorbenzien)

Wirkstoffe	Präparatebeispiele	Darreichungsformen
Medizinische Kohle	Kohle Compretten® (D), Kohle Hevert® (D), Carbo medicinalis® »Sanova« (A), Norit (A), Kohle-Pulvis® (D)	Tabletten, Pulver
Apfelpektin, Kamillenextrakt	Diarrhoesan® (D, A)	Saft
Kaolin, Pektin	Kaoprompt® H (D)	Saft
Smektit	Colina® (D)	Pulver

Loperamid ist eine opiatähnliche Substanz und verlangsamt wie alle anderen Opiate die Aktivität der glatten Darmmuskulatur; außerdem verringert es die Flüssigkeitsausscheidung der Darmschleimhaut. Durch die Gabe von Loperamid kann in der Regel der Durchfall rasch deutlich vermindert werden.

Tanninalbuminat ist eine Verbindung aus Gerbstoffen (Tannine) und Eiweiß (Albumin). Es soll eine Abdichtung der Darmschleimhaut bewirken und dadurch verhindern, dass große Flüssigkeitsmengen über den Darm ausgeschieden werden. Außerdem soll es auf diese Weise angeblich verhindern, dass sich die verursachenden Giftstoffe an die Darmschleimhaut anheften können.

Ethacridin und Nifuroxazid sollen Bakterien abtöten.

Smektit ist ein Bestandteil von Tonerde. Es macht den Stuhl fester, indem es Flüssigkeit und vermeintlich auch Giftstoffe und Krankheitserreger bindet. Eine ähnliche Wirkung wird auch Kaolin zugesprochen; eine Substanz, die ebenfalls in Tonerde vorkommt.

Medizinische Kohle besteht aus fein zermahlenem, verkohlten Pflanzenmaterial. Sie zeichnet sich vor allem durch ihre bindende Wirkung von chemischen Substanzen aus; eine Eigenschaft, die sich bei Vergiftungen, aber weniger zur Linderung von Durchfall bewährt hat.

Der Diarrhoesan® Saft enthält eine Kombination aus dem pflanzlichen Quellstoff Pektin und Kamillenextrakt. Das Pektin soll den Darminhalt verfestigen, die Kamille entzündungshemmend wirken.

Anwendung

Loperamid Lösung ist erst für Kinder ab zwei Jahren zugelassen, Kapseln und Tabletten dürfen meist erst ab acht, bei einigen Präparaten auch erst ab zwölf Jahren verabreicht werden. Die Anwendung von Loperamid sollte bei Kindern generell nicht länger als maximal drei Tage dauern. Die einzelnen Dosen werden meist nach jedem Stuhl und insgesamt maximal viermal täglich gegeben.

Loperamid

Alter des Kindes	**Maximale Dosis pro Tag**
2–8 Jahre	bis 4x täglich 0,2 ml Lösung pro kg Körpergewicht
ab 8 Jahren	bis 4x täglich 2 mg (meist in einer Kapsel enthalten)

Kohle-Pulvis sowie die meisten kohlehaltigen Tabletten werden in Leitungswasser oder ungesüßtem Tee aufgelöst und in maximal zwei bis drei Dosen pro Tag verabreicht.

Die Dosierung der Chemotherapeutika und absorbierenden Stoffe unterscheidet sich je nach Wirkstoff. Die meisten Präparate werden bis zu fünfmal täglich verabreicht, oft

unmittelbar nach der Stuhlentleerung und solange die Durchfallerkrankung besteht. Sie sollten nicht länger als fünf bis sieben Tage gegeben werden. Wichtig ist, die vom Arzt verordnete Dosis einzuhalten.
Von Diarrhoesan® Saft (Apfelpektin und Kamillenblütenextrakt) erhalten Säuglinge – laut Herstellerangaben – stündlich einen halben Teelöffel, Kleinkinder einen Teelöffel und Schulkinder zwei Teelöffel jede Stunde, der in etwas Wasser oder Tee gegeben wird. Zu beachten ist allerdings, dass das Auszugsmittel des Kamillenblütenextrakts Alkohol (Ethanol 55 Prozent) ist.

Unerwünschte Wirkungen

• Loperamid führt häufig zu Verstopfung, Bauchkrämpfen, Blähungen, Mundtrockenheit, Übelkeit, Müdigkeit und Schwindel. In seltenen Fällen kann es infolge der Einnahme von Loperamid zum Darmverschluss kommen. Auch ein toxisch bedingtes Megakolon ist möglich; das ist eine seltene lebensbedrohliche Komplikation mit der Gefahr eines Darmdurchbruchs.
• Eine weitere gefährliche Wirkung von Loperamid ist folgende: Dem Durchfall liegt meist eine Entzündung der Darmschleimhaut zugrunde, wodurch der Darm viel Flüssigkeit ins Darminnere abgibt. Loperamid legt den Darm lahm, so dass er diese Flüssigkeit nicht mehr nach außen abtransportiert. Der Körper verliert Flüssigkeit ins Darminnere, und man sieht es nicht. Besonders bei Kindern kann dies zu einer gefährlichen Unterschätzung des Flüssigkeitsverlustes und letztlich zur Austrocknung führen.
• Im Allgemeinen sind »stopfende« Wirkstoffe gut verträglich. Sie können aber zu einer vorübergehenden Verstopfung führen. Als weitere unerwünschte Nebenwirkungen können Blähungen und Appetitlosigkeit auftreten; in seltenen Fällen verursacht der Wirkstoff Tanninalbuminat Übelkeit und Erbrechen. Letztlich können alle Substanzen allergische Reaktionen auslösen.
• Auch Smektit sollte nicht über einen längeren Zeitraum eingenommen werden. Es kann zur Bildung von Nierensteinen kommen.
• Ebenso sollten kohlehaltige Präparate nur kurzfristig eingesetzt werden. Eine Überdosierung, aber auch eine zu geringe Flüssigkeitszufuhr, kann im Extremfall einen Darmverschluss verursachen.
• Der Stuhl kann nach der Einnahme von Tannacomp® vorübergehend ein gelbliches Aussehen annehmen; Kohlepulver kann den Stuhl kurzzeitig schwarz färben.

Gegenanzeigen und Wechselwirkungen

• Für alle aufgeführten Mittel gilt, dass sie nicht eingenommen werden dürfen, wenn Hinweise auf eine bakterielle Durchfallerkrankung bestehen. Das wären zum Beispiel

Fieber über 38,5 °C, vor allem aber Schleim-, Blut oder Eiterbeimengungen im Stuhl.

- Loperamid in Tropfenform darf nicht bei Kindern unter zwei Jahren angewendet werden. Auch bei älteren Kindern sollte es, wenn überhaupt, nur in Situationen eingesetzt werden, die eine Behandlung des Durchfalls dringend erfordern. Kinder unter acht Jahren dürfen Loperamid nicht in Form von Kapseln, Tabletten oder Plättchen einnehmen.
- Loperamid darf auch nicht verabreicht werden, wenn ein schwerer Schub einer chronisch-entzündlichen Darmerkrankung, eine Darmlähmung, eine schwere Leberschädigung oder eine Überempfindlichkeit gegen den Wirkstoff besteht.
- Loperamid darf ebenfalls nicht eingenommen werden, wenn eine schwere Darmentzündung besteht, wie sie in seltenen Fällen nach einer Antibiotikabehandlung auftreten kann (pseudomembranöse Colitis), oder wenn eine Verstopfung unbedingt vermieden werden muss, etwa nach einer Operation.
- Alle aufgeführten Antidiarrhoika sollten nicht eingenommen werden, wenn eine Überempfindlichkeit gegen einen der Inhaltsstoffe bekannt ist.
- Kohlehaltige Präparate dürfen nicht eingesetzt werden, wenn eine Vergiftung durch ein Pflanzenschutzmittel besteht.
- Tannacomp® darf Säuglingen unter drei Monaten nicht verabreicht werden; Tannalbin® nicht an Kindern unter einem Jahr.
- Nifuroxazid (Pentofuryl®) darf Kindern unter zwölf Jahren nicht verabreicht werden.
- Tannalbin® darf bei einem Darmgeschwür nicht angewendet werden.

> *Generell gilt: Adsorbierende Substanzen können die Aufnahme vieler anderer Arzneimittel in das Blut beeinträchtigen. Deshalb sollten andere Wirkstoffe in einem zeitlichen Abstand von eineinhalb bis zwei Stunden eingenommen werden.*

Bewertung

Durchfall ist ein Krankheitssymptom, das durchaus sinnvoll ist, insbesondere, wenn er durch eine Infektion verursacht wird. Mit dem häufigen und dünnflüssigen Stuhl werden in vielen Fällen auch die Krankheitserreger aus dem Körper geschleust. Lang anhaltender Durchfall, ein schweres Krankheitsbild mit hohem Fieber sowie eine drohende Austrocknung bei Säuglingen und Kleinkindern muss in jedem Fall von einem Arzt behandelt werden. Nur in den seltensten Fällen spielen dabei Antidiarrhoika eine Rolle. Da der therapeutische Nutzen der Antidarrhoika außer Loperamid nicht ausreichend belegt ist, kann ihr Einsatz zumindest im

> *Loperamid hat sich als wirksames Mittel bei nichtbakteriellen Durchfallerkrankungen erwiesen. Trotzdem sollte es bei Kindern grundsätzlich nur verabreicht werden, wenn es ärztlich verordnet wurde. Sie sollten mit der Selbstbehandlung von Durchfall mit diesem Mittel sehr vorsichtig sein. Gerade bei Kindern sind nicht selten Darmverschlüsse unter Loperamid aufgetreten.*

Rahmen der Selbstbehandlung nicht empfohlen werden. Lediglich Smektit sowie lactobacillushaltige Präparate scheinen einen gewissen mildernden Effekt bei Durchfällen zu haben. Die Wirkung des letztgenannten Präparats ist allerdings nur bei Durchfall als Folge einer Antibiotikatherapie weitgehend belegt.

Hefe- und Bakterienpräparate

Hefepräparate

Wirkstoffe	Präparatebeispiele	Darreichungsformen
Saccharomyces boulardii	Perenterol® (CH, D), Perenterol forte® (D), Hamadin® (D), Perocur® forte (D), Santax S® (D), Ultra-Levure® (CH)	Kapseln, Tabletten, Pulver

Bakterienpräparate

Wirkstoffe	Präparatebeispiele	Darreichungsformen
Escherichia coli (lebensfähige Bakterien)	Mutaflor® (A, D), Symbioflor® 2 (D)	Kapseln, Lösung, Tropfen
Escherichia coli, Enterococcus faecalis, Laktose	Pro-Symbioflor® (D)	Kapseln, Lösung, Tropfen
Stoffwechselprodukte von Lactobacillus helveticus, Laktose	Hylak® N (D)	Lösung
Stoffwechselprodukte von Lactobacillus helveticus, Lactobacillus acidophilus, Laktose	Hylak® plus (D)	Lösung
Lactobacillus gasseri, Bifidobacterium longum (abgetötete Bakterien), lebensfähige Milchsäurebakterien	Omniflora® N (D)	Kapseln

Präparate, die Hefepilze (Saccharomyces boulardii) enthalten, sollen das Wachstum von Krankheitserregern behindern und damit den Verlauf einer akuten infektiösen Durchfallerkrankung günstig beeinflussen. Arzneimittel, die Bakterien (Mutaflor®,

Symbioflor® 2) oder Stoffwechselprodukte von Bakterien (Hylak® N) enthalten, haben angeblich ebenfalls eine hemmende Wirkung auf das Wachstum der schädlichen Mikroorganismen. Außerdem sollen sie eine gestörte Darmflora wieder aufbauen sowie eine anregende Wirkung auf das Immunsystem haben.

Anwendung

Die Hersteller empfehlen, die Mittel durchschnittlich bis zu dreimal täglich mit viel Flüssigkeit einzunehmen. Die altersentsprechenden Dosierungen sollen eingehalten werden – wie vom Hersteller angegeben oder vom Arzt verordnet.
Zur Vorbeugung von Reisedurchfällen sollen Hefepräparate schon einige Tage vor Reisebeginn eingenommen werden.

Unerwünschte Wirkungen

- Die Mittel sind im Allgemeinen gut verträglich, können mitunter jedoch Blähungen verursachen. Die Bakterienpräparate können zudem ein Völlegefühl, Schmerzen im Oberbauch und sehr selten auch Sodbrennen hervorrufen.
- Selten treten allergische Reaktionen auf, die bis hin zum allergischen Schock reichen können. In diesem Fall müssen Sie das Mittel sofort absetzen.

Gegenanzeigen und Wechselwirkungen

- Bei Verdacht auf eine schwere bakterielle Infektion sollten die Mittel nicht eingenommen werden.
- Ist bei einem Kind bereits einmal eine allergische Reaktion gegen einen Inhaltsstoff dieser Präparate aufgetreten, darf das Mittel nicht wieder verabreicht werden.
- Auf keinen Fall dürfen Kinder mit einer angeborenen oder erworbenen Abwehrschwäche mit Medikamenten behandelt werden, die Pilze oder Bakterien enthalten.
- Wenn eine Unverträglichkeit gegen Milchzucker besteht, dürfen milchzuckerhaltige Präparate (mit Laktose) nicht angewendet werden. Das Gleiche gilt für Hefepräparate, wenn Hefe nicht vertragen wird.
- Hefepräparate dürfen Säuglingen und Kleinkindern nicht ohne ärztliche Verordnung gegeben werden.
- Mittel gegen eine Pilzerkrankung können Saccharomyces boulardii unwirksam machen, wenn sie gleichzeitig eingenommen werden. Bakterienhaltige Präparate büßen ihre Wirksamkeit durch eine gleichzeitige Therapie mit Antibiotika ein.

Bewertung

Die Wirksamkeit von Hefe- und Bakterienpräparaten ist bislang nicht ausreichend belegt. Daher sind sie zur Behandlung oder Vorbeugung von akuten Durchfallerkrankungen derzeit nicht zu empfehlen.

Wenn Ihr Kind als Folge einer Antibiotikatherapie unter Durchfall leidet, können Sie versuchsweise ein Präparat mit Lactobacillen einsetzen. Allerdings normalisiert sich die Darmflora nach einer antibiotischen Behandlung innerhalb weniger Wochen fast immer von selbst, so dass eine solche Behandlung eigentlich nicht notwendig ist.

Verstopfung

Unter Verstopfung oder Obstipation versteht man eine verzögerte, oft auch erschwerte und meist unvollständige Darmentleerung, die seltener als zwei- bis dreimal pro Woche stattfindet. Das ist allerdings nur ein Richtwert, denn gerade Kinder haben individuell sehr verschiedene Verdauungsgewohnheiten. Eine eher seltene Stuhlentleerung muss nicht notwendigerweise auch mit einer echten Beeinträchtigung des kindlichen Wohlbefindens einhergehen.

Maßgeblich ist weniger die Häufigkeit der Darmentleerung, sondern vielmehr die begleitende Symptomatik, ob eine Verstopfung behandlungsbedürftig ist oder nicht.

In den meisten Fällen ist eine Verstopfung funktionell bedingt. Vor allem bei Säuglingen muss aber auch daran gedacht werden, dass eine organische Ursache hinter der Verstopfung stecken könnte.

Ursachen

Eine Verstopfung kann sehr unterschiedliche Ursachen haben. Letztlich kommen alle Auslöser in Frage, die auch für Erwachsene gelten. So gesehen ist auch Verstopfung bei Kindern meist funktionell bedingt und geht nur in sehr seltenen Fällen auf eine organische Erkrankung des Darmes zurück. Meist liegt dann eine angeborene Passagebehinderung vor, die sich fast immer bereits im Säuglings- oder im frühen Kleinkindalter bemerkbar macht.

- Häufigste Ursachen sind eine zu geringe Flüssigkeitszufuhr, mangelnde Bewegung, aber auch eine Änderung in der Ernährung, beim Säugling die Umstellung von Flaschennahrung oder Stillen auf feste Kost und/oder eine Fehlernährung.
- Verliert der Körper im Rahmen einer Allgemeinkrankheit, wie etwa Fieber, Erbrechen oder Durchfall, viel Flüssigkeit, kann es zu einer vorübergehenden Verstopfung kommen. Ebenso können heiße Sommertage (Flüssigkeitsverlust durch Schwitzen), eine Reise (langes Sitzen, fremde Ernährung) und andere Umgebungsfaktoren (Umzug, Einschulung) eine Verstopfung begünstigen. Auch bei Kindern geht eine Verstopfung häufig auf psychische Belastungen zurück.

• Viele Medikamente können als Nebenwirkung zu einer Verstopfung führen. Das sind etwa Mittel gegen Durchfall, Codein, Opiate, Mittel gegen Depressionen und andere.

• Leidet das Kind, etwa infolge eines seltenen, harten Stuhlgangs, unter Entzündungen und Einrissen im Schließmuskelbereich, kann sich eine Verstopfung entwickeln oder eine bereits bestehende verschlimmern.

• Vor allem kleinere Kinder lehnen es mitunter ab, eine fremde Toilette zu benutzen. Sie erlernen dadurch die Technik, den Stuhldrang zu unterdrücken. Dieses Toilettenverhalten ist nicht weiter Besorgnis erregend, solange die Kinder ihre Sitzung zu Hause nachholen. Problematisch wird es, wenn das Kind es auf diese Weise »verlernt«, seinem natürlichen Stuhldrang nachzugeben.

• Wenn zur Verstopfung Symptome wie Druckschmerzen im rechten Unterbauch, Fieber, Erbrechen und/oder Appetitlosigkeit hinzukommen, könnte eine Blinddarmentzündung vorliegen.

• Ebenso kann Verstopfung infolge einer Schilddrüsenunterfunktion auftreten.

• Eine Verstopfung, die mit starken Bauchschmerzen, Unruhe, Erbrechen, einer zunehmend verhärteten Bauchdecke einhergeht, kann durch einen Darmverschluss (Ileus) hervorgerufen sein.

Darmverschluss (Ileus)

Ein Darmverschluss ist definiert als die vollständige Unterbrechung der Darmpassage.

Ursachen

Die Ursache ist entweder ein mechanisches Hindernis, dann spricht man von einem mechanischen Ileus, oder es kommt aufgrund einer anderen Krankheit reflexartig zur Lähmung des Darmes. Dieser so genannte paralytische Ileus entsteht z.B. durch eine Entzündung im Bauchraum, eine Steinkolik oder eine Stoffwechselentgleisung. Ein mechanischer Darmverschluss kann durch mehrere Ereignisse hervorgerufen werden; zum Beispiel durch Darmeinstülpungen (Invaginationen), einen eingeklemmten Leistenbruch, Verwachsungen nach Operationen, Fremdkörper, massiven Wurmbefall, angeborene Engstellen oder Verschlüsse im Darmbereich, Hirschsprung-Krankheit und vieles mehr.

Typische Beschwerden

Hauptsymptome sind heftige Bauchschmerzen mit gespannter Bauchdecke, Übelkeit, Erbrechen und Fieber. Als Komplikationen können sich sehr schnell eine Bauchfellentzündung (die Bakterien wandern durch die stillstehende Darmwand hindurch), eine Blutvergiftung und ein Schockzustand entwickeln. Bei Säuglingen und Kleinkindern sind die

Symptome nicht so eindeutig. Sie reagieren auf einen Darmverschluss mit Unruhe, Schreien, eventuell Erbrechen und Fieber.

Behandlung

Bereits bei Verdacht auf einen Darmverschluss muss das Kind so rasch wie möglich ins Krankenhaus gebracht werden. In den meisten Fällen wird unverzüglich eine Notfall-Operation durchgeführt.

• Wenn beim Säugling ausgeprägte Verdauungsstörungen zu beobachten sind, kann eine angeborene Passagebehinderung oder ein nervaler Defekt im Darm eine regelmäßige Darmentleerung unmöglich machen. Dies ist zum Beispiel beim angeborenen Megakolon, der Hirschsprung-Krankheit, der Fall.

Hirschsprung-Krankheit

Bei ihr fehlen am unteren Dickdarmende bestimmte Nervenzellen teilweise oder vollständig, die normalerweise die Funktion des Darmes regulieren. Ihr Ausfall führt zu einer Engerstellung des Darms und zu einer Störung der Darmtätigkeit. Daraufhin entsteht eine Kotstauung, die oberhalb der Verengung den Dickdarm auf das Zwei- bis Dreifache der normalen Größe erweitert.
Oft bewirkt das angeborene Megakolon bereits beim Neugeborenen eine Stuhlverhaltung, die mit galligem bis kothaltigem Erbrechen einhergeht und zum Darmverschluss führen kann. Bei älteren Kindern steht eine chronische Verstopfung im Vordergrund. Dabei sind durch die Decke des meist vorgewölbten Bauches Kotballen tastbar. Der defekte Darmabschnitt muss meist operativ entfernt und die gesunden Darmbereiche wieder zusammengenäht werden.

• Eine relativ seltene angeborene Fehlbildung ist eine Verengung im Analbereich (Analstenose). Sie führt ebenfalls zu einer Behinderung der Stuhlentleerung. Sehr selten kann auch eine Schädigung des Rückenmarks vorliegen, die über eine Fehlregulation der Darmfunktion eine Verstopfung verursacht.

• Weitere organische Ursachen einer Obstipation können sein: Fremdkörper, ein Leistenbruch, Verwachsungen im Bauchraum nach früheren Operationen (vor allem nach einer Blinddarmentfernung), eine Aussackung des Enddarms (Rektozele) und andere.

Erbliche Veranlagung

Derzeit wird diskutiert, ob eine genetische Veranlagung zu Verstopfung besteht, zumal dieses Symptom tatsächlich familiär gehäuft auftritt. Untersuchungen in den USA haben ergeben, dass viele Kinder, die an Verstopfung leiden, schon als Kleinkind sehr feste Stühle hatten – und dies, obwohl kein Unterschied zu den Ernährungs- und Verhaltensgewohnheiten gegenüber anderen Kindern bestand.

Typische Beschwerden

Bei den seltenen ernsteren Ursachen einer Verstopfung weisen die weiteren Symptome meist auf die Ursache hin.

Hauptsymptom einer Verstopfung ist eine seltene, erschwerte und gelegentlich unvollständige Darmentleerung. Bei chronischem Verlauf zieht die Verstopfung meist weitere Symptome nach sich. Zu nennen wären etwa eine massive Verfestigung des Stuhls, Völlegefühl, (krampfartige) Bauchschmerzen oder Blähungen, Schwierigkeiten bzw. Schmerzen bei der Stuhlentleerung.
Wenn der Schließmuskel einreißt, kann sich Blut im Stuhl befinden. Des Weiteren kann es bei sehr seltenen Stuhlentleerungen zu »Stuhlschmieren« kommen.

Bei Säuglingen sind größere Abstände zwischen den Stuhlgängen durchaus normal. Gestillte Säuglinge entleeren oft nur alle sieben bis (maximal) 14 Tage einen meist weichen Stuhl. Generell kommt eine Verstopfung bei gesunden Säuglingen, die gestillt werden, so gut wie nie vor.

Bei einem Säugling, der unter Verstopfung leidet, sind die Symptome oft uneinheitlich. Appetitlosigkeit, Erbrechen nach den Mahlzeiten, Unruhe, Weinerlichkeit und Einschlafstörungen lassen zunächst selten an eine Verstopfung denken.

Wann zum Arzt?

Ein Säugling mit Verdacht auf Verstopfung sollte unbedingt von einem Arzt untersucht werden. An eine Verstopfung sollten Eltern denken, wenn das Baby nicht (mehr) trinken will, es nach jeder Mahlzeit erbricht, schlecht einschläft und generell quengelig und unruhig ist.
Ältere Kinder sollten zum Arzt gehen, wenn es Hinweise auf eine chronische Verstopfung gibt. Dazu gehören neben einer seltenen Stuhlentleerung sämtliche oben genannten Begleitsymptome. Das Kind muss ebenfalls von einem Arzt untersucht wer-

den, wenn es beim Stuhlgang unter Schmerzen leidet. Ein Arztbesuch ist auch sinnvoll, wenn Sie den Verdacht haben, dass Ihr Kind den Stuhldrang häufiger unterdrückt. Einem Kind gelingt nur selten allein, den Teufelskreis der Verstopfung zu durchbrechen. Lassen Sie sich daher von einem Arzt beraten.

Teufelskreis der kindlichen Verstopfung

Mitunter sind die Eltern nicht ganz schuldlos am chronischen Verlauf einer kindlichen Verstopfung. Aus Besorgnis widmen sie dem Stuhlverhalten ihres Kindes eine sehr große Aufmerksamkeit – mit dem Ergebnis, dass das Kind irgendwann das Gefühl für die natürlichen Regungen seines Körpers verliert und ein gestörtes Verhältnis zum Vorgang der Stuhlentleerung entwickelt. Man spricht von einer Neurotisierung.
Die allzu häufige Anwendung von Einläufen oder Stuhlzäpfchen, aber auch Überredungsversuche, Ermahnungen, die Aussicht auf eine Belohnung, das Androhen von Strafe – all diese Maßnahmen sind nur in den seltensten Fällen von Erfolg gekrönt. Im Gegenteil: Oft führen sie zu einer Verschärfung, bisweilen auch erst zur Entstehung des Problems Verstopfung.
Wenn sich das Kind bereits angewöhnt hat, den Stuhldrang zu unterdrücken, dann ist dies meist die unmittelbare Folge der Beschwerden – und nicht wie manche Eltern denken, Ausdruck eines kindlichen Trotzverhaltens oder Machtkampfes.
Versuchen Sie gemeinsam mit dem Kind, mit geeigneten Maßnahmen den Teufelskreis zu durchbrechen. Verzichten Sie dabei aber auf Strenge und Vorwürfe. Gegebenenfalls kann eine kurzzeitige medikamentöse Behandlung hilfreich sein.

Mögliche Risiken und Folgeschäden

Schwere körperliche Folgeerscheinungen oder Organschädigungen sind bei Kindern auch bei einer ausgeprägten funktionellen Verstopfung nicht zu erwarten. Im Extremfall kann es aber zu einer massiven Kotstauung kommen, die eine natürliche Darmentleerung unmöglich macht.
Anders verhält es sich, wenn eine organische Ursache, etwa eine mechanische Behinderung der Darmpassage, vorliegt. Eine chirurgische Behebung ist oft unumgänglich, da die Gefahr eines Darmverschlusses oder eines Durchbruchs der Darmwand besteht. Bei einem Darmdurchbruch gelangt Stuhl in die Bauchhöhle und es entsteht eine lebensgefährliche Bauchfellentzündung.

Nichtmedikamentöse Behandlung

Gesunde Ernährung

Immer wieder wird empfohlen, die Ernährung eines Kindes, das unter Verstopfung leidet, konsequent auf eine ballaststoffreiche Kost umzustellen. Doch was können Eltern tun, wenn das Kind mit Blähungen auf Vollkornprodukte reagiert? Oder wenn es das angeblich verdauungsfördernde Obst, also Pflaumen, Birnen, Trauben, Aprikosen oder Feigen, und das ballaststoffreiche Gemüse nicht mag und konsequent ablehnt?

Mittlerweile weiss man, dass eine konsequente Umstellung der Ernährung auf faserreiche Kost nicht immer den gewünschten Erfolg bringt. Im Gegenteil: Mitunter kann sie eine bestehende Verstopfung sogar noch verstärken. Ebenso sind unangenehme Begleiterscheinungen wie Völlegefühl und Blähungen gerade bei jüngeren Kindern sehr häufig

Dies gilt auch für die sehr häufig empfohlenen verdauungsfördernden Mittel, wie eingeweichtes Dörrobst, Weizenkleie oder Leinsamen. Vor allem Leinsamen gehört zu den gängigen Füll- und Quellmitteln, die nicht apothekenpflichtig sind und als Hausmittel sehr häufig eingesetzt werden.

TIPPS:

- Stellen Sie die Ernährung nur dann um, wenn das Kind die ballaststoffreiche Kost auch tatsächlich mag und gut verträgt.
- Oft hilft es schon, bestimmte Ernährungsgewohnheiten in kleinen Schritten zu ändern: Weniger Süßigkeiten (vor allem Schokolade), weniger Milch und Milchprodukte, eventuell zeitweise auf Bananen zu verzichten.
- Eine ballaststoffreiche Ernährung fördert wenn überhaupt nur dann die Verdauung, wenn gleichzeitig mindestens 1,5 Liter Flüssigkeit am Tag getrunken werden.

Viel Flüssigkeit

Die wichtigste Maßnahme bei Verstopfung ist, viel zu trinken. Nur ausreichende Flüssigkeit vermeidet die Eindickung des Darminhalts. Zum Trinken bieten sich vor allem Fruchtsäfte, z.B. Apfelsaft oder Mineralwasser an. Günstig ist auch, stark wasserhaltige Nahrungsmittel wie Salatgurken oder Wassermelonen zu verzehren.

TIPP: Geben Sie Ihrem Kind morgens auf nüchternen Magen ein Glas Fruchtsaft oder Wasser, wenn es dies mag und verträgt.

Ausreichend Bewegung

Regelmäßiger Sport und viel Bewegung wie Rad fahren, im Garten herumtoben, klettern, rennen und andere »Fitnessübungen«, die Ihrem Kind Freude bereiten, beugen einer Verstopfung vor. Gerade bei Kindern, die zu Verstopfung neigen, ist körperliche Bewegung wichtig. Auf diese Weise werden nicht nur sämtliche Stoffwechselprozesse, sondern auch die Darmtätigkeit aktiviert.

Behandlung mit Medikamenten

Viele Mittel gegen Verstopfung, so genannte Laxanzien, sind ohne Rezept in altersgerechter Dosierung erhältlich und scheinen deshalb zur Selbstbehandlung geeignet. Dennoch sollten Sie sich vor deren Anwendung mit einem Arzt absprechen.

Wenn der Leidensdruck des Kindes sofortiges Handeln erfordert, kann ein kurzfristiger Einsatz von Medikamenten die akute Verstopfung beheben. Dies ist zum Beispiel der Fall, wenn schon eine massive Kotstauung vorliegt, wenn der After eingerissen oder entzündet ist oder wenn das Kind aus Angst vor der Stuhlentleerung den Stuhldrang unterdrückt.

Kinder, bei denen die Verstopfung bereits chronisch geworden ist, brauchen in der Regel ein umfangreiches Therapiekonzept, das über mehrere Monate andauert und sich auf verschiedene Maßnahmen stützt. Die medikamentöse Behandlung kann hierbei ein sinnvoller Einstieg sein, da sie die massiven Beschwerden in der Regel sicher und rasch behebt. Doch daran muss sich grundsätzlich eine weitere nichtmedikamentöse Behandlung anschließen. Am besten kann der Arzt entscheiden, welches Wirkprinzip sich für das Kind besonders eignet und welches Mittel besonders verträglich und unbedenklich ist.

Alle Laxanzien zielen auf eine Beschleunigung und Erleichterung der Darmentleerung ab und machen den Stuhl weich. Sie zeichnen sich aber durch sehr unterschiedliche Wirkweisen aus, von denen nicht alle für den speziellen Fall geeignet sind. Für fast alle aufgeführten Präparate gilt, dass ihre Wirksamkeit inzwischen belegt ist und sie zum kurzzeitigen Einsatz geeignet sind.

Auf keinen Fall sollten Sie Abführmittel – auch nicht die unten aufgeführten – regelmäßig ohne ärztliche Anweisung anwenden. Es besteht die Gefahr der Abhängigkeit, und der permanente Entzug von Flüssigkeit und Mineralien kann gerade bei Kindern zu schwerwiegenden Störungen im Mineralstoffhaushalt führen.

Insbesondere die Verluste von Kalium, Magnesium und Kalzium können auf den kindlichen Organismus, der sich zudem noch in der Wachstumsphase befindet, fatale Auswirkungen haben. Überdies fördert der Kaliumverlust die Darmträgheit und verstärkt somit die Verstopfung. Das führt in einen Teufelskreis, der immer höhere Dosen des Abführmittels erfordert. Kaliummangel kann darüber hinaus zu Muskelschwäche, Störungen der Herzfunktion und Nierenschäden führen.

Sämtliche Mittel sollten, vor allem bei Kindern, nur kurzfristig eingesetzt werden; es sei denn, es gibt in bestimmten Einzelfällen einen zwingenden Grund für die längerfristige Anwendung.

Angesichts dieser doch erheblichen Gefahren für die Gesundheit des Kindes sollten Sie Abführmittel nur nach einer sorgfältigen Risiko-Nutzen-Abwägung mit dem Arzt einsetzen.

Mittel gegen Verstopfung (Laxanzien)

Osmotische Laxanzien

Wirkstoffe	Präparatebeispiele	Darreichungsformen
Laktulose	Bifiteral® (D), Duphalac® (A,CH), Eugalac® (D), Gatinar® (CH), Lactocur® (D), Lactulose Arcana® (A), Lactulose Genericon® (A), Laevolac® (A), Legendal® (CH), Lactulose-ratiopharm® (D), Lactulose STADA® (D), Lactulose Neda® (D), Medilet® (D)	Pulver, Granulat, Sirup, Tabletten
Lactitol	Importal® (A, CH, D)	Pulver
Natriumcitrat, Sorbitol, Natriumlaurylsulfoacetat	Microklist® (D)	Miniklistier

Laxanzien mit isoosmolarer Wirkung

Wirkstoffe	Präparatebeispiele	Darreichungsformen
Macrogol, Natriumchlorid, Kaliumchlorid, Natriumhydrogencarbonat	Isomol® (D), Movicol® (D, A)	Pulver zur Herstellung einer Trinklösung

CO2-Laxanzien

Wirkstoffe	Präparatebeispiele	Darreichungsformen
Natriumhydrogencarbonat, Natriumdihydrogenphosphat	Lecicarbon® (D)	Zäpfchen

Gleitmittel

Wirkstoffe	Präparatebeispiele	Darreichungsformen
Glyzerol	Glycilax® (D), Nene-Lax® (D), Practomil®(CH)	Zäpfchen
Paraffin	Obstinol®N (D), Agarol®N (D)	Emulsion

Quellstoffe

Wirkstoffe	Präparatebeispiele	Darreichungsformen
(Indische) Flohsamenschalen	Flosa (D), Laxiplant® soft (D), Mucofalk (D), Kneipp® Abführ Herbagran Trink-Psyllium Pulver (D), Agiocur® (A, D), Pascomucil®H (D), Metamucil® (CH, D)	Pulver, Granulat

Der Wirkmechanismus der osmotisch wirkenden Laxanzien ist folgender: Werden bestimmte Stoffe aus dem Dickdarm nicht in den Körper aufgenommen, entsteht zwischen Körper und Darmkanal ein Konzentrationsgefälle. Der Stoff übt einen osmotischen Druck auf die Darmwand aus, woraufhin Flüssigkeit in den Darm strömt, um den Stoff zu verdünnen. Durch diese Flüssigkeit wird nicht nur der Stoff (in diesem Fall das osmotisch wirksame Abführmittel) sondern auch der Stuhl "verdünnt". Er wird weicher, nimmt an Volumen zu und löst über eine Dehnung der Darmwand deren Bewegung an und bewirkt den Stuhlreflex.

Der Wirkstoff Laktulose ist ein synthetisch hergestellter Doppelzucker (Disaccharid) aus Galaktose und Fruktose. Er gelangt unverändert in den Dickdarm; dort wird er durch bakterielle Enzyme gespalten und zu Milchsäure umgewandelt. Die Milchsäure wiederum zieht aufgrund ihres hohen osmotischen Drucks Wasser in den Darm und führt letztlich zum Stuhlgang.

Ähnlich wie Laktulose wirkt Lactitol. Auch dies ist ein Disaccharid, allerdings setzt es sich aus Galaktose und Sorbitol zusammen.

Macrogol wirkt ebenfalls osmotisch. Das Abführmittel ist ein Polyethylenglykol und kam in den letzten Jahren vor allem in der Klinik zur Darmreinigung vor Operationen zum Einsatz. Seit kurzem ist es auch als rezeptfreies Abführmittel erhältlich. Macrogol unterscheidet sich von den anderen osmotisch wirksamen Wirkstoffen vor allem durch seine Fähigkeit, große Mengen Wasser zu binden und in den Dickdarm zu befördern. Die abführende Wirkung setzt erst 24 bis 72 Stunden nach der Einnahme und dabei allmählich ein. Der Körper nimmt Macrogol nicht aus dem Darm auf, vielmehr scheidet er es unverändert wieder aus.

Natriumhydrogencarbonat setzt im Enddarm Kohlendioxid (CO_2) frei. Dadurch entsteht ein Druck auf die Darmwand, was wiederum reflexartig eine Darmentleerung auslöst.

Glyzerol in Zäpfchenform und Paraffin, das geschluckt werden muss, machen den Stuhl weich, indem sie im Enddarm Wasser binden. Außerdem zeichnen sie sich durch einen Schmiereffekt aus, der den Stuhlgang ebenfalls unterstützt.

Quellstoffe wie das Naturprodukt Indische Flohsamenschalen nehmen Wasser auf und quellen. Dadurch vergrößern sie den Darminhalt, dehnen die Darmwand und aktivieren die Darmmuskulatur. So kommt es zu einer reflektorischen Einleitung des Stuhlgangs. Quellstoffe haben auch eine weich machende Wirkung auf den Stuhl.

Anwendung

Die meisten Abführmittel werden entweder geschluckt oder rektal verabreicht, das heißt in Form von Zäpfchen oder Einläufen (mit Hilfe eines Klistiers) über den After in den Enddarm gegeben.

Zäpfchen und Einläufe werden gerne bei Säuglingen und kleineren Kindern eingesetzt. Generell haben sie den Vorteil, dass sie rasch wirken. Klistiere wirken hauptsächlich im Enddarm, wodurch der Organismus nur wenig belastet wird.

Größere Kinder bevorzugen häufig die orale Einnahme verdauungsfördernder Präparate. Die altersgerechte Dosierung sollten Sie grundsätzlich mit dem Arzt absprechen. Im Notfall helfen die Dosierungsangaben des Herstellers.

Einlauf (Klistier)

Als Klistier oder Einlauf bezeichnet man das Einbringen von kleinen Flüssigkeitsmengen – mit oder ohne Arzneimittel – in den Enddarm. Dazu benutzt man entweder ein Darmrohr, der an einen Behälter mit einer zu verabreichenden Flüssigkeit (Irrigator) angeschlossen ist, oder eine Ballonspritze. Bei den hier dargestellten Mitteln handelt es sich um bereits gebrauchsfertige Klistiere in einem Plastikbehälter.

Zur Durchführung eines solchen Einlaufs legt sich das Kind auf den Rücken, einem Säugling drücken Sie dabei sanft die Beine gegen den Bauch. Damit die Einführhilfe leichter in den After eingeführt werden kann, sollten Sie die Spritze mit etwas Creme einfetten. Schieben Sie die Einführhilfe vorsichtig durch den After in den Enddarm und drücken Sie die Flüssigkeit hinein. Lassen Sie das Kind dann eine Weile möglichst ruhig auf den Rücken oder der Seite liegen.

Durch den Einlauf wird der Enddarm geweitet und nach fünf bis zwanzig Minuten kommt es zum Stuhlgang.

Der Einlauf gehört zu den eher schonenden Methoden. Dennoch kann die Analschleimhaut stark gereizt werden und sogar Fissuren verursachen. Bei dauerhafter Anwendung kommt es auch hier zu einer Gewöhnung und zu Darmträgheit.

Bei der Einnahme von quellstoffhaltigen Präparaten muss das Kind erheblich mehr trinken als üblich. Ohne ausreichend Flüssigkeit bewirken diese Präparate das Gegenteil und verstärken die Verstopfung noch. So soll z.B. pro drei bis fünf Gramm Indische Flohsamenschalen mindestens ein großes Glas Wasser getrunken werden.

Tabletten werden mit ausreichend Flüssigkeit eingenommen. Pulver und Granulat müssen entsprechend der Angaben auf der Packungsbeilage mit Flüssigkeit angerührt werden. Sirup gibt man löffelweise bzw. bei Säuglingen zusammen mit der Flaschennahrung.

Andere Arzneimittel dürfen erst in einem zeitlichen Abstand von ein bis zwei Stunden ein-

genommen werden. Sie werden sonst möglicherweise in ihrer Wirkung beeinträchtigt.
Die jeweiligen Packungsbeilagen enthalten genaue Dosierungsanleitungen. Dennoch sollten Sie die Frage, wie oft und in welcher Dosierung das jeweilige Präparat eingenommen werden soll, mit dem Arzt abklären. Gerade im Kindesalter hat eine Verstopfung zahlreiche individuelle Besonderheiten, die unbedingt berücksichtigt werden müssen.
Als Beispiel ist hier die Dosierungsempfehlung für Laktulose-Sirup aufgeführt.
Sofern vom Arzt nicht anders verordnet erhalten Kinder meist ein- bis zweimal täglich 4,5 bis fünf Milliliter Laktulose-Sirup, bei Jugendlichen kann man die Dosis eventuell auf ein- bis zweimal täglich 7,5 bis 15 Milliliter steigern.
Wichtig ist, dass Abführmittel grundsätzlich nicht über längere Zeit angewandt werden, es sei denn, eine besondere Situation erfordert dies dringend. In diesen Fällen sind die ärztlichen Dosierungsanleitungen unbedingt zu befolgen.

Unerwünschte Wirkungen

- Bei längerfristiger Anwendung können Abführmittel zu einem Verlust von Mineralstoffen, vor allem von Kalium führen. Das verstärkt die Verstopfung und kann in einen Teufelskreis münden.
Um überhaupt noch eine Wirkung zu entfalten, müssen immer höhere Dosen des Abführmittels genommen werden.
Kaliummangel kann außerdem allgemeines Schwächegefühl, Muskelschwäche, Störungen der Herzfunktion (z. B. Herzrhythmusstörungen bis hin zum Herzjagen) sowie Nierenschäden verursachen. In dieser Hinsicht scheint Macrogol eine Ausnahme zu bilden, da der Wirkstoff offenbar nicht so massiv in den Mineralstoffhaushalt eingreift.
- Abführmittel stehen im Verdacht, dass sie insbesondere bei lang andauernder Anwendung krankhafte Darmveränderungen, etwa eine Verdünnung der Darmwand, hervorrufen können.
- Relativ häufig kommt es unmittelbar nach der Einnahme zu meist vorübergehenden (kolikartigen) Bauchschmerzen, Blähungen, Völlegefühl, Übelkeit und Appetitlosigkeit.
- In seltenen Fällen werden bei Lactitol Juckreiz am Darmausgang, Kopfschmerzen und Schwindel beobachtet.
- Bei der Anwendung von Klistieren und Zäpfchen kann es in seltenen Fällen zu Brennen im Analbereich kommen. Außerdem kann durch diese Darreichungsfomen die Darmschleimhaut gereizt werden.

• Bei macrogolhaltigen Arzneimitteln sind zudem vereinzelt allergische Reaktionen (z.B. Hautausschläge, Juckreiz oder Verkrampfung der Bronchialmuskulatur) beobachtet worden.

• Quellstoffe sind im Allgemeinen gut verträglich, vorausgesetzt, die Flüssigkeitszufuhr wird, wie bereits erwähnt, deutlich erhöht. Andernfalls kann der Darminhalt verklumpen, den Darm verlegen und damit schlimmstenfalls einen Darmverschluss verursachen. Oder es kommt zu einer vorzeitigen Quellung, wodurch eine Verstopfung des Rachenraums oder der Speiseröhre mit Erstickungsgefahr entsteht. Treten Brustschmerzen, Schluck- und/oder Atembeschwerden auf, sollten Sie mit Ihrem Kind unverzüglich einen Arzt aufsuchen.

• In sehr seltenen Fällen kommt es zu einer allergischen Reaktion auf (Indischen) Flohsamen.

• Bei langfristiger Anwendung von Paraffinöl kann sich Paraffin im Körper ablagern und besonders in der Lunge zu Schäden führen. Außerdem kann das Öl aus dem Enddarm heraussickern bzw. zu unwillkürlichem Stuhlgang führen.

Gegenanzeigen und Wechselwirkungen

• Alle aufgeführten Arzneimittel dürfen nicht zum Einsatz kommen, wenn ein Darmverschluss, eine entzündliche Darmerkrankung, ein Verdacht auf eine Blinddarmentzündung besteht oder das Kind erbricht.

• Ebenso darf kein Abführmittel zusammen mit harntreibenden Mitteln (Diuretika) eingenommen werden. Beide zusammen können einen Kaliummangel verursachen.

• Bei der gleichzeitigen Einnahme anderer Arzneimittel kann es durch die Laxanzien zu einer verminderten Aufnahme der Substanzen kommen. Daher wird empfohlen, die Laxantien im Abstand von ein bis zwei Stunden zu der Einnahme anderer Arzneimittel anzuwenden.

> *Sorbitolhaltige Präparate, z.B. Mikroklist, dürfen nicht zum Einsatz kommen, wenn eine Fruktoseunverträglichkeit bekannt ist. Auch Kindern unter zwei Jahren sollte Sorbitol nicht verabreicht werden, da bei ihnen eine nicht erkannte Fruktoseunverträglichkeit bestehen könnte.*

• Laktulose und Lactitol dürfen nicht eingenommen werden, wenn eine Galaktose-Unverträglichkeit vorliegt. Wenn eine Zuckerkrankheit besteht, sollte vor allem Laktulose nur nach ärztlicher Absprache verabreicht werden.

• Aufgrund mangelnder Erfahrung sollten macrogolhaltige Präparate Kindern unter 14 Jahren nicht verabreicht werden.

• Flohsamenschalen sollten nicht unter sechs Jahren angewandt werden.

• Paraffin darf Kindern unter drei Jahren nicht verabreicht werden. Außerdem darf das Mittel nicht zum Einsatz kommen, wenn Schluckstörungen bestehen. Des Weiteren werden durch Paraffin die fettlöslichen Vitamine A, D, E und K nur unzureichend vom Körper aufgenommen. Bei längerer Anwendung von Paraffin kann es dadurch zu einem Vitaminmangel kommen.

- Leidet das Kind unter Diabetes mellitus, sollte (Indischer) Flohsamen nur nach Absprache mit dem Arzt eingesetzt werden.
- Nicht angewendet werden darf (Indischer) Flohsamen, wenn eine Allergie gegen den Wirkstoff oder eine krankhafte Verengung der Speiseröhre bzw. des Magen-Darm-Trakts besteht.
- Generell dürfen Quellmittel auf keinen Fall zusammen mit Loperamid (siehe Durchfall, Seite 216ff.) verabreicht werden. Es könnte zu einem Darmverschluss kommen.

Bewertung

Im Allgemeinen wirken Laxanzien sicher und rasch gegen eine Verstopfung. Aus ärztlicher Sicht kann eine Initialwirkung durch diese Mittel von Nutzen sein und eine umfassende Therapie einleiten. Grundsätzlich sollte den Arzneimitteln mit den geringsten Nebenwirkungen der Vorzug gegeben werden.

Säuglinge und Kleinkinder erhalten bevorzugt Zäpfchen und Klistiere mit mild abführenden Wirkstoffen. Sie wirken direkt im Enddarm, ohne den restlichen Körper stark zu belasten.

Als Mini-Klistier kommt oft Natriumcitrat zum Einsatz. Es enthält nur eine geringe Flüssigkeitsmenge und dehnt den Darm nicht. Daher gilt es als schonender im Vergleich zu anderen Klistieren.

Auch glycerolhaltige Zäpfchen und Klistiere werden in der Kinderheilkunde häufig eingesetzt. Allerdings können auch diese Präparate bei einer längerfristigen Anwendung einen Gewöhnungseffekt hervorrufen.

Bei älteren Kindern empfiehlt sich vor allem der Stuhlweichmacher Laktulose. Bei kurzfristiger Anwendung ruft er keine gefährlichen Nebenwirkungen hervor.

Macrogolhaltige Abführmittel sind aufgund mangelnder Erfahrungen bisher erst ab einem Alter von 14 Jahren zugelassen. Erste Studien haben aber gezeigt, dass durch Macrogol kaum Störungen des Elektrolythaushalts und auch kaum ein Gewöhnungseffekt zu erwarten sind. Zur abschließenden Beurteilung sind weitere Erfahrungswerte sowie Studien erforderlich; insbesondere zu den möglichen Langzeitwirkungen.

Kinder über sechs Jahren können auch mit Quellstoffen behandelt werden. Einige Eltern favorisieren diese Mittel aufgrund ihrer natürlichen Wirkungsweise. Sie werden oft sogar zur längerfristigen Behandlung einer chronischen Verstopfung herangezogen. Allerdings sind auch diese Mittel nicht frei von Nebenwirkungen. Sie bergen sogar gefährliche Risiken in sich, wenn sie nicht mit genügend Flüssigkeit eingenommen

werden. Gerade jüngere Kinder reagieren auf Quellstoffe nicht selten mit Blähungen, Bauchschmerzen und Völlegefühl.
Keinesfalls empfohlen werden kann der Einsatz des dickflüssigen Paraffins. Es wird vom Körper in geringem Umfang aufgenommen, so dass es zu Ablagerungen in verschiedenen Geweben mit chronisch entzündlichen Reaktionen kommen kann. Außerdem besteht die Gefahr, dass Paraffin beim Verschlucken versehentlich in die Lunge gelangt, wo es schwere Schäden verursachen kann. Auch lässt sich nicht ausschließen, dass Paraffin Krebs erregend wirken könnte. Wegen dieser und den anderen möglichen Nebenwirkungen und Folgeerscheinungen gilt Paraffin heute als überholt. Vor allem bei Kindern sollte es nicht mehr angewandt werden.

Vorsicht vor darmreizenden Substanzen

Laxanzien, die ihre Wirkung durch eine Reizung der Darmwand entfalten, dürfen Kindern auf keinen Fall ohne ausdrückliche ärztliche Anweisung verabreicht werden. Das gilt auch, wenn diese Wirkstoffe ohne Rezept in der Apotheke erhältlich sind und daher für die Selbstbehandlung geeignet scheinen.
Zu diesen darmreizenden Substanzen gehören nicht nur chemische Wirkstoffe wie Bisacodyl (laut Herstellerangaben für Kinder ab zwölf Jahren geeignet) und Natriumpicosulfat (laut Herstellerangaben für Kinder ab vier Jahren geeignet), die beide aus so genannten Diphenolen bestehen. Es gehören auch solche mit natürlicher Herkunft dazu. Sie bestehen entweder aus Rizinusöl oder werden aus Pflanzen gewonnen, die Anthraglykoside enthalten.
Ihre stark abführende Wirkung beruht vor allem auf einer Verstärkung der Darmbewegung und einer Reizung der Darmschleimhaut. Gleichzeitig wird die Schleimsekretion im Darm angeregt und die Aufnahme von Wasser und Salzen aus dem Darm vermindert. Der Stuhl wird flüssiger, weicher und gleitfähiger.
Häufige Nebenwirkungen sind:

- Mineralstoffverlust, insbesondere von Kalium, was die Entstehung einer erneuten Verstopfung begünstigt,
- entzündliche Veränderungen der Darmschleimhaut und
- kolikartige Schmerzen im Unterleib, vor allem bei der Einnahme von Aloe und Sennesblättern.

Neueste Forschungen lassen den Verdacht aufkommen, dass zumindest die stark wirksamen anthraglykosidhaltigen pflanzlichen Mittel Krebs erzeugend wirken könnten. Möglicherweise besteht ein Zusammenhang zwischen der (häufigen) Einnahme dieser Mittel und der Entstehung von Dickdarmtumoren.

Betroffen sind die Pflanzenextrakte aus Aloe, Cascarinde (Rhamnus), Sennesblättern und -früchten (Cassia), Faulbaumrinde, Rhabarberwurzel und Kreuzdornbeeren. Aloe soll die stärkste, Kreuzdornbeeren die schwächste Wirkung haben. Generell sind anthraglykosidhaltige Pflanzenpräparate schlechter verträglich als die oben genannten synthetisch hergestellten Wirkstoffe.
In verschiedenen Pflanzenkombinationen mit abführender Wirkung kommt auch Schöllkraut zum Einsatz. Schöllkraut soll wegen seines anregenden Effekts auf die Gallenflüssigkeit verdauungsfördernd wirken. Weil es aber zu Leberschäden führen kann, sollte es generell nicht mehr eingenommen werden.
Bittersalz (Magnesiumsulfat) oder Glaubersalz (Natriumsulfat) wirken osmotisch. Als Therapeutika gegen Verstopfung werden sie heutzutage kaum mehr eingesetzt, weil sie ebenfalls sehr häufig Störungen im Mineralhaushalt hervorrufen.

Kopfschmerzen und Migräne

Die beiden häufigsten Formen von Kopfschmerzen sind der Spannungskopfschmerz und die Migräne. Sie treten episodisch auf, wobei sich die Kopfschmerzepisoden meist nach mehr oder weniger langer Beschwerdefreiheit wiederholen.
Mindestens jedes zweite Schulkind leidet gelegentlich oder sogar häufig unter Spannungskopfschmerzen. Von einer Migräne sind vor der Pubertät etwa vier Prozent der Kinder betroffen, nach der Pubertät steigt dieser Prozentsatz bei Jungen auf fünf Prozent und bei Mädchen auf zehn Prozent an.

Ursachen

- Am häufigsten sind so genannte **Spannungskopfschmerzen,** deren Ursache, wenn sie immer wieder auftreten, vor allem in psychischen Problemen und Überlastungen gesehen werden. Die Kopfschmerzepisoden können auch durch viele andere Faktoren ausgelöst werden, zum Beispiel zu wenig Schlaf, Hunger, schlechte Luft, hohen oder niedrigen Blutdruck, Aufenthalt in großer Höhe, Überlastung der Augen etwa bei einem nicht (richtig) ausgeglichenen Sehfehler, starke körperliche Anstrengung, bei Jugendlichen auch durch übermäßigen Genuss von Alkohol und Nikotin und anderes.
- Die zweithäufigste Form von Kopfschmerzen im Kindesalter ist die **Migräne,** die bei einigen Kindern bereits im dritten Lebensjahr diagnostiziert werden kann. Für die Migräne besteht vielfach eine erbliche Disposition; allerdings spielen weitere innere oder äußere Einflüsse eine auslösende Rolle. Dazu gehören Hormone (während bis zur Pubertät Jungen und Mädchen gleich häufig an Migräne leiden, sind nach der Pubertät doppelt so viele Mädchen betroffen), Stress, insbesondere die Entspannung nach einer Belastungssituation, Änderungen im Schlaf-Wach-Rhythmus, Alkohol, Medikamente, Wettereinflüsse und selten Nahrungsmittel.
- Nicht selten sind Kopfschmerzen auch **Begleitsymptome** anderer Erkrankungen wie Erkältungen, vieler Kinderkrankheiten, einer Nasennebenhöhlenentzündung, Erkrankungen der Zähne und des Zahnfleisches oder eher selten auch einer Hirnhautentzündung (Meningitis) oder ganz selten eines Hirntumors.

• Daneben gibt es noch **andere Formen** von Kopfschmerzen, die im Kindesalter aber sehr selten sind, darunter die sehr heftigen Clusterkopfschmerzen, deren Ursache unbekannt ist. Clusterkopfschmerzen sind durch bohrende oder brennende, sehr starke Schmerzen hinter dem Auge gekennzeichnet, die anfallartig an einigen Tagen hintereinander auftreten und jeweils 15 Minuten bis drei Stunden andauern.

Meningitis

In Deutschland erkranken jedes Jahr etwa 10.000 bis 16.000 Kinder und Jugendliche an einer Entzündung der Hirnhäute (Meningitis) bzw. des Gehirns (Enzephalitis). Die Übergänge zwischen beiden Erkrankungen sind fließend, da sich die Entzündung von den Hirnhäuten auf das Gehirn und umgekehrt ausbreiten kann.

Ursachen

Die wichtigsten Ursachen sind Viren und Bakterien. Da viele Kinder mittlerweile gegen einen wichtigen Erreger der Meningitis, Haemophilus influenzae Typ B, geimpft werden, sind Pneumokokken und Streptokokken derzeit die häufigsten bakteriellen Meningitis-Erreger. Seltene Ursachen einer Meningitis sind Mykobakterien (die Erreger der Tuberkulose), Listerien und Borrelien.

Typische Beschwerden

Die drei Kardinalsymptome der Meningitis sind Fieber, Erbrechen und Nackensteifigkeit (Meningismus) beim Versuch, den Kopf passiv nach vorn zu beugen. Letzteres Symptom wird ausgelöst durch eine Reizung der Hirnhäute, deren Dehnung Schmerzen verursacht. Auf ähnlichen Phänomenen beruhen weitere so genannte »meningeale« Zeichen, wobei z.B. das Anheben des gestreckten Beines oder das Berühren des Knies mit dem Mund (Kniekuss) ebenfalls Schmerzen auslösen.
Je jünger das Kind ist, desto seltener zeigt es einen Meningismus. Besonders bei Neugeborenen und Säuglingen stehen (jämmerliches) Schreien oder Wimmern, Trinkunlust und Fieber bzw. Schwankungen der Körpertemperatur sowie Benommenheit im Vordergrund. Wenn Atemstörungen, Krampfanfälle, Lähmungserscheinungen, Verhaltens- und Bewusstseinsstörungen hinzukommen, deutet dies auf eine Beteiligung des Gehirns.
Virale Hirnhautentzündungen verlaufen in der Regel milder, aber auch eine bakterielle Meningitis kann sich langsam entwickeln und ist dabei bisweilen kaum von einer Virusinfektion zu unterscheiden. Nicht selten entwickelt sich eine bakterielle Meningitis innerhalb von Stunden und führt rasch zu einer lebensbedrohlichen Situation mit Blutvergiftung, Hautblutungen und Bewusstlosigkeit.

Behandlung

Auch wenn die bakterielle Meningitis heute durch gut wirksame Antibiotika behandelt werden kann, kann sie immer noch tödlich verlaufen, und die Zahl der Folgeschäden ist hoch. Bereits beim Verdacht auf eine Meningitis muss das Kind so rasch wie möglich in die Klinik gebracht werden, wo es vor allem bei einer bakteriellen Form auf der Intensivstation behandelt wird.

Im Vordergrund der Therapie stehen die Sicherung von Atmung und Kreislauf sowie die Behandlung mit Antibiotika. Bei viralen Meningitiden können nur die Symptome gelindert werden, allerdings treten hier Folgeschäden nur selten auf.

Typische Beschwerden

Säuglinge und Kleinkinder können Kopfschmerzen wie auch andere Schmerzen nur in Form von lautem Schreien, Quengeln und Unruhe äußern. Je älter das Kind ist, desto besser kann es Art, Ort und Intensität der Schmerzen beschreiben.

- **Spannungskopfschmerzen** entwickeln sich eher langsam und werden als dumpf, drückend oder ziehend beschrieben. Sie sind mäßig stark ausgeprägt, betreffen den ganzen Kopf oder werden in der Stirnregion am heftigsten empfunden. Körperliche Anstrengung verstärkt nicht den Schmerz und nur selten treten weitere Symptome auf. Die Kopfschmerzen halten meist nur Stunden bis einige Tage an; nach ihrem Abklingen ist das Kind wieder völlig beschwerdefrei.
- Die **Migränekopfschmerzen** beginnen meist akuter und sind intensiver als Spannungskopfschmerzen. Jüngere Kinder beschreiben keinen besonderen Schmerzcharakter, ältere Kinder klagen oft über einen pulsierenden Schmerz. Typischerweise werden die Migränekopfschmerzen durch körperliche Aktivität verstärkt und meist von Bauchschmerzen, Übelkeit, eventuell Erbrechen sowie durch eine höhere Lärm- und Lichtempfindlichkeit begleitet. Bei Kindern können Bauchweh und Übelkeit sogar im Vordergrund der Beschwerden stehen.

Anders als bei Erwachsenen ist der Migränekopfschmerz bei Kindern nur in 20 bis 30 Prozent auf eine Kopfhälfte beschränkt. Häufiger schmerzt die ganze Stirn bzw. die Region hinter den Augen oder sogar der gesamte Kopf, was ein Grund dafür ist, dass die kindliche Migräne oft über längere Zeit fehlgedeutet wird. Meist dauern Migräneanfälle bei Kindern nicht so lange wie bei Erwachsenen an und klingen nach spätestens sechs Stunden wieder ab. Die Kinder verhalten sich in der Regel instinktiv richtig; sie ziehen sich in ihr Zimmer zurück und legen sich hin.

In 20 Prozent der Fälle geht der Migräne eine so genannte Aura voraus. Dabei kommt es zu Sehstörungen wie Flimmern, Zacken und Blitzen vor den Augen, Gesichtsfeldausfällen und verzerrten Bildern. In weitaus selteneren Fällen können Sensibilitätsstörungen, Lähmungserscheinungen und Sprachstörungen auftreten. All diese Symptome bilden sich nach spätestens einer Stunde zurück, dann setzen sofort bzw. ebenfalls nach höchstens einer Stunde die heftigen Kopfschmerzen ein.

Bei Kindern können weitere Migränevarianten vorkommen, die nur selten als solche erkannt werden. Eine äußert sich in Schwindelattacken ohne Kopfschmerzen, aber begleitet von Übelkeit und Erbrechen. Eine andere Variante ist die abdominelle Migräne. Hier wachen die Kinder morgens mit Übelkeit auf und erbrechen kurz danach, ohne dass zusätzlich Kopfschmerzen hinzukommen.

Migränekopfschmerzen treten als Attacken immer wieder auf. Etwa bei der Hälfte der Kinder verschwindet die Krankheit während der Pubertät, tritt später aber häufig wieder in Erscheinung.

- Bei den so genannten **symptomatischen Kopfschmerzen** weisen Begleitsymptome wie Fieber, Schnupfen und Gliederschmerzen meist auf eine Erkältung als Ursache hin. Kopfschmerzen im Rahmen einer Nasennebenhöhlenentzündung verstärken sich beim Vornüberbeugen des Kopfes, und eine Meningitis geht meist mit Fieber, Nackensteifigkeit, Benommenheit und weiteren Symptomen einher (siehe Kasten Meningitis).

Wann zum Arzt?

Eine einfache Kopfschmerzepisode ist sicher noch kein Grund, den Arzt aufzusuchen. Allerdings sollten Kopfschmerzen, die mit schweren oder außergewöhnlichen Begleitsymptomen, wie z.B. Fieber, Lähmungserscheinungen, Seh- und Sprachstörungen, Übelkeit und Erbrechen sowie einem stark eingeschränkten Befinden einhergehen, unbedingt vom Arzt abgeklärt werden. Bei Säuglingen und Kleinkindern müssen bereits Fieber, Erbrechen und andauerndes Schreien als Warnsymptome angesehen werden, die einen sofortigen Arztbesuch dringend erforderlich machen.

Dabei geht es vor allem darum, eine schwere Krankheit, wie z.B. eine Meningitis, frühzeitig zu erkennen und zu behandeln. In den meisten Fällen von Kopfschmerzen, die immer wieder auftreten, steht jedoch im Vordergrund, die Eltern zu beruhigen und auszuschließen, dass hinter den Beschwerden ein sehr seltener Hirntumor oder eine andere schwere Erkrankung stehen könnte.

Außerdem ist es wichtig, eine Migräne frühzeitig zu erkennen und dem Kind durch eine entsprechende Behandlung Erleichterung zu verschaffen.

Mögliche Risiken und Folgeschäden

Sowohl häufig wiederkehrende Spannungskopfschmerzen als auch häufige Migräneattacken können das Wohlbefinden und dadurch letztlich auch die normale körperliche, geistige und seelische Entwicklung eines Kindes beträchtlich einschränken. Sie müssen deshalb ernst genommen und so früh wie möglich behandelt werden.
Sehr selten kommt es im Rahmen eines Migräneanfalls beim Kind zu einer akuten Durchblutungsstörung im Gehirn, die sich in verschiedenen neurologischen Symptomen, wie z.B. Sprachstörungen, Lähmungserscheinungen oder Sensibilitätsstörungen, äußern kann. Diese Symptome bilden sich in der Regel rasch wieder vollständig zurück.

Wenn schwere Krankheiten als Ursachen von Kopfschmerzen nicht oder erst spät erkannt werden, kann dies fatale Folgen haben. So kann sich eine eitrige Stirnhöhlenentzündung auf die Hirnhäute ausbreiten oder zu einer Thrombose der im Kopf verlaufenden Venen führen. Eine zu spät diagnostizierte eitrige Meningitis kann im Extremfall tödlich enden oder mit schweren Einschränkungen der geistigen Fähigkeiten abheilen. Nicht zuletzt lassen sich Hirntumore ohne größere Komplikationen und Risiken operativ entfernen, wenn sie noch klein sind.

Nichtmedikamentöse Behandlung

Beim Spannungskopfschmerz stehen nichtmedikamentöse Behandlungsmaßnahmen im Vordergrund,wohingegen Medikamente möglichst selten eingesetzt werden sollten. Demgegenüber ist eine medikamentöse Behandlung der Migräne zur Linderung der starken Schmerzen und des oft begleitenden Erbrechens vielfach notwendig. Auch hier sind unterstützende nichtmedikamentöse Verfahren, insbesondere zur Vorbeugung der Anfälle, ebenfalls unabdingbar.

Sowohl bei Spannungskopfschmerzen als auch bei Migräne sind folgende nichtmedikamentöse Maßnahmen hilfreich:

Überlastungen vermeiden

Spannungskopfschmerzen und Migräne treten bei Kindern wie bei Erwachsenen gehäuft in angespannten Situationen auf. Deshalb ist es wichtig, den Kindern nicht zu viele Aufgaben aufzubürden und sie vor allem in ihren schulischen Leistungen nicht zu überfordern. Lernen sollte kleinen und großen Kindern Spaß machen und nicht nur in Zensuren und späteren Berufschancen gemessen werden. Vermeiden Sie eine Überlastung Ihres Kindes durch zu viele Aktivitäten während der Freizeit wie Sport, Musikunterricht, Theater-Gruppe, Ballettschule und andere. Das Kind braucht genügend Freiraum, um sich auszuruhen und sich frei entwickeln zu können.

Entspannungsverfahren

Nicht immer lassen sich jedoch anstrengende, aufwühlende und stark belastende Situationen umgehen. Dann bilden regelmäßige Entspannungsübungen einen wichtigen Gegenpol zu häufiger Anspannung und können vor Überlastung schützen. Bewährt haben sich etwa das autogene Training oder die progressive Muskelentspannung nach Jacobsen. Die vorbeugende Wirkung der Muskelentspannung bei Migräne konnte wissenschaftlich belegt werden.

Bewegung und Sport

Weniger gut durch wissenschaftliche Daten ist die Wirkung von Bewegung und Sport dokumentiert. Dennoch berichten viele Kinder mit Spannungskopfschmerzen und/oder Migräne über eine gute vorbeugende Wirkung.

Psychotherapie

Besonders bei chronischen Spannungskopfschmerzen stehen meist psychische Probleme oder ungelöste Konflikte als Ursachen im Vordergrund. In diesen Fällen können verschiedene psychologische Therapieverfahren sinnvoll sein.
Bei Migräne und Spannungskopfschmerzen, die vor allem durch Überbelastung und Stress hervorgerufen werden, bieten verschiedene verhaltenstherapeutische Ansätze zur Stressbewältigung eine gute Aussicht auf Erfolg.

Bei Migräne können zusätzlich auch die folgenden Maßnahmen bzw. Verhaltensweisen sinnvoll sein:

Ruhe und Dunkelheit

Eine wesentliche Maßnahme zur nichtmedikamentösen Behandlung des akuten Migräneanfalls ist das Abschirmen des Kindes vor Helligkeit und Lärm. Meist suchen die Kinder ganz instinktiv einen ruhigen Ort im Haus auf und legen sich ins Bett. Lassen Sie Ihr Kind schlafen, wenn es möchte; meist erwacht es wieder frei von Kopfschmerzen aus dem Schlaf. Umgekehrt sollten Sie ein Kind, das lieber weiter spielen oder anderen Aktivitäten nachgehen möchte, nicht ins Bett zwingen. Schließlich spürt das Kind am besten, was ihm bei einem Migräneanfall gut tut.

Migränetagebuch und Meiden von Auslösefaktoren

Um mögliche Auslöser für Migräneanfälle herauszufinden, ist es sinnvoll, wenn das Kind – oder seine Eltern – ein Kopfschmerztagebuch führt. Darin wird jede Migräneattacke mit ihrer Dauer, der Behandlung und dem jeweiligen Auslöser notiert. Auf diese Weise lernt das Kind, häufigen Auslösern aus dem Weg zu gehen und sich so zumindest vor einigen Attacken zu schützen.

Regelmäßige Lebensweise

Migräneanfälle treten sehr häufig auf, wenn der normale Lebensrhythmus unterbrochen wird, wie es zum Beispiel nach langem Ausschlafen am Wochenende oder zu Beginn der Ferien häufig der Fall ist. Es hat sich daher bewährt, den üblichen Lebensrhythmus auch am Wochenende und im Urlaub weitgehend beizubehalten, zur gleichen Zeit ins Bett zu gehen und zur gleichen Stunde aufzustehen.

Behandlung mit Medikamenten

Bei der medikamentösen Behandlung muss man ganz klar zwischen Spannungskopfschmerzen und Migräne unterscheiden. Bei Spannungskopfschmerzen sollten bevorzugt nichtmedikamentöse Behandlungsmethoden eingesetzt werden; nur sehr selten werden wirklich Medikamente benötigt. Anders ist es bei Migräne: Kinder mit starken Migränekopfschmerzen brauchen meist eine medikamentöse Behandlung. Die nichtmedikamentösen Maßnahmen sind zwar auch hier wichtig, sie dienen aber vornehmlich zur Vorbeugung. Während eines Anfalls sollte dem Kind durch geeignete Medikamente rasch Linderung verschafft werden.

Welche Medikamente sind am wirksamsten und am sichersten?

Bei Kindern ist Paracetamol das Schmerzmittel der Wahl. Es ist nicht nur bei einem starken Spannungskopfschmerz gut wirksam, sondern bewirkt in der Regel auch eine ausreichende Schmerzlinderung bei einem Migräneanfall. Bei Unverträglichkeit von Paracetamol kann auch Ibuprofen eingesetzt werden. Kinder ab zwölf Jahren dürfen bei einem Migräneanfall auch Acetylsalicylsäure (ASS) erhalten; vorausgesetzt es besteht nicht gleichzeitig ein Virusinfekt, da das gefürchtete, aber sehr seltene Reye-Syndrom (siehe auch Seite 31) unter der Behandlung mit ASS bisher nur im Zusammenhang mit einem Virusinfekt beobachtet wurde.

Bei Migräne müssen zuvor die bei Kindern oft im Vordergrund stehenden Symptome Übelkeit und Erbrechen mit einem Antiemetikum gelindert werden. Dafür eignen sich bei kleineren Kindern Diphenhydramin und Dimenhydrinat; Kindern ab 14 Jahren kann Domperidon oder Metoclopramid verabreicht werden, wenn die anderen Mittel keine ausreichende Wirkung zeigen.

In bestimmten Fällen kann man eine vorbeugende Behandlung mit Betablockern versuchen, die relativ gut wirksam ist. Das gilt vor allem, wenn
- die Migräneanfälle sehr häufig auftreten, z. B. bei mehr als drei Attacken pro Monat im letzten Vierteljahr,
- sie nicht ausreichend auf die übliche medikamentöse Behandlung ansprechen oder
- die üblichen Medikamente nicht vertragen werden.

Allerdings wird diese Behandlung aufgrund der Nebenwirkungen oft wieder abgebrochen.

Darauf sollten Sie achten

- Geben Sie Ihrem Kind, keine Schmerzmittel, in denen mehrere Wirkstoffe kombiniert sind. Dabei ist egal, ob es unter Spannungskopfschmerzen oder unter einem Migräneanfall leidet. Insbesondere Schmerzmittel, die Koffein enthalten, bergen aufgrund der anregenden Wirkung dieses Zusatzes die Gefahr einer Abhängigkeit.
- Substanzen wie Codein, Opiate und Beruhigungsmittel, die über das zentrale Nervensystem wirken, helfen nicht bei Migräne und dürfen daher nicht angewandt werden.
- Achten Sie darauf, dass Ihr Kind während eines Migräneanfalls bzw. bei häufig wiederkehrenden Anfällen nicht zu viele Schmerzmittel einnimmt. Gerade Schmerzmittel können selbst wieder einen so genannten medikamenteninduzierten Kopfschmerz hervorrufen und zu einem gefährlichen Teufelskreis führen. Dann muss das Kind unter ärztlicher Kontrolle einen Schmerzmittelentzug durchführen und einen moderaten Umgang mit diesen Präparaten erlernen.

Mittel gegen Übelkeit und Erbrechen (Antiemetika)

Wirkstoff	Präparatebeispiele	Darreichungsformen
Dimenhydrinat	Vomex A® (D), Vomacur® (D), Dimen® Heumann (D), Emedyl® (A), Dramamine® (CH)	Zäpfchen, Dragees, Kapseln, Sirup, Tabletten
Diphenhydramin	Emesan E® (D), Emesan® K Kinderzäpfchen (D), Emesan S® Säuglingszäpfchen (D), Emesan 50® (D)	Zäpfchen, Tabletten
Metoclopramid	Cerucal (D), MCP® von ct (D), MCP-ratiopharm®, Paspertin® (CH, D), Gastrosil® (A, CH, D), MCP STADA®, Metogastron® (A), Primperan® (CH)	Tabletten, Kapseln, Lösung, Zäpfchen
Domperidon	Motilium® (A, CH, D), Domperidon-Tera® (D)	Filmtabletten, Tropfen

Anwendung

Im Migräneanfall werden die Mittel 15 bis 20 Minuten vor Einnahme eines Schmerzmittels angewandt.

Kinder ab zwei Jahren erhalten Diphenhydramin oder Dimenhydrinat.

Kinder ab 14 Jahren erhalten fünf bis zehn mg Domperidon oder zehn mg Metoclopramid.

Weitere Informationen zu den Wirkungsweisen, Dosierungen, unerwünschten Wirkungen, Gegenanzeigen und Wechselwirkungen sowie eine genaue Bewertung der oben genannten Substanzen finden Sie unter dem Kapitel Erbrechen, ab Seite 199.

Schmerzmittel (Analgetika)

Wirkstoff	Präparatebeispiele	Darreichungsformen
Paracetamol	Acetalgin® (CH), Panadol® (CH), Paracetamol ratiopharm® (D), ben-u-ron® (A, CH, D), Benuron® Tabletten (D), Paracetamol STADA® (D), Paracetamol-AL® (D), Paracetamol Lichtenstein® (D), paracetamol von ct® (D), Paracetamol Hexal® (D), Mexalen® (A), Becetamol® (CH), Paracetamol Genericon® (A), Pyromed® (D)	Zäpfchen, Saft, Tabletten, Brausetabletten, Kapseln
Ibuprofen	Nurofen® für Kinder Fiebersaft® (D), Ibuhexal® (D), Aktren® (D), Ibuprofen von ct® (D), Brufen® (A, CH), Ibumerck® (D), Dolgit® (A, CH, D), Dolocyl® (CH), Ibuprofen Genericon® (A), Dolormin® für Kinder Ibuprofensaft (D)	Zäpfchen, Saft, Dragees, Kapseln, Tabletten
Acetylsalicylsäure	ASS-ratiopharm® (A, D), ASS Hexal® (D), ASS von ct® (D), ASS Stada® (D), ASS Heumann® (D), Acesal® (D), Aspirin® (A, CH, D), Aspegic® (CH),	Tabletten, Brausetabletten

Anwendung

Das Schmerzmittel wird 15 bis 20 Minuten nach Anwendung des Antiemetikums eingenommen. Mittel der ersten Wahl ist Paracetamol, sofern das Kind darauf nicht allergisch reagiert oder es aus einem anderen Grund nicht nehmen darf. Dabei sollte die Dosis – zumal es pro Tag meist bei einer einmaligen Anwendung bleibt – nicht zu niedrig gewählt werden, dennoch darf die Höchstdosis pro Tag nicht überschritten werden. Für die verschiedenen Altersstufen gelten folgende Dosierungen als Richtwerte:

Paracetamol		
Alter des Kindes	**Einzeldosis**	**Maximale Tagesdosis**
2–3 Jahre	250–500 mg	1000 mg
4–11 Jahre	500–1000 mg	2000 mg
ab 12 Jahren	1000–2000 mg	4000 mg

Bei Unverträglichkeit von Paracetamol können auch Ibuprofen und bei Kindern ab zwölf Jahren auch Acetylsalicylsäure eingesetzt werden, sofern die Kinder nicht gleichzeitig an einem Virusinfekt leiden.
Weitere Informationen zu den Wirkungsweisen, Dosierungen, unerwünschten Wirkungen, Gegenanzeigen und Wechselwirkungen sowie eine genaue Bewertung der oben genannten Substanzen finden Sie unter dem Kapitel Fieber (ab Seite 19).

Mutterkornpräparate und Serotoninantagonisten

Als klassische Migränemittel gelten **Mutterkornpräparate**, wie Ergotamin und Dihydroergotamin, die zu einer Verengung der im Migräneanfall erweiterten Blutgefäße führen. Zur Anfallsbehandlung wird vor allem Ergotamin eingesetzt. Da die Mittel nicht nur die Gefäße im Gehirn, sondern auch im gesamten Körper verengen, rufen sie eine Vielzahl von Nebenwirkungen hervor. Möglich sind Durchblutungsstörungen in Armen und Beinen sowie am Herzen, Übelkeit und Erbrechen, Darmgeschwüre bei der Anwendung von Zäpfchen sowie immunologisch bedingte Lungenerkrankungen; außerdem verursachen Mutterkornpräparate häufig einen medikamentenbedingten Kopfschmerz.
Kinder ab zwölf Jahren dürfen mit diesen Mitteln zwar grundsätzlich behandelt werden, wenn alle anderen Mittel nicht ausreichend helfen. Allerdings gehört diese risikoreiche Therapie, sofern sie überhaupt zwingend nötig ist, unbedingt in die Hände des Arztes. Dies gilt umso mehr für die Vorbeugung von Migräneanfällen mit Dihydroergotamin, die dann durchgeführt werden kann, wenn Betablocker (siehe unten) zur Migräneprophylaxe nicht ausreichen bzw. nicht angewandt werden dürfen.
Speziell für die Migränebehandlung wurden die so genannten **Serotoninagonisten** oder Triptane entwickelt. Sie imitieren den körpereigenen Botenstoff Serotonin und führen zu einer Verengung der im Migräneanfall erweiterten Gefäße. Diese Mittel sind zwar sehr gut wirksam sowohl gegen die Kopfschmerzen als auch gegen Übelkeit und Erbrechen, aber sie haben ebenfalls viele, zum Teil auch schwere Nebenwirkungen. Aufgrund bisher nicht ausreichender Erfahrungen dürfen sie bei Kindern und Jugendlichen unter 18 Jahren nicht eingesetzt werden.

Betarezeptorenblocker zur Vorbeugung der Migräne

Wirkstoffe	Präparatebeispiele	Darreichungsformen
Metoprolol	Azumetop® (D), Lopresor® (A, CH, D), Metoprolol-ratiopharm® (D), Metohexal® (A, D), Meto-Tablinen® (D), Metoprolol® AL (D), Metoprolol Genericon® (A), Metoprolol STADA® (A, D), Metopress® (CH)	Tabletten
Propranolol	Obsidan® (D), Dociton® (D), Propra-ratiopharm® (D), Inderal® (A,CH), Betaprol® (CH)	Tabletten

Betablocker besetzen bestimmte Rezeptoren an vielen Stellen des Körpers und blockieren so die Wirkung von körpereigenen Überträgerstoffen, welche Informationen des sympathischen Teils des vegetativen Nervensystems an verschiedene Organe und Gewebe weiterleiten. Hauptwirkungen der Betablocker sind die Senkung des Blutdrucks und die Verlangsamung der Herzfrequenz. Wie sie genau einer Migräne vorbeugen können, ist nicht bekannt. Weitaus häufiger als zur Migränevorbeugung werden Betablocker zur Behandlung von Herzrhythmusstörungen, Bluthochdruck und Herzkrankheiten im Erwachsenenalter eingesetzt.

Anwendung

Als Maximaldosis erhalten Kinder abends ein bis zwei mg Metoprolol oder Propanolol pro Kilogramm Körpergewicht, wobei zu Beginn der Behandlung nur 0,5 mg gegeben werden. Die Dosis wird dann weiter gesteigert, bis eine ausreichende Wirkung bei möglichst wenig Nebenwirkungen erreicht ist. Zunächst wird die vorbeugende Behandlung sechs Wochen lang durchgeführt, um beurteilen zu können ob sie wirksam ist. Wenn das Medikament tatsächlich die Anzahl der Anfälle reduzieren und deren Intensität mildern kann, führt man die Behandlung sechs bis zwölf Monate weiter. Nach spätestens einem Jahr wird das Präparat probeweise abgesetzt, wobei die Dosis wieder langsam reduziert werden muss. Werden die Attacken wieder häufiger und stärker, wird die Behandlung wieder aufgenommen und für weiere sechs bis zwölf Monate fortgeführt.

Sowohl Metoprolol als auch Propranolol werden Kindern zur Vorbeugung von Migräne abends verabreicht, damit die wichtigsten Nebenwirkungen, wie z.B. Blutdruckabfall und Müdigkeit, nicht zu sehr den Tagesablauf beeinträchtigen.

Zeigt die Therapie nach sechs Wochen jedoch nicht den gewünschten Erfolg, sollte sie abgesetzt und bei Kindern möglichst nicht durch eine andere Substanz ersetzt werden, sondern zunächst sollten die nichtmedikamentösen Behandlungs- und Vorbeugemaßnahmen intensiever genutzt werden

Unerwünschte Wirkungen

- Durch die Senkung des bei Kindern ohnehin oft niedrigen Blutdrucks machen Betablocker häufig müde bis hin zur Benommenheit und können Kreislaufstörungen mit Schwindel, Schwarzwerden vor den Augen und sogar Ohnmachtsanfälle hervorrufen.
- Betablocker können gelegentlich Schlafstörungen und Albträume hervorrufen. Auch Kopfschmerzen, Stimmungsschwankungen und Depressionen kommen vor.
- Betablocker können bei Kindern mit einem überempfindlichen Bronchialsystem bzw. Asthma bronchiale, Atemnot und Asthmaanfälle provozieren.

• Aufgrund der gefäßverengenden Wirkung der Betablocker können gelegentlich Durchblutungsstörungen in Händen und seltener in Füßen vorkommen.
• Selten kommt es unter der Behandlung mit Betablockern zu Übelkeit und anderen Magen-Darm-Störungen.
• Bei Kindern mit Zuckerkrankheit können Betablocker die Neigung zur Unterzuckerung verstärken, gleichzeitig aber die Warnsymptome eines Unterzuckers verschleiern. Deshalb sollten diese Mittel bei Diabetiker-Kindern nur in zwingenden Fällen eingesetzt werden.
• Sehr selten können Betablocker eine abgeheilte Schuppenflechte wieder zum Ausbruch bringen.
• Allergische Reaktionen auf Betablocker kommen selten vor.

Gegenanzeigen und Wechselwirkungen

• Hat das Kind auf einen der Inhaltsstoffe bereits einmal allergisch reagiert, darf das entsprechende Präparat nicht angewandt werden.
• Kinder mit niedrigem Blutdruck sollten möglichst nicht mit Betablockern behandelt werden.
• Bei Asthma bronchiale sollten Betablocker nicht angewandt werden.
• Kinder mit Zuckerkrankheit sollten möglichst auf eine Migräneprophylaxe mit Betablockern verzichten.
• Bei einem langsamen Herzrhythmus sind Betablocker nicht geeignet, da sie den Herzschlag weiter senken können.
• Betablocker dürfen nicht mit Verapamil oder Diltiazem und anderen blutdrucksenkenden Mitteln zusammen eingenommen werden.

Bewertung

Meist werden die eingesetzten Betablocker im Kindesalter relativ schlecht vertragen, da sie den Blutdruck stark senken und das Kind durch Schwäche, Müdigkeit und andere Nebenwirkungen in seinem Alltag beeinträchtigen.

> *Eine medikamentöse Vorbeugung vor Migräne mit Betablockern sollte im Kindesalter nur dann versucht werden, wenn alle nicht-medikamentösen Vorbeugemaßnahmen tatsächlich ausgeschöpft sind.*

Werden die Mittel hingegen gut vertragen und sind sie überdies vorbeugend wirksam, kann eine medikamentöse Migräneprophylaxe auch über längere Zeit durchgeführt werden. Allerdings sollten die Mittel in regelmäßigen Abständen (nach langsamer Dosisreduktion) abgesetzt werden, um zu überprüfen, ob sie überhaupt noch notwendig sind.

Neurodermitis

Die Neurodermitis, auch endogenes Ekzem oder atopische Dermatitis genannt, ist eine chronisch-entzündliche, häufig in Schüben verlaufende Hautkrankheit. Sie beginnt oft bereits im Säuglingsalter, befällt in verschiedenen Altersstufen unterschiedliche Hautbereiche und geht mit sehr trockener Haut sowie starkem Juckreiz einher.
Neurodermitis gehört ebenso wie der Heuschnupfen, die allergische Bindehautentzündung und das Asthma bronchiale zu den atopischen Krankheiten. Bis zu fünf Prozent der Bevölkerung in Europa leiden unter Neurodermitis, wobei immer häufiger auch ältere Menschen erkranken.

Ursachen

Die Ursache der Neurodermitis ist letztlich nicht bekannt. Allerdings weiß man, dass bei Kindern mit Neurodermitis eine gewisse erbliche Disposition besteht. Zusammen mit einer Überempfindlichkeit der Haut gegenüber verschiedenen inneren und äußeren Faktoren führt sie zu den typischen Hautveränderungen. Dabei darf die Neurodermitis keinesfalls mit einer Allergie verwechselt werden, denn im Gegensatz zur Allergie reagiert die Haut bei Neurodermitis nicht immer mit einem Ausschlag oder anderen Hautveränderungen auf ein Allergen. Deswegen spricht man bei der Neurodermitis auch von Provokationsfaktoren, die ein Ekzem auslösen können, es aber nicht müssen. Dennoch treten Allergien bei Neurodermitikern gehäuft auf.
Neurodermitis ist keine ansteckende Krankheit, wie viele Menschen immer noch annehmen. Allerdings neigt die Haut des Neurodermitis-Kindes zu häufigen Infektionen.

Typische Beschwerden

Die Neurodermitis kann an der Haut sehr unterschiedliche Veränderungen hervorrufen, die oft längere Zeit nicht als Symptome dieser Krankheit erkannt werden, da sie von den klassischen Neurodermitis-Ekzemen stark abweichen. Solche Veränderungen sind zum Beispiel eine einzelne Schrunde am Ohrläppchen, eine Entzündung der

Mundwinkel, eine geringgradige Rötung im Bereich der Augenlider, rote, schuppende Herde an den Füßen (so genannte atopische Winterfüße) oder auch nur eine sehr trockene Haut. Sie alle können auf eine Neurodermitis hinweisen.

Was ist ein Ekzem?

Ein Ekzem ist definiert als eine nicht ansteckende entzündliche Reaktion der Haut, die mit Juckreiz einhergeht.

Ursachen und typische Beschwerden

Bei einem **akuten Ekzem** kommt es auf der Haut zunächst zu einer Rötung, und eventuell ist die betroffene Haut leicht geschwollen; danach bilden sich auf der geröteten Haut Bläschen oder Blasen. Gibt man dem Juckreiz nach, dann kommt es zu Kratzspuren mit Abschürfungen der obersten Hautschicht und schließlich bildet sich eine Kruste. Aus dem akuten Ekzem entwickelt sich ein **chronisches Ekzem**, wenn der auslösende Reiz weiter besteht (siehe unten). Dabei ist die betroffene Haut weiter gerötet, das Hautrelief ist vergröbert und es bilden sich Schuppen. Die obere Hautschicht ist verdickt und es können schmerzhafte Schrunde (Rhagaden) entstehen.

Neben dem atopischen Ekzem, wie die Neurodermitis auch genannt wird, sind die beiden weiteren häufigsten Ekzemformen das allergische Kontaktekzem und das toxische Kontaktekzem. Im Gegensatz zur Neurodermitis kommt es beim **allergischen Kontaktekzem** (auch allergische Kontaktdermatitis genannt) nach jedem Kontakt der Haut mit einem Allergen zu den oben beschriebenen Hautveränderungen. Häufige Allergene, die ein allergisches Kontaktekzem auslösen, sind Nickel (Jeansknopf, Modeschmuck), Reinigungsmittel, Kosmetika, Körperpflegeprodukte, Waschmittel, Berufsallergene, Hausstaubmilben, Pflanzen, Medikamente (insbesondere Salbengrundlagen), Tierhaare und -hautbestandteile und vieles mehr. Das **toxische Kontaktekzem** entsteht durch den direkten schädigenden Einfluss verschiedener Stoffe auf die Haut, insbesondere bei ständigem Kontakt mit Putzmitteln, Laugen, Chemikalien und Desinfektionsmitteln. Die Veränderungen an der Haut unterscheiden sich nicht vom allergischen Ekzem.

Behandlung

Die entzündlichen Hautveränderungen werden zunächst mit einem lokalen Kortisonpräparat (siehe Seite 258) zum Abheilen gebracht. Die zweite wichtigste Behandlungsmaßnahme ist sowohl beim allergischen als auch beim toxischen Kontaktekzem das Meiden aller auslösenden Stoffe. Bei einer Nickelallergie empfiehlt es sich, neben dem konsequenten Meiden von nickelhaltigen Gegenständen auch nickelhaltige Nahrungsmittel (insbesondere Hülsenfrüchte, Schokolade und Haferflocken) vom Speiseplan zu streichen.

Auch eine sorgfältige Pflege der empfindlichen Haut (siehe Seite 254) schützt vor allem vor toxischen Hautekzemen.

Die charakteristischen Hautbefunde der Neurodermitis sind:

- Der Milchschorf im Säuglingsalter, der aufgrund der gelblichen Krusten am behaarten Kopf, die übergekochter Milch ähnlich sehen, so genannt wird und keinesfalls auf eine Milchallergie hinweisen soll. Dabei ist heute umstritten, ob der Milchschorf tatsächlich ein Frühsymptom der Neurodermitis ist, da er in den meisten Fällen folgenlos abklingt. Dagegen weisen in diesem Alter ekzemartige, juckende und schuppende Rötungen an Kopf, Hals und Oberkörper, gelegentlich auch an Armen und Beinen, auf eine Neurodermitis hin.
- Bei Schulkindern sind besonders der Nacken, die Arme und die Beine betroffen.
- Erst bei Jugendlichen ist der Befall von Armbeugen und Kniekehlen typisch, doch auch in diesem Alter kann sich die Neurodermitis am Hals und an den Füßen manifestieren.

Neben diesen Hautveränderungen ist das wichtigste Symptom der Neurodermitis der Juckreiz, der besonders in der Nacht sehr quälend sein kann. Alle Hautveränderungen bei Neurodermitis treten außerdem in der kalten Jahreszeit vermehrt auf.

Wann zum Arzt?

Jede Form von länger bestehendem Juckreiz, die Neigung zu Hautinfektionen und natürlich eine chronische Entzündung der Haut sind Anlass, das Kind von einem Kinderarzt, am besten aber vom Hautarzt, untersuchen zu lassen. Der Hautarzt verfügt über die besten Erfahrungen in der sehr unterschiedlichen Ausprägung einer Neurodermitis. Natürlich muss das Kind mit bekannter Neurodermitis immer dann wieder vom Arzt untersucht und behandelt werden, wenn ein akuter Schub des neurodermitischen Hautekzems oder andere Hautveränderungen auftreten. Hautinfektionen, die mit Fieber einhergehen, müssen sogar unverzüglich ärztlich behandelt werden – auch in der Nacht und am Wochenende.

Mögliche Risiken und Folgeschäden

Kinder mit Neurodermitis neigen besonders zu Hautinfektionen. Bereits bei Säuglingen können sich auf den Ekzemen Bakterien ansiedeln und die Krankheit erheblich verschlimmern. Auch bei älteren Kindern bildet sich auf den Hautveränderungen nicht selten eine Eiterflechte (Impetigo contagiosa) aus. Ebenso kommen Eiterpickel und Abszesse bei Neurodermitis häufiger vor.

Eiterflechte (Impetigo contagiosa)

Nicht nur Kinder mit Neurodermitis, sondern auch sonst gesunde Kinder können an einer Eiterflechte erkranken.

Ursachen und typische Beschwerden

Die Eiterflechte wird meist durch Streptokokken, gelegentlich auch durch Staphylokokken oder durch eine Mischinfektion mit beiden Keimen hervorgerufen. Vor allem bei Kleinkindern rufen diese Erreger zunächst Bläschen und Pusteln an der Haut von Gesicht und Händen hervor, auf denen sich später honiggelbe Krusten bilden. Da die Krankheit sehr ansteckend ist, sollten die Kinder bis zur Abheilung nicht mit anderen Kindern spielen und unbedingt von Neugeborenen fern gehalten werden. Da die Streptokokken in seltenen Fällen als Zweiterkrankung eine Nierenentzündung (Glomerulonephritis), sehr selten auch eine Entzündung der Herzinnenhaut mit Schädigung der Herzklappen verursachen können, muss der Urin zu Beginn der Behandlung und sechs Wochen danach kontrolliert und eventuell das Herz untersucht werden.

Behandlung

Die Behandlung erfolgt – um einer möglichen Nierenschädigung vorzubeugen – mit Antibiotika in Tablettenform. Nur bei vereinzelten Herden kann auch einmal eine antibiotikahaltige Salbe ausreichen.

Die im Kindesalter häufigen Dellwarzen breiten sich ebenfalls in großer Anzahl auf der ekzematös veränderten Haut eines Neurodermitikers aus. Manchmal können allein diese Warzen auf eine Neurodermitis aufmerksam machen, besonders wenn sie an Stellen auftreten, an denen sich das Kind häufig kratzt. Auch gewöhnliche Warzen kommen bei Kindern mit Neurodermitis häufiger vor.

Warzen

Warzen werden durch eine Infektion der Haut mit Viren verursacht.

Ursachen und typische Beschwerden

Die **gewöhnlichen Warzen** (Verrucae vulgares) liegen im Hautniveau oder sie wölben sich über die Hautoberfläche und haben eine typische raue Oberfläche. Oftmals treten sie in einer Gruppe mit mehreren Warzen in einem Hautareal auf.

Flache juvenile Warzen sind meist leicht bräunlich gefärbt und vor allem im Gesicht und am Hals zu finden.

Dellwarzen wölben sich wie kleine stecknadelkopf- bis linsengroße Halbkugeln über die Hautoberfläche, treten meist in großer Zahl auf und weisen manchmal, aber nicht immer in ihrer Mitte eine kleine Delle auf.

Behandlung
Die Behandlung von Warzen ist sehr schwierig, insbesondere dann, wenn sie in großer Zahl die Haut und vor allem das Gesicht befallen. Gerade in diesen Fällen sollte man zunächst einige Zeit abwarten, da die meisten Warzen von alleine wieder abheilen. Einzelne Warzen können chirurgisch entfernt werden. Hier hat sich auch die Kältebehandlung mit flüssigem Stickstoff bewährt, wobei die Warzen »erfrieren«, was nicht immer ganz schmerzlos ist. Ebenfalls kann man einzelne Warzen mit einem Mittel behandeln, das die Vermehrung der Viren hemmt, das allerdings vier bis sechs Wochen regelmäßig auf die Warzen aufgetragen werden muss. Daneben gibt es weitere spezielle Behandlungsverfahren, die in schweren Fällen von Spezialisten durchgeführt und überwacht werden müssen.

Kinder mit einer akuten Neurodermitis sollten den Kontakt mit Menschen, die unter einer Herpes-simplex-Infektion leiden, unbedingt meiden. Die Herpes-Viren können sich auf den neurodermitischen Ekzemen ausbreiten und zu einer schweren, früher nicht selten tödlich verlaufenden Erkrankung des ganzen Körpers führen. Heute wird dieses Eczema herpeticatum meist erfolgreich mit der Substanz Aciclovir behandelt. Aciclovir hemmt die Vermehrung und damit die weitere Ausbreitung der Viren.
Eine sehr seltene, aber beim Neurodermitiker häufiger als bei Gesunden zu beobachtende Erkrankung ist ein grauer Star. Diese Trübung der Augenlinsen führt zu einer zunehmenden Verschlechterung der Sehfähigkeit.
Nicht zu vergessen ist auch die erhebliche psychische Belastung, die diese chronische Krankheit oftmals mit sich bringt. Die Kinder sind durch den Juckreiz häufig in ihrem alltäglichen Leben beeinträchtigt und von vielen Aktivitäten ihrer Altersgenossen ausgeschlossen. Auch leiden bisweilen die schulischen Leistungen unter der Krankheit, wenn sie das Kind in einem akuten Schub mehrere Nächte lang kaum schlafen lässt.

Nichtmedikamentöse Behandlung

Sorgfältige Hautpflege

Mit die wichtigste Behandlung der Neurodermitis ist die sorgfältige Pflege der trockenen und empfindlichen Haut mit fettenden Cremes und Salben sowie Ölbädern. Kinder mit Neurodermitis sollten nicht zu häufig duschen oder baden, da das Wasser die trockene Haut weiter entfettet. Ein Vollbad ist einer Dusche vorzuziehen, da es der

Haut weniger Fett entzieht. Allerdings darf das Bad nicht zu lange dauern, das Wasser sollte nicht zu warm sein und statt Schaumbädern sollte man ölige Badezusätze verwenden. Nach dem Baden muss die gesamte Haut mit einer fettenden Creme eingerieben werden.
Außerdem verträgt die Haut eines Kindes mit Neurodermitis Wasch-Syndets besser als Seife oder Duschgele. Da ein Neurodermitiker grundsätzlich stärker zu Allergien neigt, sollten alle unnötigen Zusatzstoffe in Pflegemitteln und Kosmetika gemieden werden.
Übrigens ist ein gelegentlicher Schwimmbadbesuch, z.B. im Rahmen des Sportunterrichts in der Schule, durchaus erlaubt, wohingegen häufiges Schwimmen der Haut eines Neurodermitikers stark schaden kann.

Allergene meiden

Sofern der Arzt durch entsprechende Tests eine Allergie festgestellt hat und das eruierte Allergen auch tatsächlich im Alltag immer wieder zu einer Verschlechterung der Hautveränderungen führt, sollte das Kind versuchen, diesem Allergen aus dem Weg zu gehen.

Gesunde Ernährung

Immer wieder werden Diäten zur Behandlung der Neurodermitis empfohlen, welche die Krankheit gänzlich heilen sollen. Allein schon die Vielzahl der sich oft widersprechenden Diätempfehlungen sollten zu denken geben. Letztlich gibt es weder eine Diät noch irgendeine andere Therapie, die in der Lage ist, die Neurodermitis vollkommen zum Verschwinden zu bringen. Davon abgesehen kann die Krankheit, wenn sie im Kindesalter begonnen hat, in späteren Jahren von selbst abklingen oder nur noch in leichter Form weiter bestehen.

TIPP: Quälen Sie Ihr Kind nicht zusätzlich mit einem totalen Verzicht auf Schokolade oder gar auf alle Süßigkeiten. Kinder sind auch nur selten allein mit Rohkost oder Vollkornnudeln zufrieden zu stellen. Bedenken Sie bitte, dass das Kind unter der Krankheit selbst schon genügend leiden muss.
Das Kind sollte nur dann auf einen (vielleicht sind es auch zwei oder drei) Nahrungsbestandteil(e) verzichten, wenn

- ein Allergietest dieses Nahrungsmittel als potenzielles Allergen identifiziert hat,
- dieses Nahrungsmittel die Hautveränderungen tatsächlich verschlimmert und
- der Verzicht darauf zu einer echten Besserung führt.

Das ist allerdings nur sehr selten der Fall.

Keine Kleidung aus Wolle

Kinder mit Neurodermitis vertragen in aller Regel keine Wollkleidung. Selbst Unterwäsche aus Baumwolle kann ihre Haut reizen, wenn sie rau und hart aus der Waschmaschine kommt. Hier haben sich Weichspülgang oder Wäschetrockner als Weichmacher bewährt. Wichtig ist auch, dass das Kind so angezogen wird, dass sich kein Hitzestau bildet, weil Schwitzen oft zu starkem Juckreiz führt.

Klimatherapie

Ein Aufenthalt im Hochgebirge, an der Nordsee oder in südlichem Meeresklima führt häufig zu einer deutlichen Besserung der Beschwerden. Deshalb ist es sinnvoll, so oft wie möglich in solchen Gefilden den Urlaub zu verbringen. Kinder, bei denen sich die Hautveränderungen unter Sonnenlicht häufig zurückbilden, können auch mit UVA I-Licht bestrahlt werden.

Den richtigen Beruf wählen

Ein Jugendlicher, der unter Neurodermitis leidet, sollte sich möglichst für einen Beruf entscheiden, der seine Haut nicht zusätzlich durch möglicherweise allergieauslösende oder stark reizende chemische Stoffe bzw. durch große Hitze oder Kälte belastet. Ungünstig sind z.B. medizinische Berufe, Friseur, Gärtner, Florist, Tierpfleger, Maurer, Maler, Schlosser, Steinmetz, Textilarbeiter, Gummifacharbeiter, Landwirt, Bäcker, Koch und viele mehr.

Entspannung und Psychotherapie

Diese Behandlungsmöglichkeiten sollten vor allem dann genutzt werden, wenn psychische Probleme, Stress oder Ärger die Hautveränderungen verschlimmern bzw. einen Schub auslösen können. Außerdem dann, wenn die Krankheit für das Kind (und seine Eltern) eine erhebliche psychische Belastung darstellt.
Entspannungsmethoden wie autogenes Training, progressive Muskelentspannung, aber auch Yoga können Stress abbauen und bei Schlafstörungen durch den Juckreiz hilfreich sein. Neben den klassischen Psychotherapieverfahren werden verschiedene Formen der Verhaltenstherapie zur Linderung bzw. zum besseren Umgang mit dem Juckreiz angeboten.

Behandlung mit Medikamenten

Auch wenn alle nichtmedikamentösen Behandlungsmaßnahmen voll ausgeschöpft werden, kommt man in den meisten Fällen nicht ohne Medikamente aus. Zumindest

bei einem akuten Schub der Neurodermitis wird der Arzt nicht auf den Einsatz von kortisonhaltigen Cremes und Salben verzichten können. Gerade hier ist es wichtig, dass akute Ekzeme der Haut rasch mit einem gut wirksamen, also einem ausreichend starken Kortisonpräparat behandelt werden. Dadurch verhindert man, dass das Ekzem chronisch wird, was eine längere Behandlungsdauer nach sich ziehen würde.
Ein akutes Ekzem heilt unter einer örtlichen Kortisonbehandlung meist innerhalb einer Woche bis zu zehn Tagen ab. Danach muss man jedoch mit gründlicher und konsequenter Hautpflege (siehe oben) dafür sorgen, dass der Erfolg erhalten bleibt und kein neues Ekzem auftritt. Heilen die akuten Hautveränderungen nicht innerhalb dieser kurzen Zeit unter einem Kortisonpräparat ab, muss das Kind erneut vom Arzt untersucht und eventuell eine andere Therapie eingesetzt werden.
Als Alternative zu Kortison wird vielfach der antientzündliche Wirkstoff Bufexamac auf die betroffenen Hautstellen aufgetragen. Er wirkt jedoch nur bei leichten Ekzemen. Kritische Stimmen führen diesen Effekt eher auf die Salbengrundlage als auf den Wirkstoff zurück, da er in mehreren Untersuchungen nicht wirksamer war als ein Scheinpräparat. Dies weist nur noch einmal deutlich darauf hin, wie unentbehrlich die Hautpflege durch fettende Cremes und Salben ist.
Eine zweite wichtige Behandlungsmaßnahme bei der Neurodermitis ist die Linderung des Juckreizes durch Antihistaminika (siehe auch Kapitel Heuschnupfen, Seite 140ff.). Dabei haben sich die stärker müde machenden Mittel als wirksamer erwiesen als die neueren Substanzen, die diese Nebenwirkung nur noch in geringem Maße aufweisen.
In sehr schweren Fällen kann es einmal notwendig werden, Kortisonpräparate in Form von Tabletten einzusetzen. Diese Mittel werden so kurz wie möglich verabreicht, damit sie keine schweren Nebenwirkungen auslösen.
Bei infizierten Ekzemen werden neben den kortisonhaltigen gelegentlich auch antibiotikahaltige Cremes oder Salben bzw. Präparate gegen Pilze eingesetzt. Bei schweren Infektionen müssen Antibiotika bisweilen auch in Tablettenform eingenommen werden. Starke Verhornungen der Füße können durch Bäder gelöst werden, denen man Gerbstoffe zufügt. Gamma-Linolensäure und andere ungesättigte Fettsäuren sollen, wenn sie eingenommen werden, zu einer Abnahme des Juckreizes und eine Verbesserung der Hautveränderungen führen.

Die zur Behandlung von entzündlichen Hautkrankheiten eingesetzten Kortisonpräparate wirken ebenso wie das natürliche in der Nebennierenrinde gebildete Hormon Kortison entzündungshemmend. Dabei ist die Wirkung der als Arzneimittel angewandten Substanzen viel stärker als die des körpereigenen Hormons.

Vorsicht vor Wunderheilern!

Wie viele andere chronische Krankheiten, für die es keine Heilung gibt, stellt die Neurodermitis einen fruchtbaren Boden für zahlreiche spekulative, alternative, esoterische und sonstige Heilversprechen dar, die jedoch auf Dauer nicht eingehalten werden können. Viele solcher Wunderheilungen der Neurodermitis, die auch immer wieder in der Boulevardpresse große Schlagzeilen machen, sind einzig und allein dadurch bedingt, dass die Krankheit vielfach in Schüben verläuft. Wenn gerade vor dem Abklingen eines Schubes ein alternatives Heilverfahren angewandt wurde, so steht dieses dann in besonders gutem Licht da und kann für sich beanspruchen, die Heilung bewirkt zu haben. Über das Wiederaufflammen der Hautveränderung nach einigen Wochen berichtet die Zeitung natürlich nicht mehr.

Es ist sicher zu verstehen, dass die Eltern immer weiter nach einer Möglichkeit suchen, ihr Kind von dem quälenden Juckreiz zu befreien. Und zu Beginn können gerade bei der Neurodermitis viele Verfahren recht wirksam erscheinen, da die kleinen Patienten wie ihre Eltern eine Wirkung geradezu herbeisehnen. Leider kehren viele von ihnen nach einer auf Dauer doch erfolglosen Therapie mit Eigenurin, Kräuterwickeln, Melkfett, Eigenblut und vielem anderen in die Praxis des Hautarztes zurück und lassen sich doch wieder das zu Unrecht verteufelte Kortisonpräparat verschreiben.

Seien Sie daher vorsichtig bei allen Verfahren, die eine Heilung einer chronischen Krankheit versprechen und die vor allem Mittel einsetzen, deren Wirksamkeit und Sicherheit nicht wissenschaftlich geprüft ist. Auch die klassische Schulmedizin ist bemüht, immer neue Verfahren zu finden, mit denen sich Beschwerden so gut es geht lindern lassen, ohne dass sie schwere Nebenwirkungen hervorrufen. Und dabei schneidet die derzeitige Behandlung mit nebenwirkungsarmen Antihistaminika, fettenden Cremes und den nur für kurze Zeit beim akuten Schub eingesetzten lokalen Kortisonpräparaten ausgesprochen gut ab.

An der Haut wirksame Kortisonpräparate

Schwach wirksame Kortikosteroide (Klasse I)

Wirkstoffe	Präparatebeispiele	Darreichungsformen
Hydrocortison	Hydrogalen® (D), Hydrocortison-Wolff® (D), Hydroderm Aesca® (A), Munitren H® (D), Schericur® (A)	Lösung, Lotion, Creme, Salbe
Prednisolon	Linola-H N® Creme (D), Linola-H-Fett N® (D), Hexacorton® (CH), Prednisolon Creme LAW® (D) Prednisolon Salbe LAW® (D)	Creme, Fettcreme, Salbe
Dexamethason	Dexa Loscon mono® (D), Dexamethason LAW® (D), Dexalocal®(CH)	Lösung, Creme, Salbe
Fluocortin	Vaspit® (D)	Creme, Salbe, Fettsalbe

Mittelstark wirksame Kortikosteroide (Klasse II)

Wirkstoffe	Präparatebeispiele	Darreichungsformen
Prednicarbat	Dermatop® (D), Prednitop® (CH)	Lösung, Creme, Salbe, Fettsalbe
Triamcinolon	Delphicort® (D), Triamgalen® (D), TriamCreme Lichtenstein® (D), Kenakort A® (CH), Kortikoid-ratiopharm® (D), Volon A® (A, D), Volonimat® (D), Triam-Wolff Creme® (D)	Lösung, Lotion, Creme, Salbe, Spray
Methyl-prednisolon	Advantan® (A, D)	Lösung, Milch, Creme, Salbe, Fettsalbe
Clocortolon	Kaban® (D), Kabanimat® (D)	Creme, Salbe
Flupredniden	Decoderm® (CH, D)	Lösung, Creme, Salbe
Flumetason	Cerson® (D), Locacorten® (CH,D)	Lösung, Creme, Salbe
Hydrocortison-buteprat	Pandel (D)	Creme, Cremesalbe, Salbe
Hydrocortison-butyrat	Alfason® (D), Laticort® (D), Locoidor® (A) Locoid® (CH)	Lotion, Creme, Cremesalbe, Salbe

Stark wirksame Kortikosteroide (Klasse III)

Wirkstoffe	Präparatebeispiele	Darreichungsformen
Mometason	Ecural® (D), Elocom® (CH), Elocon® (A)	Lösung, Fettcreme, Salbe
Fluocortolon	Ultralan® (D)	Milch, Creme, Salbe, Fettsalbe
Betamethason-valerat	Betagalen® (D), Betnesol-V® (D), Betacreme-Lichtenstein® (D), Betnovate® (A, CH), Soderm® (D), Cordes Beta® (D), Celestan-V® (D), Celestoderm® (CH)	Lösung, Lotion, Creme, Salbe
Amcinonid	Amciderm® (D)	Lotion, Creme, Salbe, Fettsalbe
Desoximetason	Topisolon® (A, CH, D)	Lotion, Salbe, Fettsalbe
Fluocinolon-acetonid	Jellin® (D), Synalar® (A, CH)	Lotion, Gel, Creme, Salbe
Fluocinonid	Topsym® (A, CH, D)	Lotion, Salbe

Sehr stark wirksame Kortikosteroide (Klasse IV)

Wirkstoffe	Präparatebeispiele	Darreichungsformen
Clobetasol-propionat	Dermoxin® (D), Dermoxinale® (D), Dermovate® (A,CH), Karison® (D), Clobegalen® (D)	Lösung, Creme, Salbe, Fettsalbe

Durch verschiedene Veränderungen des natürlichen Moleküls ist es der pharmazeutischen Industrie gelungen, zahlreiche Kortisonpräparate mit verschieden starker Wirkung zu erzeugen. Sie werden nach ihrer Wirkstärke in vier Klassen eingeteilt, wobei zur Behandlung der Neurodermitis im Kindesalter die Klassen I und II (leicht und mittelstark wirksame Kortikosteroide) in der Regel ausreichen. In schweren bzw. besonders hartnäckigen Fällen kann kurzfristig auch auf stärker wirksame Kortisonpräparate zurückgegriffen werden.

Anwendung

Die kortisonhaltigen Lotionen, Gele, Cremes, Salben oder Fettsalben werden je nach Präparat ein- bis mehrmals täglich auf die befallenen Hautstellen aufgetragen. Dabei müssen die Anweisungen des Arztes genau befolgt werden.
Die Behandlung mit äußerlich wirksamen Kortisonpräparaten ist in der Regel zunächst auf einen kurzen Zeitraum von einer Woche bis zehn Tagen begrenzt, spätestens danach muss das Kind wieder vom Arzt untersucht werden, der dann entscheidet, ob diese oder eine andere Behandlung weitergeführt werden soll.

Lotion, Creme oder Salbe?

Eine Lotion enthält kein Fett, in ihr ist der Wirkstoff in Wasser oder Alkohol gelöst. Eine Creme ist eine Mischung aus Wasser und Öl, die viel mehr Wasser als Öl enthält. Eine Salbe hingegen enthält mehr Öl als Wasser und bei einer Fettsalbe ist das Anteil an Öl noch höher.
Der Wirkstoff dringt umso tiefer in die Haut ein, je fetthaltiger eine Zubereitung ist. Gleichzeitig ist die Wirkung umso stärker.
Akute, nässende, oberflächliche Entzündungen der Haut werden bevorzugt mit Lotionen behandelt (feucht auf feucht). Bei chronischen, trockenen, stark verhornenden und krustigen Hautentzündungen werden Salben und Fettsalben bevorzugt. Cremes nehmen diesbezüglich eine Mittelstellung ein und man gibt sie meist auf nicht mehr ganz akute Entzündungsherde.
Bei Kindern, insbesondere bei Säuglingen und Kleinkindern, sollte man auf sehr fettige Salbengrundlagen, wie Salben und vor allem Fettsalben, verzichten.

Unerwünschte Wirkungen

- Gefürchtet ist bei der (längerfristigen) Anwendung von Kortisonpräparaten vor allem eine Verdünnung der Haut, die bei den meisten leichten bis mittelstark wirksamen Präparaten jedoch nur in geringer Form auftreten soll.
- Daneben kann es zur Erweiterung von kleinen in der Haut verlaufenden Blutgefäßen sowie zu bräunlichen oder gelblichen Hautverfärbungen kommen, was besonders im Gesicht sehr störend ist. Sehr selten kann auch eine vermehrte Behaarung auftreten.

Wenn die lokale Behandlung der Neurodermitis mit kortisonhaltigen Präparaten sachgemäß durchgeführt wird, sind schwere Nebenwirkungen nur in seltenen Fällen zu erwarten.

• Bei Anwendung im Gesicht können sich um den Mund herum akneartige Hautveränderungen ausbilden. Auch an anderen Körperpartien können lokale Kortisonpräparate eine so genannte Steroid-Akne auslösen.
• Allergische Reaktionen können sowohl durch den Wirkstoff als auch durch die Zusatzstoffe ausgelöst werden.
• Bei längerer Anwendung und (zu) hoher Dosierung von kortisonhaltigen Cremes oder Salben können, da der Wirkstoff zu einem gewissen Prozentsatz in den Körper aufgenommen wird, die gleichen Nebenwirkungen wie bei der Einnahme von Glukokortikoiden in Tablettenform auftreten (siehe Asthma, Seite 173ff.). Besonders im Säuglings- und Kleinkindalter werden die Wirkstoffe stark über die Haut resorbiert, weshalb man in diesem Alter mit kortisonhaltigen Hautpräparaten äußerst vorsichtig sein muss und nur kleine Flächen kurze Zeit mit leichten bis höchstens mittelstark wirksamen Substanzen behandeln darf.

Gegenanzeigen und Wechselwirkungen

• Im Säuglingsalter und bei Kleinkindern sollten Kortisonpräparate nur in wirklich dringenden Fällen eingesetzt werden, wobei die Behandlung nur unter ärztlicher Anleitung erfolgen darf. Grundsätzlich gilt, dass in diesem Lebensalter möglichst nur leicht bis mittelstark wirksame Substanzen angewandt werden sollen.
• Mometason darf wegen mangelnder Erfahrungen bei Kindern unter sechs Jahren nicht angewandt werden. Methylprednisolon-Fettsalbe darf nicht bei Kindern unter drei Jahren, Methylprednisolon-Lösung überhaupt nicht bei Kindern und Jugendlichen eingesetzt werden.
Darüber hinaus darf Flumetason Lösung erst ab zwölf Jahren angewandt werden.
• Kortisonpräparate sollten im Gesicht, wenn überhaupt, nur kurze Zeit angewandt werden, wobei nur leicht und mittelstark wirksame Substanzen zum Einsatz kommen dürfen.
• Bei einer Allergie gegen den Wirkstoff oder einen anderen Inhaltsstoff verbietet sich die Anwendung des entsprechenden Präparates.
• Kortisonhaltige Mittel zur Behandlung der Haut dürfen nicht bei Hautinfektionen durch Bakterien oder Pilze sowie bei Hauttuberkulose oder Windpocken angewandt werden.
• Die Mittel dürfen nicht am Auge angewandt werden.

Bewertung

Kortisonhaltige Lotionen, Gele, Cremes oder Salben sind bei ekzematischen Hauterkrankungen wie der Neurodermitis aber auch dem allergischen und toxischen Kontaktekzem gut wirksame Präparate. Sie drängen die akute Entzündung zurück und ermöglichen ein Abheilen der Haut. Sie bewirken vor allem bei der Neurodermitis zwar keine Heilung, aber sie lindern die Beschwerden akuter Hautveränderungen rasch und, wenn die Haut anschließend sorgfältig gepflegt wird, meist auch nachhaltig.

Bei sachgerechter Anwendung, die meist nur eine kurzzeitige äußerliche Behandlung mit Kortison im akuten Schub erfordert, treten schwerere Nebenwirkungen nur selten auf.

Wichtig ist, dass die Mittel nach Anleitung des Arztes dosiert werden. Im Kindesalter kommen vor allem leicht bis mittelstark wirkende Substanzen zum Einsatz. Keinesfalls dürfen die Mittel eigenmächtig länger als mit dem Arzt vereinbart angewandt werden und ohne Rücksprache sowie ohne vorherige Untersuchung auf große Hautflächen aufgetragen werden.

Antihistaminika in Tablettenform

Weniger müde machende Antihistaminika

Wirkstoffe	Präparatebeispiele	Darreichungsformen
Azelastin	Allergodil® (A, CH, D)	Tabletten
Cetirizin	Alerid® (D), Zyrtec® (A, CH, D)	Tropfen, Saft, Filmtabletten
Loratadin	Clarityn® (A), Loratyn® (A), Loratadin-ratiopharm® (D), Lisino® (D), Claritine® (CH), Lorano® (D)	Saft, Tabletten, Brausetabletten
Fexofenadin	Telfast® (A, CH, D)	Filmtabletten
Mizolastin	Mizollen® (A, CH, D), Zolim® (D)	Filmtabletten
Terpentinöl	Hisfedin® (D), Terfenadin-ratiopharm® (D), Triludan® (A)	Saft, Tabletten

Stärker müde machende Antihistaminika

Wirkstoffe	Präparatebeispiele	Darreichungsformen
Dimetinden	Fenistil® (A, CH, D)	Dragees, Tropfen, Sirup
Clemastin	Tavegil® (D), Tavegyl® (CH)	Sirup, Tabletten
Hydroxyzin	Atarax® (D), AH 3 N®® (D)	Lösung, Tabletten

Antihistaminika binden sich an bestimmte Bindungsstellen auf der Oberfläche so genannter Mastzellen und verhindern dadurch die Freisetzung von Histamin, das eine Entzündungsreaktion anfacht und Juckreiz verursacht.
Genaue Informationen zur Anwendung, zu unerwünschten Wirkungen, Gegenanzeigen und Wechselwirkungen sowie eine ausführliche Bewertung der Substanzen finden Sie unter dem Kapitel Heuschnupfen (ab Seite 132ff.).

Hautpilzerkrankungen

Durch Pilze hervorgerufene Haut- und Schleimhauterkrankungen kommen insgesamt sehr häufig vor. Bei Säuglingen und Kleinkindern stehen der durch Hefepilze (Candida albicans) verursachte Windelsoor und der Mundsoor im Vordergrund, bei Jugendlichen ist die Kleieflechte weit verbreitet, die durch eine andere Art von Hefepilzen (Malassezia furfur) ausgelöst wird. Fußpilz, Nagelpilzerkrankungen und der Befall der Körperhaut mit Fadenpilzen sind hingegen bei Kindern seltener als bei Erwachsenen.

Ursachen

Pilzerkrankungen von Haut und Schleimhaut werden in unseren Breiten vor allem durch Hefepilze, Fadenpilze (Dermatophyten) und seltener durch Schimmelpilze verursacht. Die meisten dieser Pilze sind überall in unserer Umwelt weit verbreitet und befinden sich zum Teil auch auf der Haut und den Schleimhäuten, ohne dass sie hier Symptome auslösen.

Ob ein Pilz eine Krankheit verursacht, hängt von verschiedenen Faktoren ab. Dabei steigt die Wahrscheinlichkeit einer Erkrankung bei

- hoher Infektiosität der Pilzart,
- großer Zahl der auf die Haut gelangten Pilze,
- günstigen Lebensbedingungen für die Pilze, vor allem Feuchtigkeit und Wärme, wie sie besonders in Hautfalten (Leisten, Achselhöhlen, Zehenzwischenräumen) anzutreffen sind,
- örtlich oder allgemein herabgesetzter Abwehrfunktion, z.B. aufgrund des noch nicht ausgereiften Immunsystems bei Säuglingen sowie bei Behandlung mit Medikamenten, welche die Funktion des Abwehrsystems schwächen (innerlich angewandte Kortisonpräparate, Immunsuppressiva u.a.).

Mundsoor und Windeldermatitis werden durch den Hefepilz Candida albicans, die Kleieflechte (Pytiriasis versicolor) durch den Hefepilz Malassezia furfur verursacht. Hefepilze können aber auch einmal Fußpilz und eine Entzündung der Nagelfalz auslösen.

Fadenpilze (Dermatophyten), von denen es viele verschiedene Arten gibt, sind die wichtigsten Ursachen von Fuß- und Nagelpilz sowie von unterschiedlichen Pilzerkrankungen der Körperhaut und des behaarten Kopfes.
Fadenpilze, die vom Tier auf den Menschen übertragen werden, sind sehr infektiös (ansteckend) und rufen auch bei völlig gesunden Kindern oft ausgeprägte Hautveränderungen hervor. Besonders gefährdet sind Kinder, die mit erkrankten Meerschweinchen oder Hamstern spielen oder streunende Katzen bzw. Hunde streicheln, die nicht selten von Pilzen befallen sind.

Typische Beschwerden

- Von **Mundsoor** sind vor allem Säuglinge betroffen. Dabei bildet der Hefepilz Candida albicans einen cremig weißen, stecknadel- bis münzgroßen oder auch großflächigen Belag auf der Mundschleimhaut und auf der Zunge sowie oft auch auf Lippen, Gaumen und Zahnfleisch. Im Gegensatz zu Milchresten ist der Mundsoorbelag nur schwer zu entfernen: Versucht man ihn beispielsweise mit einem Wattestäbchen abzuwischen, dann zeigen sich darunter häufig rötlichentzündete, mitunter leicht blutende Hautstellen. Wenn sich der Mundsoor über den Hals bis zur Speiseröhre ausgebreitet hat, können Schluckbeschwerden sowie Erbrechen hinzukommen. Oft leidet der Säugling unter Trinkschwäche; seltener besteht mäßiges Fieber.
- **Windelsoor** oft auch Windeldermatitis genannt, ist durch eine flächig gerötete Haut im Windelbereich gekennzeichnet; oft treten zusätzlich Schuppen, Bläschen, Knötchen oder Pusteln auf. Ist der Windelsoor sehr stark ausgeprägt, nässen die betroffenen Hautbezirke und der Säugling leidet unter starkem Juckreiz bis hin zu anhaltenden Schmerzen.
- Typisch für **Pilzerkrankungen der Körperhaut** sind runde bis girlandenförmige fleckige, leicht schuppende Rötungen mit scharf begrenztem und oft etwas betontem, erhabenem Rand, während die Rötung in der Mitte weniger ausgeprägt bzw. ganz abgeblasst sein kann. Bei aggressiven Pilzarten bzw. herabgesetzter Abwehrfunktion kann es besonders im Randbereich zur Bildung von Pusteln kommen.
- Die ersten Hautveränderungen bei **Fußpilz** befinden sich meist in den Zehenzwischenräumen der äußeren Zehen. Dabei ist die Haut zwischen den Zehen gerötet, schuppt und nässt, und es bilden sich nicht selten kleine Einrisse bis tiefe Schrunden. Die Entzündung kann sich von dort auf die Unterseiten der Zehen, die Fußsohle, die Fersen und die Seiten der Füße ausbreiten. Die Fußrücken sind dagegen meist nicht betroffen.

Darmpilze

Hefepilze sind in unserer Umwelt weit verbreitet, deshalb trifft man sie auch auf der Haut und der Schleimhaut des Mundes an, von wo aus sie in den Magen-Darm-Trakt gelangen. Sie sind also genauso wie viele Bakterien natürliche Mitbewohner unseres Körpers. Lediglich, wenn sich die Hefepilze im Darm massiv vermehren, z.B. nach einer (längeren) Behandlung mit breit wirksamen Antibiotika, kann es eventuell zu Symptomen wie Blähungen, Völlegefühl und gelegentlich leichtem Durchfall kommen.

Ernste Darmerkrankungen sind bei sonst gesunden Kindern bisher nicht beobachtet worden, und selbst bei schweren entzündlichen Darmerkrankungen bewirkt ein Befall des Verdauungstraktes mit Hefepilzen keine zusätzlichen Symptome. Lediglich bei Kindern mit angeborenen oder erworbenen Immundefekten kann eine Besiedelung des Darmes mit Hefepilzen Ausgangspunkt für den Pilzbefall innerer Organe sein.

In allen anderen Fällen sind die heute vielfach beschriebenen Folgeerscheinungen eines Befalls des Darmes mit Hefepilzen völlig aus der Luft gegriffen. Hierfür gibt es keinerlei wissenschaftlichen Nachweis. Müdigkeit, Antriebsstörungen, Depressionen oder sogar schlechte Leistungen in der Schule sind ebenso wenig eine Folge von Hefepilzen im Darm wie die Neigung zu Hauterkrankungen oder zu häufigen Erkältungen im Winter.

Besonders fatal ist es, wenn eine Erkrankung, die gar keine ist, die Eltern dazu verleitet, ihrem Kind eine strenge »Anti-Pilz-Diät« aufzubürden und ihm jeglichen Genuss von Schokolade, Kuchen, anderen Süßigkeiten, Honig, Brot und Backwaren, süßem Obst und Fruchtsäften für längere Zeit vorzuenthalten. Auch die dauerhafte Anwendung von lokal im Darm wirksamen Antimykotika ist zur Behandlung dieser vermeintlichen Krankheit nicht gerechtfertigt.

Es gibt lediglich einen Fall, in dem die Hefepilze im Darm durch solche Mittel ausgeschaltet werden sollten, nämlich dann, wenn sie die Quelle immer wiederkehrender Pilzerkrankungen im Leisten-, Anal- und Genitalbereich sind und andere Behandlungsmöglichkeiten, insbesondere lokale Antimykotika, diese Hautpilzerkrankungen nicht dauerhaft eindämmen können (was nur selten der Fall ist).

- Die **Kleieflechte** (Pytiriasis versicolor) hat ihren Namen aufgrund ihrer feinen Schuppung erhalten, die jedoch meist erst in Erscheinung tritt, wenn man mit einem Holzspatel oder dem Fingernagel leicht über die befallenen Stellen streicht. Ansonsten wird die Krankheit oft erst im Sommer bemerkt, wenn sich auf der sonnengebräunten Haut von Hals, Brust und Rücken kleine helle Flecken zeigen.

Dieses Phänomen beruht darauf, dass die oberflächlich in der Haut befindlichen Pilze bzw. die von ihnen abgegebene Stoffe die Sonnenstrahlen nicht hindurchlassen und so eine Pigementierung verhindern. Gelegentlich kann man die Flecken auch so erkennen, dann erscheinen sie bei hellhäutigen Kindern hellbraun und bei Kindern mit dunklem Teint etwas heller als die normale Haut.

Häufig betroffen sind Kinder, die stark schwitzen, z.B. wenn sie viel Sport betreiben. Ausgelöst wird die Erkrankung durch pilzhaltige Kopfschuppen, die vom Kopf auf Hals, Rücken und Brust herunterfallen und sich auf diesen Hautarealen ansiedeln.

- Eine glücklicherweise seltene Pilzerkrankung am Kopf ist die **Mikrosporie.** Sie kommt vor allem bei Kindern vor, ist sehr ansteckend und führt in Kindergärten und Schulen zu wahren Epidemien. Dabei brechen die Haare kurz oberhalb der Kopfhaut ab und es bilden sich kreisrunde gerötete und schuppende Bezirke mit kurzen Haarstoppeln, die aussehen wie eine frisch gemähte Wiese. Nicht selten siedeln sich auf diesen Bezirken zusätzlich Bakterien an, wodurch sich eitrige Pusteln und Krusten bilden. Die Krankheit muss vom Hautarzt mit speziellen Antimykotika und eventuell auch mit Antibiotika behandelt werden, wobei oft eine innerliche Therapie unausweichlich ist.

Nagelpilz

Ein Befall der Fußnägel mit Pilzen kommt bei Kindern glücklicherweise noch recht selten vor, dagegen leidet fast jeder dritte Erwachsene über 40 Jahre an einer Nagelpilzerkrankung.

Ursachen und typische Beschwerden

Die Erreger von Nagelpilz (Onychomykose) sind in erster Linie Fadenpilze, seltener Hefen oder Schimmelpilze. Dabei kommt es zu grauweißen bis gelblichen Verfärbungen der meist verdickten Nägel, die bröckelig zerfallen können.

Behandlung

Die Behandlung mit einem lokal wirksamen Antimykotikum ist unwirksam, da der Wirkstoff nicht tief genug in den Nagel eindringt. Die innerliche Behandlung mit Anti-Pilz-Mitteln, die bei Erwachsenen häufig durchgeführt wird, ist jedoch durch zahlreiche Nebenwirkungen belastet. Bei Kindern sollte sie daher möglichst nicht durchgeführt werden.

Viele dieser innerlich wirksamen Antimykotika sind für Kinder ohnehin nicht zugelassen. Im Schulkindesalter (unter sechs Jahren dürfen die Mittel wegen mangelnder Erfahrungen nicht angewandt werden) kommen daher vor allem Nagellacke zum Einsatz, die eine pilzabtötende Substanz enthalten. Vorher wird der befallene Nagel mit einer Nagelfeile angeraut, so dass der Wirkstoff tief in den Nagel eindringen kann.

Eine andere Behandlungsmöglichkeit besteht darin, den Nagel mit 40%igem Harnstoff aufzuweichen und dann mehrere Monate lang eine pilzabtötende Tinktur, Salbe oder Nagellack aufzutragen. Dies gelingt jedoch meist nur dann zufrieden stellend, wenn nur ein oder wenige Nägel oberflächlich befallen sind.

Damit es nicht immer wieder zu einem neuen Nagelpilzbefall kommt, müssen begünstigende Faktoren (wie z.B. Turnschuhe aus Kunststoff) und Infektionsquellen (wie z.B. öffentliche Schwimmbäder und Sportanlagen) weitgehend gemieden werden.

Wann zum Arzt?

Jede Form der Hautveränderung ist Anlass für einen Arztbesuch. Dies gilt auch für Mundsoor, der sich zwar in einigen Fällen von allein zurückbildet, sich jedoch andererseits bis in die Speiseröhre ausbreiten kann.

Mögliche Risiken und Folgeschäden

Bei sehr stark juckenden Erscheinungen oder bei Pilzbefall im Windelbereich kann es in seltenen Fällen zusätzlich zu einer bakteriellen Infektion kommen.
Bei Kindern, deren Immunabwehr stark geschwächt ist (z.B. infolge einer Behandlung mit Immunsuppressiva, einem angeborenen Immundefekt oder einer HIV-Infektion), kann sich eine so genannte Systemmykose entwickeln, bei der sich die Pilzinfektion im gesamten Körper ausbreitet. Eine Systemmykose ist eine lebensgefährliche Erkrankung, die grundsätzlich einen Krankenhausaufenthalt erforderlich macht.
Generell besteht bei Pilzinfektionen die Gefahr, dass sie immer wieder auftreten können, weshalb eine konsequente Behandlung unbedingt notwendig ist, die auch dann noch für einige Tage fortgeführt wird, wenn die Symptome verschwunden zu sein scheinen.

Nichtmedikamentöse Behandlung

Sorgfältige Hygienemaßnahmen

Um eine Wiederansteckung zu verhindern, ist eine sorgfältige Hygiene von entscheidender Bedeutung. So sollten sich z.B. Eltern oder Kinder nach dem Auftragen eines Antipilzmittels auf die befallenen Stellen grundsätzlich die Hände waschen. Kleidung, die wie die Strümpfe bei Fußpilz unmittelbar mit den infizierten Hautstellen in Berührung kommen, sollte in der Waschmaschine so heiß wie möglich gewaschen werden (mindestens bei 60 °C).

Tipps bei Mundsoor

• Flaschensauger, Trinkflasche, Schnuller und Beißringe müssen regelmäßig sterilisiert bzw. ausgekocht werden.
• Achten Sie darauf, dass nicht andere Kinder den Schnuller Ihres Kindes in den Mund nehmen. Im Übrigen sollten es auch Eltern vermeiden, den Schnuller (z.B. zum Reini-

gen, nachdem er auf den Boden gefallen ist) oder den Sauger (um z.B. die Temperatur des Flascheninhalts durch einen Probeschluck zu kontrollieren) ihres Kindes in den Mund zu nehmen.

Tipps bei Windelsoor

- Die Windeln müssen so oft wie möglich gewechselt werden.
- Legen Sie wenn möglich (z.B. im Sommer) den Säugling für eine Weile mit nacktem Po auf eine feuchtigkeitsundurchlässige Matte – auf diese Weise wird den Pilzen das feucht-warme Milieu, in dem sie sich besonders gut vermehren, entzogen.
- Zur Reinigung des Babypos sollten Einmalwaschlappen verwendet werden.

Tipps bei Pilzbefall des Körpers

- Achten Sie darauf, dass die Kleidung Ihres Kindes nicht zu eng am Körper anliegt.
- Eventuell empfiehlt sich auch das Einlegen von Leinenläppchen, um Feuchtigkeit z.B. durch Schwitzen aufzusaugen.

Tipps bei Fußpilz

- Nach dem Waschen oder Baden sollten die Füße und vor allem die Zwischenräume der Zehen sehr gut abgetrocknet werden.
- Schuhe sollten desinfiziert werden (z.B. mit einem desinfizierenden Puder oder Spray), um eine erneute Infektion zu vermeiden.
- Um zu vermeiden, dass sich auch andere Familienmitglieder infizieren, sollten Bett- oder Badevorleger häufig gewaschen und der Fußboden im Badezimmer eventuell desinfiziert werden.
- Achten Sie auf das Schuhwerk Ihres Kindes: Turnschuhe und Schuhe aus Kunstleder sollten bei Fußpilz vermieden werden. Dies gilt auch für Strümpfe aus Kunstfasern.

Behandlung mit Medikamenten

Lokal wirkende Antimykotika sind gut wirksame und verträgliche Mittel zur Behandlung von Haut- und Fußpilz, wenn sie sachgerecht angewandt werden.
Nystatin und Amphotericin B werden zur Behandlung eines Hefepilzbefalls der Haut, Mundschleimhaut und des Darmes angewandt. Letztere Anwendung ist jedoch nur dann indiziert, wenn die Hefepilze im Darm Ausgangspunkt für immer wiederkehrende Soorinfektionen von Leisten, Anal- und Genitalbereich sind, die sich durch lokale Behandlung nicht ausreichend kontrollieren lassen.

Ein breiteres Wirkspektrum, das neben Hefepilzen auch Fadenpilze und Schimmelpilze umfasst, haben die anderen genannten Mittel. Davon ausgenommen ist Selendisulfid, das neben Terzolin und Clotrimazol in Form eines Shampoos in erster Linie zur Behandlung der Kleieflechte eingesetzt wird.

Der in einigen lokal wirksamen Antimykotika enthaltene Zusatz von Zinkoxid kann bei Windelsoor zu einer rascheren Abheilung beitragen. Dagegen wird die Zugabe von Kortikosteroiden kritisch betrachtet. Sie sollen zu einem schnelleren Abklingen der entzündlichen Hautveränderungen führen. Allerdings ist die entzündliche Komponente bei Hautpilzerkrankungen meist nur gering und geht bereits durch Behandlung der Pilze rasch zurück. Andererseits werden Kortikosteroide besonders im Kindesalter in nicht geringem Maße über die Haut aufgenommen und können dann zahlreiche Nebenwirkungen verursachen. Deshalb sollte man gerade bei Kindern auf solche Zusätze in lokalen Antimykotika-Präparaten verzichten.

Bakteriell superinfizierte Hautbereiche werden mit einem lokal wirksamen Antibiotikum bzw. in sehr schweren Fällen mit einem Antibiotikum in Tablettenform behandelt.

So gut lokal wirksame Antimykotika Hautpilzerkrankungen zur Abheilung bringen können, so wichtig ist auch die Vorbeugung vor einer erneuten Infektion durch entsprechende nichtmedikamentöse Maßnahmen.

Dagegen können die derzeit beliebten Teebaumöl-Salben oder die Rescue-Salbe nach der Bach-Blüten-Therapie einer Pilzinfektion nichts anhaben und sollten in diesen Fällen nicht eingesetzt werden, zumal sie selbst zu allergischen Reaktionen führen können.

Auch wenn viele Eltern lieber auf chemische Mittel gänzlich verzichten möchten, sei nochmals darauf hingewiesen, dass lokal angewandte Antimykotika nur sehr wenige Nebenwirkungen haben, dafür aber gut wirksam sind.

Antimykotika zur Behandlung von Soorbefall im Mund und im Magen-Darm-Trakt

Wirkstoffe	Präparatebeispiele	Darreichungsformen
Nystatin	Nystaderm® (D), Candio-Hermal® (D), Biofanal® (D), Moronal® (D), Mycostatin® (A, CH)	Mundgel, Suspension, Dragees, Filmtabletten
Miconazol	Daktar® (D), Micotar® (D), Infectosoor® (D), Daktarin® (A, CH), Monistat® (CH)	Mundgel
Amphotericin B	Ampho-Moronal® (CH, D)	Lutschtabletten, Suspension

Antimykotika sind wirksam gegen Pilzinfektionen, indem sie die Bildung der Zellwand der Pilze behindern und sie dadurch abtöten. Die Wirkstoffe Nystatin und Amphotericin B werden nicht oder nur geringgradig vom Darm in den Körper aufgenommen. Miconazol gelangt dagegen in einem höheren Prozentsatz in den Körper, die Konzentrationen im Gewebe reichen jedoch nicht aus, um hier Pilze abzutöten, daher wird dieser Wirkstoff ebenso wie die anderen zur lokalen Behandlung von Mundsoor, Hefepilzbefall des Darmes und bei Hautpilzerkrankungen lokal eingesetzt

Anwendung

Zur Behandlung des Mundsoors wird das antimykotikahaltige Mundgel drei- bis sechsmal täglich nach dem Essen bzw. vor dem Schlafengehen angewandt. Die Lutschtabletten werden viermal täglich ebenfalls nach den Mahlzeiten und vor dem Zubettgehen gelutscht. Bei Säuglingen empfiehlt sich die Anwendung einer Suspension.

Zur Behandlung einer vermehrten Darmpilzbesiedelung, insbesondere zur Ausschaltung des Reservoirs von Hefepilzen im Magen-Darm-Trakt bei immer wiederkehrender Windeldermatitis sollen die Mittel (auch in Form von Tabletten oder Dragees) dreimal täglich **vor** dem Essen eingenommen werden. In diesem Fall wird die Behandlung mindestens zwei bis vier Wochen lang durchgeführt.

Nystatin

Zur Behandlung von Mundsoor und/oder Darmpilzbefall werden Säuglingen und Kleinkindern 3–6x tgl. 1 ml à 100 000 Einheiten der Lösung (Suspension) in den Mund geträufelt. Ältere Kinder geben 3–6x tgl. 1 bis 2 ml Suspension in den Mund, belassen sie dort einige Minuten und schlucken sie dann hinunter.

Mundgel eignet sich nur zur Behandlung von Mund- und Rachensoor, kann aber auch gut zur Abtötung von Pilzen auf eine Zahnspange gegeben werden.

Zur Behandlung eines Darmpilzbefalls können ältere Kinde 3x tgl. 1 bis 2 Dragees einnehmen.

Miconazol

Alter des Kindes	Tagesdosis
Säuglinge	4x tgl. 25 ml
1–14 Jahre	4x tgl. 50 ml

Amphotericin B	Tagesdosis
	4x tgl. 1 ml à 100 mg

Ältere Kinder können auch 4x tgl. eine Lutschtablette im Mund zergehen lassen.

Die genaue Dosierung sollte jedoch vor allem bei Säuglingen und Kleinkindern immer mit dem Arzt abgesprochen werden.

Unerwünschte Wirkungen

- Allergische Reaktionen sind möglich. Bei flüssigen Zubereitungen können Paragruppenallergien entstehen, wobei das Kind auch auf Stoffe allergisch reagieren kann, die mit den Hilfsstoffen chemisch verwandt sind.
- Die Wirkstoffe können zu Übelkeit, Erbrechen, Bauchschmerzen und besonders in hohen Dosen auch zu Durchfall führen.
- Da Miconazol zu einem geringen Prozentsatz vom Körper aufgenommen wird, sind systemische Nebenwirkungen, wie z.B. Blutbildungsstörungen, Müdigkeit, psychische Störungen und Sehstörungen, nicht völlig auszuschließen.

Gegenanzeigen und Wechselwirkungen

- Frühgeborene dürfen nicht mit antimykotikahaltigen Mundgelen oder Suspensionen behandelt werden.
- Bei einer Allergie gegen den Wirkstoff oder Hilfsstoffe darf das Präparat nicht angewandt werden.
- Miconazol darf nicht bei Lebererkrankungen eingesetzt werden.
- Die Behandlung mit Miconazol kann bei gleichzeitiger Gabe von blutgerinnungshemmenden Mitteln (Cumarinen) zu einer erhöhten Blutungsneigung führen. Die gleichzeitige Behandlung mit Antiepileptika erhöht deren Nebenwirkungsrate. Keinesfalls sollten Kinder, die das antiallergische Mittel Astemizol oder Terfenadin einnehmen, mit Miconazol behandelt werden.

Bewertung

Vor allem Nystatin und Amphotericin B werden kaum vom Körper aufgenommen und rufen daher nur lokale Nebenwirkungen hervor. Sie sollten bei Kindern bevorzugt eingesetzt werden, da systemische Nebenwirkungen von Miconazol, das zu einem geringen Anteil in den Körper aufgenommen wird, nicht ganz ausgeschlossen werden können.

Die beschriebenen Mittel zur Behandlung von Mundsoor und der nur ausnahmsweise nötigen Therapie eines Hefepilzbefalls des Darmes sind gut wirksam und werden gleichzeitig gut vertragen, sofern sie in den altersentsprechenden Dosen angewandt werden.

Mittel der Wahl ist Nystatin, da Amphotericin B auch zur Behandlung von Systemmykosen eingesetzt wird, was in dem Moment nicht mehr möglich wäre, wenn das Kind durch eine örtliche Behandlung eine Allergie gegen diesen Wirkstoff entwickelt hat.

Lokal auf der Haut wirksame Antimykotika

Einzelwirkstoffe

Wirkstoffe	Präparatebeispiele	Darreichungsformen
Nystatin	Mykoderm® (D), Candio-Hermal® (A, D), Mycostatin® (A, CH), Nystaderm® (D), Nystatine® (CH), Lederlind® (D), Moronal® (D), Nystatin Lederle® (D)	Creme, Salbe, Paste, Softpaste
Amphotericin B	Ampho-Moronal® (A, D)	Creme. Salbe
Clotrimazol	Fungizid-ratiopharm® (D), Cloderm® (D), Candibene® (A), Canifug® (D), Fungotox® (CH), Clotrimazol AL® (D), Clotrimazol Genericon® (A), Mykohaug C® (D), Canesten® (A, CH, D), clotrimazol von ct® (D), Myko Cordes® (A, D), Imazol® (CH)	Lösung, Spray, Puder, Creme
Miconazol	Daktar® (D), Micotar® (D), Daktarin® (A, CH)	Lösung, Creme, Puder, Paste
Ketoconazol	Terzolin® (CH, D), Nizoral® (A, CH, D)	Lösung, Creme
Bifonazol	Fungiderm® (A), Mycospor® (D), Bifon® (D), Bifomyk® (D)	Lösung, Gel, Creme
Sertaconazol	Mykosert® (D), Zalain® (D)	Creme
Econazol	Epi-Pevaryl® (D), Pevaryl® (A, CH)	Lösung, Lotion, Spray, Puder, Creme
Ciclopirox	Batrafen® (A, CH, D), Nagel Batrafen® (D)	Lösung, Gel, Creme, Puder
Amorolfin	Loceryl® (A, CH, D)	Creme, Nagellack
Naftifin	Exoderil® (A, D)	Lösung, Gel, Creme
Terbinafin	Lamisil® (D, A), Lamisil Pedisan® (CH)	Spray, Creme
Selendisulfid	Selsun® (D), Selukos® (D)	Suspension

Kombinationen mit Zinkoxid

Wirkstoffe	Präparatebeispiele	Darreichungsformen
Nystatin, Zinkoxid	Multilind® Heilpaste (D), Mykundex® Heilsalbe (D), Penanyst® (D)	Paste
Miconazol, Zinkoxid	Intectosoor® Zinksalbe(D)	Zinksalbe

Die genannten Substanzen sind gegen Pilzinfektionen der Haut wirksam, indem sie die Vermehrung der Pilze hemmen oder sie direkt abtöten. Nystatin wirkt vor allem gegen durch Hefepilze verursachte Erkrankungen, während die anderen Wirkstoffe zusätzlich auch gegen andere Pilzarten, wie Dermatophyten und Schimmelpilze, wirksam sind. Selendisulfid wird in erster Linie zur Behandlung der Kleieflechte eingesetzt.

Anwendung

Die meisten Präparate werden zwei bis vier Wochen lang ein- bis dreimal täglich dünn auf die befallene Haut aufgetragen. Wichtig ist, dass die Anweisungen des Arztes zur individuellen Dosierung genau beachtet werden.

Auf nässende Hautbereiche werden vor allem Lösungen, Lotionen oder zinkhaltige Pasten dünn aufgetragen, während trockene entzündete Hautbereiche mit Cremes behandelt werden sollten. Für leicht entzündliche trockene Hautpilzerkrankungen eignen sich auch Puder oder Sprays. Säuglinge und Kleinkinder sollten möglichst nicht mit Salben behandelt werden. Zur Behandlung von Fußpilz in den Zehenzwischenräumen sind besonders Sprays geeignet, bei Befall der dickeren Haut von Fußsohle und Ferse sind dagegen Cremes und Salben wirksamer, da sie tiefer in die Haut eindringen.

Die Behandlung eines Nagelpilzes mit amorolfinhaltigem Nagellack wird bei Kindern ab sechs Jahren mehrere Wochen lang (maximal sechs Monate) durchgeführt. Dabei wird der Lack auf Fußnägel zweimal und auf Fingernägel einmal pro Woche aufgetragen, nachdem der bzw. die befallenen Nägel zunächst mit einer Feile aufgeraut wurden.

Selendisulfidhaltige Suspensionen werden bei Kleieflechte zwei Wochen lang einmal täglich angewandt. Dabei werden die Haare und die befallenen Hautbezirke mit dem Mittel eingeschäumt und nach einigen Minuten Einwirkzeit abgespült. Auf die gleiche Weise sind auch clotrimazolhaltige Waschlösungen bei Kleieflechte wirksam. In ähnlicher Weise angewandt, sind auch viele andere Antimykotika bei der Kleieflechte wirksam.

Unerwünschte Wirkungen

- Alle aufgeführten Wirkstoffe lösen gelegentlich Hautreizungen, wie Hautbrennen und Hautrötungen, Juckreiz sowie lokale allergische Reaktionen der Haut, aus. Einige Mittel verursachen auch Hauttrockenheit und Schuppung. Sehr selten kann es auch zu allergischen Reaktionen, wie Hautausschlägen oder Nesselsucht bis hin zum allergischen Schock kommen.
- Miconazol ruft gelegentlich Kopfschmerzen hervor.
- Ketoconazol kann unter Umständen zu Farbveränderungen der Haare sowie zu Haarausfall führen.
- Selten verursacht Econazol eine erhöhte Lichtempfindlichkeit der Haut.
- Selten, besonders bei zu häufiger Anwendung, ruft Amorolfin eine bläuliche bis gelbbraune Farbveränderung der Nägel hervor.
- Selendisulfid kann fettige Haare, gelegentlich auch eine Verfärbung der Haare hervorrufen. In Einzelfällen ist es zu Haarausfall gekommen. Ebenso ist eine Austrocknung und ein unangenehmer Geruch der Haut möglich.

Gegenanzeigen und Wechselwirkungen

- Bei Kindern unter zwei Jahren darf Ciclopirox nicht eingesetzt werden. Aufgrund mangelnder Erfahrungen darf Terbinafin Kindern unter fünf Jahren und Amorolfin und Ciclopirox Nagellack Kindern unter sechs Jahren nicht verabreicht werden.
- Bei einer Überempfindlichkeit auf einen der Wirkstoffe oder der im Präparat enthaltenen Inhaltsstoffe darf das entsprechende Medikament nicht angewandt werden.
- Die meisten Antimykotika dürfen nicht am Auge angewendet werden und sollten nicht ins Auge gelangen.
- Miconazol sollte nicht zusammen mit Terfenadin oder Astemizol gegeben werden. Auch Kinder, die gerinnungshemmende Medikamente (Cumarine) einnehmen, sollten auf eine Behandlung mit Miconazol verzichten.
- Selendisulfid darf bei offenen Wunden oder akuten Entzündungen der Kopfhaut nicht angewendet werden. Außerdem muss der Kontakt mit den Augen und den Schleimhäuten gemieden werden, da es zu starken Reizungen kommen kann.

Bewertung

Äußerlich anwendbare Antimykotika sind bei sachgerechter Anwendung bei den meisten Formen von Hautpilz gut wirksam und werden in der Regel auch gut vertragen. Allerdings kommt es auch hier gelegentlich zu allergischen Reaktionen.

Wichtig ist, dass die Mittel lange genug angewandt werden, damit die Pilzinfektion völlig abheilen kann.

Als weniger wirksam hat sich hingegen die lokale Behandlung von Nagelpilz erwiesen, insbesondere wenn der Nagel großflächig und bis in die Tiefe von einem Pilz befallen und wenn mehrere Nägel betroffen sind. Allerdings gibt es im Kindesalter zu dieser Behandlungform praktisch keine Alternative.

Der Nutzen aller lokal wirksamen Mittel gegen Pilzinfektionen bleibt jedoch nur dann auf Dauer erhalten, wenn die Kinder durch entsprechende Vorbeugemaßnahmen vor erneuten Infektionen geschützt werden.

Bindehautentzündung

Bindehautentzündungen kommen bei Kindern wie auch bei Erwachsenen sehr häufig vor. Dabei entzündet sich die durchsichtige und von (normalerweise kaum sichtbaren) Blutgefäßen durchzogene Haut, welche die innere Fläche von Ober- und Unterlid sowie den vorderen Augapfel bis hin zur Hornhaut überzieht. Sie dient dem Schutz tieferer Schichten des Auges sowie der Produktion eines Sekretes. Das ermöglicht den Lidern, dass sie problemlos über das Auge gleiten können.

Ursachen

- Eine **unspezifische Bindehautentzündung** oder Konjunktivitis kann durch äußere Reize hervorgerufen werden. Solche Reize sind etwa ein kalter Wind, Zugluft, Zigarettenrauch, Staub, starke Sonneneinstrahlung und andere Umweltfaktoren, aber auch verschiedene chemische Stoffe. Auch Übermüdung, Überanstrengung, nicht oder ungenügend ausgeglichene Sehfehler sowie ein Mangel an Tränenflüssigkeit können eine Konjunktivitis verursachen.
- **Krankheitserreger** wie Bakterien und Viren sind häufige Ursachen einer Bindehautentzündung. Dagegen kommen in unseren Breiten Pilze und Parasiten extrem selten als Auslöser einer Konjunktivitis in Frage.

Bindehautentzündungen bei Neugeborenen

Schon bei Neugeborenen kann es zu einer Bindehautentzündung (Ophthalmia neonatorum) kommen. Dabei gelangen bei entsprechender Infektion der Mutter während der Geburt die Bakterien oder Viren in die Augen des Kindes. Gefürchtet ist hier vor allem die Infektion mit Gonokokken, den Erregern der Gonorrhoe, besser bekannt als Tripper. Bei Frauen läuft die Gonorrhoe häufig ohne stärkere Beschwerden ab und bleibt daher oft unerkannt.

Um dieser Infektion vorzubeugen, werden allen Neugeborenen desinfizierende Augentropfen in den Bindehautsack geträufelt, die eine einprozentige Silbernitratlösung enthalten (Credé-Prophylaxe). Diese Lösung, die auch zahlreiche andere Bakterien abtötet, kann aber selbst wieder eine Reizung der Bindehäute verursachen.

Weitere Ursachen einer Bindehautentzündung beim Neugeborenen sind Chlamydien (eine Bakterienart, die in den infizierten Zellen lebt) und Herpes-Viren, die nicht durch die Silbernitratlösung abgetötet werden.

Bei älteren Kindern werden **infektiöse Bindehautentzündungen** häufig durch Schmierinfektionen verursacht. Dabei gelangen die Bakterien durch verschmutzte Finger, Handtücher, aber auch durch einen Besuch in einem schlecht gechlorten Schwimmbad in die Augen.

• Schließlich kann eine Bindehautentzündung auch **allergisch** bedingt sein. Dann tritt sie häufig zusammen mit einem allergischen Schnupfen auf (siehe auch Heuschnupfen, Seite 132).

Typische Beschwerden

Bei nahezu allen Formen der Bindehautentzündung ist die Bindehaut gerötet, das Auge tränt, manchmal schwellen zusätzlich die Augenlider und sogar die Haut in der Umgebung der Augen an. Dazu kommt ein Brennen oder ein unangenehmer Juckreiz sowie das Gefühl, es befände sich ein Fremdkörper im Auge. Durch die vermehrte Absonderung von Schleim ist das Auge morgens beim Aufwachen verklebt.
Bei unspezifischen und allergischen Bindehautentzündungen sowie bei der Neugeborenen-Konjunktivitis sind beide Augen betroffen, bei einer bakteriellen Infektion von älteren Kindern zunächst meist nur eines. Allerdings kommt es sehr oft vor, dass das Kind durch Berühren und Reiben des entzündeten Auges die Infektion bereits auf das andere Auge übertragen hat, bevor mit einer medikamentösen Behandlung begonnen werden konnte.

Die durch Gonokokken hervorgerufene Form der Neugeborenen-Konjunktivitis (Gonoblennorrhoe) tritt bereits am zweiten bis vierten Lebenstag auf. Dabei sammeln sich große Eitermengen unter den dadurch straff gespannten Lidern an. Beim Öffnen der Lider kann der Eiter aus den Augen herausspritzen und Eltern oder ärztliches Personal infizieren.
Chlamydien rufen die so genannte Schwimmbadkonjunktivitis hervor. Man nennt sie so, da sie durch das Wasser schlecht gechlorter Schwimmbäder übertragen werden kann, was jedoch nur sehr selten vorkommt. Der häufigere Übertragungsweg ist der Kontakt des Kindes durch infiziertes Sekret der Mutter während der Geburt bzw. im Jugend- und Erwachsenenalter die Infektion durch Geschlechtsverkehr, wobei die Erreger durch Schmierinfektion in die Augen gebracht werden.

Bei dieser Konjunktivitis sind die Augen nur leicht gerötet und durch zähen Schleim geringgradig verklebt. Typisch für diese Form der Konjunktivitis ist die Bildung von kleinen Knötchen auf der Bindehaut unter den Lidern.
Bei der durch Herpes-simplex-Viren verursachten Bindehautentzündung finden sich meist auch typische Herpes-Bläschen auf den Lidern.
Die Diagnose der allergischen Bindehautentzündung bereitet meist keine Schwierigkeiten. Sie geht fast immer mit einem typischen allergischen Schnupfen einher und wird durch bestimmte Allergene ausgelöst.

Was ist ein Gerstenkorn?

Wenn eine Lidranddrüse akut entzündet ist, spricht man von einem Gerstenkorn oder Hordeolum.

Ursache

Es wird durch Bakterien, meist Staphylokokken, verursacht und entsteht oft in der Nähe eines Augenwinkels. Doch kann auch jeder andere Lidbereich betroffen sein.

Typische Beschwerden

Typische Symptome sind Lidschwellungen, die stark schmerzen. Es bildet sich ein mit Eiter gefüllter Abszess, dessen Kuppe sich gelblich verfärbt. Gelegentlich kann Fieber auftreten, und die Lymphknoten in der Umgebung des Ohres können anschwellen. Nicht selten entleert sich der Eiter von selbst, ohne dass eine Behandlung eingeleitet werden muss. Dann fließt der Eiter ab und der Schmerz lässt nach.

Behandlung

Um der Gefahr einer Ausbreitung der Infektion auf das gesamte Lid oder sogar die Augenhöhle zu verhindern, sollte ein Gerstenkorn, das länger als drei Tage besteht, von einem Augenarzt begutachtet und gegebenenfalls behandelt werden. Gerade bei einem hochgradig entzündeten Gerstenkorn ist der Einsatz einer Antibiotikasalbe notwendig, in schweren Fällen kann auch die innerliche Einnahme von Antibiotika in Tablettenform erforderlich sein.
Durch Infrarotbestrahlung »reift« das Gerstenkorn schneller, so dass es im günstigsten Fall von selbst platzt und der Eiter abfließen kann. Eventuell muss der Arzt das Gerstenkorn zu diesem Zweck mit einem Einstich eröffnen.
Drücken Sie niemals das Gerstenkorn selbst aus – es könnte zur einer Ausbreitung der Infektion kommen.

Wann zum Arzt?

Bei jeder Bindehautentzündung, für die es keine ganz eindeutige Ursache gibt, wie z.B. eine Fahrradtour bei sonnigem, aber windigem Wetter, die meist von allein wieder abheilt, sollte das Kind vom Kinderarzt, eventuell auch vom Augenarzt untersucht werden.

Mögliche Risiken und Folgeschäden

Die gefährlichste aller Formen von Bindehautentzündung ist sicher die durch Gonokokken ausgelöste Neugeborenen-Konjunktivitis. Die Bakterien zerstören innerhalb von Stunden (!) die Hornhaut und können in das Innere des Auges eindringen. In der Regel führt dies zur Erblindung des Kindes.
Infektiöse Formen der Bindehautentzündung können, wenn sie nicht adäquat behandelt werden, auch auf die Hornhaut übergreifen und über deren Schädigung zu irreparablen Sehstörungen führen.

Nichtmedikamentöse Behandlung

Vorbeugung

Schützen Sie Ihre Kinder vor Zugluft, Staub, reizenden Chemikalien und rauchen Sie nicht in der Wohnung, um nur einige Beispiele zu nennen. Leidet Ihr Kind unter einer allergischen Bindehautentzündung und/oder einem allergischen Schnupfen, sollten Sie es, so gut dies geht, von allen bekannten Allergenen fern halten. Dagegen ist es nahezu unmöglich, das Kind vor einer Ansteckung durch andere Kinder zu schützen.

Am besten ist es, einer Bindehautentzündung so gut wie möglich vorzubeugen.

Hygiene

Strenge Hygienemaßnahmen können einer wiederkehrenden Infektion vorbeugen. So sollten Waschlappen und Handtücher während der Behandlung einer infektiösen Konjunktivitis möglichst nur einmal benutzt und dann bei mindestens 60 °C, besser bei 95 °C gewaschen werden. Auch sollten Sie dafür sorgen, dass andere Familienmitglieder nicht das gleiche Handtuch benutzen oder sich auf andere Weise anstecken. Da ein Kind mit einer infektiösen Bindehautentzündung in kurzer Zeit den ganzen Kindergarten anstecken kann, sollten Sie Ihr Kind zu Hause lassen, bis die Konjunktivitis abgeklungen ist.

Spülen und Kühlen

Vor allem eine durch chemische Stoffe bedingte Bindehautentzündung kann durch regelmäßiges Spülen des Auges mit lauwarmem Wasser deutlich gebessert werden. In gewissem Maße kann dies auch bei allergischer und infektiöser Konjunktivitis hilfreich sein.
Starker Juckreiz verleitet das Kind immer wieder zum Reiben des Auges, wobei es – auch bei einer zunächst nur unspezifischen oder allergischen Bindehautentzündung – Bakterien ins Auge bringen und eine bakterielle Konjunktivitis auslösen kann. Hilfreich gegen den Juckreiz sind kalte Kompressen oder ein in kaltes Wasser getauchter Waschlappen.

Verklebungen mit Wasser lösen

Vor allem morgens kann das erkrankte Auge infolge der Sekretabsonderung so verklebt sein, dass Ihr Kind Mühe hat, die Augen zu öffnen. Verklebte Augen weichen Sie am besten vorsichtig mit lauwarmem Wasser auf. Dafür nehmen Sie einen in Wasser getränkten Wattebausch und lösen vorsichtig die verkrusteten Verklebungen.

Behandlung mit Medikamenten

Eine unspezifische Bindehautentzündung, für die es eine erklärbare Ursache gibt, heilt in der Regel in kürzester Zeit wieder ab, wenn der Auslöser gemieden wird. Schützen Sie Ihr Kind so gut wie möglich vor den auslösenden Faktoren. Eine Behandlung mit Augentropfen ist hierbei nur dann nötig, wenn das Kind stark leidet und wenn die Gefahr besteht, dass es durch ständiges Augenreiben auch noch Bakterien ins Auge bringt. Die dazu eingesetzten Augentropfen enthalten Sympathomimetika und lindern über eine Verengung der in der Bindehaut verlaufenden Blutgefäße die Symptome Rötung, Schwellung und Augentränen. Das hilft auch, wenn man für einen wichtigen Anlass keine unschönen Augen gebrauchen kann. Keinesfalls sollten solche Mittel länger als ein paar Tage angewandt werden.
Sympathomimetikahaltige Augentropfen können auch die Beschwerden einer allergischen Bindehautentzündung lindern. Allerdings sind hier die lokal vor einer Allergie schützenden Mittel (siehe Kapitel, Heuschnupfen, Seite 149) oder auch Antiallergika in Tablettenform (siehe Seite 140) sinnvoller, zumal sie der Ursache zumindest zum Teil entgegenwirken.
Für viral bedingte Bindehautentzündungen gibt es keine spezielle Therapie, aber sie heilen in der Regel nach kurzer Zeit gut aus. Daher sollten auch hier Sympathomime-

tika nur in besonderen Situationen eingesetzt werden. Sie lindern lediglich die Symptome, sind aber nicht ohne Nebenwirkungen.
Bakterielle Infektionen sollten hingegen mit antibiotikahaltigen Augentropfen oder Augensalben behandelt werden. Denn die Entzündung kann auf die Hornhaut übergreifen und sie schädigen.
Die durch Gonokokken und die durch Chlamydien ausgelöste Form der Neugeborenen-Konjunktivitis muss sowohl mit antibiotikahaltigen Augentropfen als auch mit Antibiotika in Tablettenform behandelt werden. Je nach Schwere wird die durch Chlamydien verursachte Bindehautentzündung auch bei älteren Kindern mit lokalwirksamen Antibiotika und eventuell auch mit Antibiotika in Tablettenform therapiert.
Eine durch Herpes-simplex-Viren verursachte Bindhautentzündung wird mit einer Augensalbe behandelt, die den Wirkstoff Aciclovir enthält. Er kann die Vermehrung dieser Viren hemmen. Da meist auch die Augenlider von dieser Infektion betroffen sind, wird die Salbe nicht nur in den Bindesack gegeben, sondern auch auf die Lider gestrichen.

Lokal am Auge eingesetzte Sympathomimetika

Einzelwirkstoffe

Wirkstoffe	Präparatebeispiele	Darreichungsformen
Xylometazolin	Otriven® Augentropfen (D)	Augentropfen
Tetryzolin	Berberil® N (D), Ophtalmin-N sine® (D), Visine (CH), Yxin (D)	Augentropfen
Naphazolin	Aconex (A), Albalon Liquifilm (CH), Proculin (D)	Augentropfen
Tramazolin	Biciron® (D)	Augentropfen

Kombinationen

Wirkstoffe	Präparatebeispiele	Darreichungsformen
Oxedrin, Hydrastinin	Dacrin (A, D)	Augentropfen

Die in den Augentropfen und -salben enthaltenen Sympathomimetika besetzen bestimmte Bindungsstellen in den Arterien der Bindehaut und bewirken, dass sie sich verengen. Daraufhin nimmt die Rötung des Auges ab, die Schwellung geht zurück und es wird weniger Sekret gebildet. Diese Mittel wirken also den wichtigsten Symptomen der Bindehautentzündung entgegen, haben aber auf deren Ursache keinen Einfluss.
Der mit dem Sympathomimetikum Oxedrin kombinierte Wirkstoff Hydrastinin soll ebenfalls die Gefäße im Auge verengen.

Anwendung

Von den Augentropfen werden ein- bis dreimal täglich je ein Tropfen in jedes Auge geträufelt. Je jünger das Kind ist, desto vorsichtiger muss man mit der Dosis sein. Kinder unter zwei Jahren sollten die Mittel nur in Ausnahmefällen nach genauer Dosierung durch den Arzt erhalten.

Wichtig ist, dass diese Mittel nur über kurze Zeit angewandt werden, da sie in gewissen Mengen ins Blut gelangen und dann auch an anderen Organen Nebenwirkungen verursachen können.

Außerdem muss die Dosis auf das entsprechende Alter abgestimmt sein.

Anwendung von Augentropfen und -salben

- Ein kleineres Kind legen Sie am besten so hin, dass sein Kopf in ihrem Schoß ruht. Dann können Sie die Augentropfen oder Augensalbe verabreichen.
- Legen Sie am besten einen Arm um den Kopf des Kindes, um zu vermeiden, dass es plötzlich seinen Kopf wegdreht und die Augentropfen dadurch ihr Ziel verfehlen.
- Träufeln Sie nun die Augentropfen vorsichtig direkt in den Bindesack des Auges oder, wenn Ihr Kind dies zulässt, ziehen Sie vor der Anwendung vorsichtig das untere Augenlid herunter. Die letztgenannte Vorgehensweise ist vor allem für das Einbringen einer Augensalbe hilfreich.
- Vor allem kleinere Kinder neigen dazu, nach der Anwendung erst einmal reflexartig die Augen zu schließen. Damit auf diese Weise die Tropfen oder die Salbe nicht wieder »herausgepresst« werden, halten Sie es möglichst dazu an, die Augen rasch wieder zu öffnen.

Unerwünschte Wirkungen

- In seltenen Fällen können Augentropfen und Augensalben allergische Reaktionen auslösen.
- Augenreizungen, insbesondere Brennen, treten dagegen relativ häufig nach der Anwendung auf, gehen aber meist rasch wieder vorüber. Auch kommen Augentrockenheit und in seltenen Fällen ein verschwommenes Sehen vor. Bei Kindern mit grünem Star können symphatomimetikahaltige Augenmittel einen Glaukomanfall auslösen.
- Besonders nach längerer Anwendung kommt es nach dem Absetzen der Mittel häufig zu einer erneuten Rötung der Augen. Das sollte aber keinesfalls dazu verleiten, die Augentropfen erneut anzuwenden.
- Da ein Teil der Wirkstoffe stets auch in den Körper aufgenommen wird, können Herzrhythmusstörungen, Herzrasen, aber auch Unruhe, Schwäche, Kopfschmerzen, Schlafstörungen und Zittern auftreten. Besonders Säuglinge und Kleinkinder reagieren häufig mit solchen Nebenwirkungen.

Gegenanzeigen und Wechselwirkungen

- Säuglinge und Kleinkinder sollten möglichst gar nicht bzw. nur in dringenden Fällen nach Anleitung des Arztes mit sympathomimetikahaltigen Augentropfen behandelt werden.
- Bei einer Allergie gegen den Wirkstoff oder andere Inhaltsstoffe darf das entsprechende Präparat nicht angewandt werden.
- Kinder mit einem grünen Star dürfen nicht mit sympathomimetikahalten Augentropfen behandelt werden.
- Da Augentropfen weiche Kontaktlinsen schädigen können, sollten während der Behandlung mit Augentropfen harte Kontaktlinsen oder besser eine Brille getragen werden.
- Bei schweren Herzerkrankungen sollten die Mittel nicht gegeben werden.
- Kinder die mit trizyklischen Antidepressiva behandelt werden, dürfen keine sympathomimetikahaltigen Augenmedikamente erhalten.

Bewertung

Augentropfen, die Sympathomimetika enthalten, dienen nur der Linderung von Symptomen; sie behandeln nicht die Ursache einer Bindehautentzündung. Sie sollten daher nur in Ausnahmefällen gegeben werden, wenn die Beschwerden wie Augentränen, Fremdkörpergefühl, Brennen oder Juckreiz das Kind stark beeinträchtigen oder dazu führen, dass es ständig am Auge reibt und dadurch eventuell Bakterien ins Auge bringt. Eine harmlose Reizung durch Rauch, Kälte, Hitze oder zu wenig Schlaf klingt ganz von allein wieder ab und ist in der Regel kein Anlass für eine medikamentöse Behandlung mit Sympathomimetika.
Besonders bei Säuglingen und Kleinkindern sollte man auf eine solche Behandlung verzichten, da bei ihnen gefährliche Nebenwirkungen häufiger auftreten können.
Auch ältere Kinder sollten diese Medikamente nur in besonderen Fällen und nicht länger als eine Woche anwenden.

Antibiotikahaltige Augentropfen

Präparate mit einem Wirkstoff

Wirkstoffe	Präparatebeispiele	Darreichungsformen
Gentamicin	Refobacin® (A, D), Garamycin® (CH), Gentamicin POS® (D), Gentamytrex® (D), Gent Ophtal® (D), Ophtagram® (CH), Terramycin® N (D)	Augentropfen, Augensalbe
Kanamycin	Kanamytrex® (D), Kanamycin-POS® (D), Kan-Ophtal® (D)	Augentropfen, Augensalbe
Fusidinsäure	Fucithalmic® (A, CH, D)	Augentropfen

Wirkstoffe	Präparatebeispiele	Darreichungsformen
Tobramycin	Tobramaxin® (D), Tobrex® (A, CH)	Augentropfen, Augensalbe
Chlortetracyclin	Aureomycin® (CH, D)	Augensalbe
Oxytetracyclin	Oxatetracyclin Augensalbe Jenapharm® (D)	Augensalbe
Ofloxacin	Floxal® (A, CH, D)	Augentropfen, Augensalbe
Norfloxacin	Chibroxin® (D), Chibroxol® (CH)	Augentropfen

Kombinationen verschiedener Antibiotika

Wirkstoffe	Präparatebeispiele	Darreichungsformen
Erythromycin, Colistin	Ecolicin® (D)	Augentropfen, Augensalbe
Neomycin, Bacitracin	Nebacetin Augensalbe® (D)	Augensalbe
Polymyxin B, Bacitracin, Neomycin	Polyspectran® (D)	Augentropfen, Augensalbe

Kombinationen von Antibiotika mit Steroiden

Wirkstoffe	Präparatebeispiele	Darreichungsformen
Gentamicin, Dexamethason	Dexa Gentamicin® (D), Dexamytrex® (D)	Augentropfen, Augensalbe
Gentamicin, Betamethason	Betagentam® (D)	Augentropfen, Augensalbe
Gentamicin, Fluorometholon	Cibaflam® (D)	Augentropfen, Augensalbe
Sulfacetamid, Prednisolon	Blephamide® (D), Blephamide® N Liquifilm (D)	Augentropfen, Augensalbe
Chloramphenicol, Prednisolon	Aquapred N® (D)	Augentropfen
Neomycin, Dexamethason	Dispadex® comp. (D)	Augentropfen
Oxytetracyclin, Prednisolon	Oxytetracyclin Prednisolon Jenapharm® (D)	Augensalbe
Neomycin, Polymyxin B, Dexamethason	Dexa-Polyspectran® (D), Isopto-Max® (D)	Augentropfen
Chloramphenicol, theolair, Dexamethyson	Spersadexolin® (D)	Augentropfen
Oxytetracyclin, Polymyxin B, Hydrocortison	Terracortril® (D)	Augentropfen, Augensalbe

Antibiotikahaltige Augentropfen töten die Krankheitserreger ab, die zu einer bakteriellen Bindehautentzündung geführt haben, sofern diese gegen den jeweiligen Stoff empfindlich sind. Der Zusatz von Glukokortikoiden soll die durch die Infektion verursachte Entzündung, die Beigabe eines Sympathomimetikums die Symptome schneller abklingen lassen.

Anwendung

Die Tropfen werden mehrmals täglich, bei einigen Mitteln bis zu halbstündlich, in den Bindehautsack geträufelt; von den Augensalben wird mehrmals täglich ein Salbenstrang ins Auge bzw. in den Bindehautsack gegeben.

- Von Kanamycin-Augentropfen sollen alle zwei bis drei Stunden je ein Tropfen, von Kanamycin-Augensalbe alle drei bis vier Stunden ein 1 cm langer Salbenstrang ins Auge gegeben werden.
- Von Gentamicin-Augentropfen werden vier- bis sechsmal täglich je ein Tropfen, von Gentamicin-Augensalbe zwei- bis dreimal täglich ein 0,5 bis 1 cm langer Salbenstrang in den Bindehautsack gegeben.
- Von den im Kindesalter ebenfalls häufig eingesetzten erythromycinhaltigen Augentropfen Ecolicin werden alle zwei bis drei Stunden ein bis zwei Tropfen in den Bindehautsack gegeben.

Besonders günstig ist es, tagsüber Augentropfen und nachts die entsprechende Augensalbe anzuwenden. Dadurch kommt es am Tage nicht zu Sehstörungen, wenn die Salbe sich auf die Hornhaut legt. Nachts entfaltet die länger im Auge verweilende Augensalbe eine dauerhaftere und damit sicherere Wirkung. Viele antibiotikahaltige Augentropfen und -salben werden daher als Kombipackung angeboten.

Ebenso wie bei der Antibiotikabehandlung z.B. einer Mittelohrentzündung mit Tabletten, ist es auch bei der lokalen Behandlung einer bakteriellen Konjunktivitis wichtig, dass die Mittel regelmäßig und ausreichend lange eingesetzt werden. Während die landläufigen Erreger nach einer einwöchigen Behandlung meist abgetötet sind, muss eine Infektion durch Chlamydien mehrere Wochen lang mit antibiotikahaltigen Augentropfen behandelt werden.

Unerwünschte Wirkungen

- Alle Wirkstoffe können allergische Reaktionen hervorrufen, was bei neomycinhaltigen Augentropfen und -salben besonders häufig vorkommt. Die Allergie betrifft meist nicht nur das eingesetzte Antibiotikum, sondern alle Substanzen der gleichen Stoffgruppe, die in diesem Fall dann ebenfalls nicht mehr eingesetzt werden dürfen.

- Durch die meisten lokal am Auge angewandten Präparate können Augenreizungen, insbesondere Brennen, ausgelöst werden. Sie sind jedoch meist nur von kurzer Dauer.
- Augensalben können durch den Film, den sie über die Hornhaut legen, zu Sehstörungen führen und sollten deshalb möglichst nur nachts angewandt werden.
- Außerdem können Augensalben das Abheilen von Hornhautveränderungen verzögern.
- Kortisonhaltige Präparate können eine unerkannte Infektion oder eine Verletzung des Auges verschleiern, da sie die Entzündung unterdrücken.
- Besonders bei längerer Behandlung mit kortisonhaltigen Präparaten kann sich ein grüner Star entwickeln. Selten kann es bei langfristiger Anwendung dieser Präparate auch zu einem grauen Star kommen.
- Bei längerer Anwendung und (zu) hoher Dosierung von kortisonhaltigen Augentropfen und -salben können, da der Wirkstoff zu einem gewissen Prozentsatz ins Blut gelangt, die gleichen Nebenwirkungen wie bei der Einnahme von Glukokortikoiden in Tablettenform auftreten (siehe Asthma, Seite 172f.).
- Norfloxacinhaltige Augenmittel können einen bitteren Geschmack hervorrufen.
- Chloramphenicolhaltige Augenmedikamente können in sehr seltenen Fällen zu Blutbildstörungen führen.

Gegenanzeigen und Wechselwirkungen

- Bei einer Allergie gegen einen Wirkstoff sollte dieser bzw. damit verwandte Wirkstoffe nicht angewandt werden. So sollte Kanamycin nicht bei einer Allergie gegen Gentamicin verabreicht werden und umgekehrt. Das Gleiche gilt für allergische Reaktionen auf einen in den Augentropfen oder Augensalben enthaltenen Hilfsstoff.
- Norfloxacinhaltige Augentropfen sollten bei Kindern mit Epilepsie oder anderen Formen von Krampfanfällen nur mit Vorsicht angewandt werden.
- Während der Behandlung mit Augentropfen, die Antibiotika und/oder Kortison enthalten, dürfen keine Kontaktlinsen getragen werden.
- Kortisonhaltige Augentropfen und -salben dürfen nicht bei Augenerkrankungen angewandt werden, die durch Viren, insbesondere durch Herpes-Viren, Pilze oder Tuberkelbakterien (Erreger der Tuberkulose), verursacht sind.
- Bei Verletzungen der Hornhaut oder Hornhautgeschwüren dürfen lokale Glukokortikoide ebenfalls nicht angewandt werden.
- Kinder mit grünem Star sollten nicht mit kortisonhaltigen Augentropfen oder -salben behandelt werden.

• Treten unter einer Behandlung mit kortisonhaltigen Augentropfen oder -salben schwere Nebenwirkungen auf, wie sie sonst nur unter einer Behandlung mit Tabletten beobachtet werden, muss das Mittel unbedingt sofort abgesetzt werden.
• Sympathomimetikahaltige Augenmittel sollten Kindern unter zwei Jahren möglichst nicht gegeben werden.
• Während der Behandlung mit antibiotikahaltigen Augentropfen und -salben sollten keine Kontaktlinsen getragen werden.
• Säuglinge und Kleinkinder dürfen nicht mit chloramphenicolhaltigen Augenmedikamenten behandelt werden.

Die Behandlung einer »einfachen« bakteriellen Bindehautentzündung mit lokal wirksamen Antibiotika ist nicht unumstritten, da die Entzündung einigen Untersuchungen zufolge auch von alleine wieder abklingen kann. Andererseits lindert die Antibiotikabehandlung rasch die Symptome, schützt vor Komplikationen, insbesondere vor einer die Sehfähigkeit bedrohenden Hornhautentzündung, und bewahrt andere Kinder vor Ansteckung.

Bewertung
Es sollten vor allem Antibiotika gewählt werden, die gut wirksam sind und für Kinder keine Gefahr darstellen (siehe Kasten unten). Sie sollten nur selten zu Allergien führen und möglichst nicht oder nur selten in Form von Tabletten eingesetzt werden. Wenn das Kind nämlich eine Allergie gegen ein Antibiotikum entwickelt, dann kann es dieses Mittel nie wieder in seinem Leben einnehmen. Dabei sollte man bedenken, dass das Antibiotikum wegen einer doch eher harmlosen Bindehautentzündung am Auge angewandt wurde, später aber unter Umständen bei einer bedrohlichen Infektion, wie einer Lungenentzündung, nicht wieder eingesetzt werden kann. Zur Gefahr kann dies werden, wenn die auslösenden Erreger gerade oder vielleicht ausschließlich gegenüber dieser Substanz empfindlich sind.
Empfohlen werden daher die nicht in Tablettenform eingesetzten äußerlich anwendbaren Antibiotika Kanamycin, Polimyxin B, Colistin, Bacitracin und Gramicidin. Sie werden häufig auch kombiniert angewandt. Zwar gehört auch Neomycin in diese Gruppe, doch ruft es häufig örtliche Reizungen und Allergien hervor, weshalb die anderen Stoffe bevorzugt werden sollten.
Bei der Chlamydien-Konjunktivitis im Kindesalter werden vor allem erythromycinhaltige Augentropfen und -salben über mehrere Wochen hinweg gegeben.
Die vielen Kombinationspräparate, die neben einem Antibiotikum auch Kortison und/oder ein Sympathomimetikum enthalten, mögen die Entzündung rascher zum Abklingen bringen. Bei Kindern sollten sie aber nur in besonderen Fällen und nur nach Anweisung des Arztes eingesetzt werden, da hier weitere Nebenwirkungen hinzu-

kommen können, die bei den meisten Formen von Bindehautentzündung nicht gerechtfertigt sind.

Für Kinder nicht geeignet

Augentropfen und -salben, die Sulfonamide enthalten, sollten vor allem bei Kindern nicht (mehr) eingesetzt werden, da sie in einem hohen Prozentsatz zu Allergien führen.

Das Antibiotikum Chloramphenicol kann, wenn es in Form von Tabletten eingenommen wird, nicht selten schwere Blutbildungsstörungen verursachen. Dieses Mittel, das in einigen Kombinationspräparaten enthalten ist, kann auch aus Augentropfen und -salben ins Blut gelangen und ebenfalls diese schwere Nebenwirkung auslösen. Kinder sollten daher möglichst keine chloramphenicolhaltigen Augentropfen oder Augensalben erhalten.

Tetracyclin-Tabletten dürfen erst ab dem zwölften Lebensjahr eingesetzt werden, weil sie bei jüngeren Kindern zu einer Verfärbung der Zähne führen können. Bei der großen Zahl der verfügbaren lokalen Antibiotika kann man zur Behandlung einer »einfachen« bakteriellen Konjunktivitis auch bei älteren Kindern zumeist auf tetracyclinhaltige Augenmittel verzichten.

Aufmerksamkeits-Defizit-Hyperaktivitäts-Störung (ADHS)

> *Hyperaktivität gehört aber nicht zwangsläufig zum Krankheitsbild. Wenn die Aufmerksamkeitsstörungen im Vordergrund stehen, sprechen die Ärzte auch von ADS oder Aufmerksamkeits-Defizit-Syndrom.*

Als Aufmerksamkeits-Defizit-Hyperaktivitäts-Störung (ADHS), auch bekannt unter dem Namen Hyperkinetisches Syndrom (HKS), bezeichnet man bestimmte Verhaltensauffälligkeiten bei Kindern. Diese äußern sich im Wesentlichen durch eine gestörte Konzentrationsfähigkeit verbunden mit einer hohen Ablenkbarkeit und einer geringen Selbstkontrolle. Hinzu kommen ein ausgeprägtes impulsives Verhalten sowie eine auffällige motorische Unruhe. Derzeit ist das ADHS die häufigste Entwicklungsstörung bei Kindern, wobei Jungen deutlich öfter betroffen sind als Mädchen.

Ursachen

Bislang sind die Ursachen für die ADHS-Störung nicht bekannt. Man vermutet eine Funktionsstörung im Neurotransmittersystem des Gehirns. Neurotransmitter sind körpereigene Botenstoffe, die Informationen von einer Nervenzelle zur anderen weitergeben. Die Störung wurde möglicherweise durch einen genetischen Defekt und/oder während der embryonalen Gehirnentwicklung verursacht. Dabei scheint offenbar der Bereich im Gehirn gestört zu sein, der die Aufmerksamkeit steuert und unerwünschte Reize herausfiltert. Nach wie vor werden nichtgenetische Faktoren diskutiert, wie etwa vorzeitige Geburt, Alkohol- und/oder Nikotinkonsum der Mutter während der Schwangerschaft. Als relativ unwahrscheinlich gelten dagegen Auslöser wie eine Nahrungsmittelallergie oder ein ungünstiges soziales Umfeld. Wobei vor allem letztgenannter Faktor die Verhaltensauffälligkeiten infolge einer bereits bestehenden ADHS-Störung offenbar verstärken kann.

Typische Beschwerden

Die klassische ADHS-Störung ist durch drei Verhaltensauffälligkeiten gekennzeichnet, wobei auch »Mischtypen« vorkommen.

Die **Aufmerksamkeitsstörung** äußert sich zum Beispiel durch starke Ablenkbarkeit, geringe Ausdauer, auffallende Langsamkeit beim Lösen von Aufgaben, schnelle Frustration, die Neigung zu Flüchtigkeitsfehlern, Vergesslichkeit, häufiges Verlieren von Gegenständen, scheinbar schlechtes Zuhören oder massive Organisationsprobleme. Generell besteht die Tendenz, Tätigkeiten nicht zu vollenden, Fehler zu leugnen und andere dafür verantwortlich zu machen.

Mangelnde Selbstkontrolle, Ungeduld, Unbeherrschtheit, häufige Temperamentsausbrüche bis hin zu einer ausgeprägten Aggressivität sowie die Neigung, andere zu unterbrechen und zu stören, sind typische Hinweise auf eine **Impulsivitätsstörung.** Den Kindern fällt es schwer, ein Mindestmaß an Disziplin aufzubringen, wie es etwa der Schulunterricht erfordert. Zugleich besteht bei den betroffenen Kindern fast immer ein erhöhtes Risiko, dass sie sich verletzen. Getrieben von einer unbezähmbaren Neugier, sind sie oft nicht in der Lage, potenzielle Gefahren realistisch einzuschätzen.

Charakteristische Anzeichen für eine **Hyperaktivität** sind eine andauernde motorische Unruhe wie zappeln oder auf dem Stuhl herumrutschen und ein permanenter Bewegungsdrang, ferner ein unharmonischer Bewegungsablauf, Schwierigkeiten, ein ruhiges Spiel zu Ende zu spielen, Getriebenheit und oft auch eine Beeinträchtigung der Feinmotorik und der allgemeinen Geschicklichkeit.

Oft sind die Kinder, die von einer ADHS-Störung betroffen sind, sehr intelligent. Als Folge der Konzentrationsschwäche und der Unfähigkeit, dem Schulunterricht aufmerksam zu folgen, entwickeln sie jedoch vielfach Lernschwierigkeiten, Sprech- oder Schreibstörungen, so dass auch die schulischen Leistungen darunter leiden.

Wann zum Arzt?

Zeigt Ihr Kind über längere Zeit eines oder mehrere der oben beschriebenen Symptome, sollten Sie mit ihm einen Arzt aufsuchen.

Mögliche Risiken und Folgeschäden

Bislang ist nicht eindeutig geklärt, ob eine optimale Betreuung im Kindesalter typische Folgeerscheinungen des ADHS, wie zum Beispiel Ängste, Depressionen oder ein gestörtes Selbstbewusstsein im Erwachsenenalter, tatsächlich vermindert. Gleichwohl liegt es nahe, davon auszugehen, dass eine unerkannte und unbehandelte ADHS-Symptomatik das Kind in seiner weiteren persönlichen Entwicklung stark beeinträchtigt. Allein das

Unverständnis und die häufig eher ablehnende Haltung seiner überforderten Umwelt dürfte für das betroffene Kind auf Dauer zusätzliches Konfliktpotenzial mit sich bringen. Es wird ihm schwer fallen, jene innere Sicherheit zu erlangen, die letztlich die Voraussetzung für eine selbstbestimmte und selbstbewusste Lebensführung ist.

Nichtmedikamentöse Behandlung

Kontakt zum Kindergarten und zur Schule pflegen

Andere Erziehungspersonen, wie Erzieher und Erzieherinnen im Kindergarten oder Lehrer und Lehrerinnen, sollten genau über die Gründe für die Verhaltensstörungen des Kindes informiert werden. Nur so können sie dem Kind genügend Verständnis und Geduld entgegenbringen.

TIPP: Der regelmäßige Kontakt zwischen Eltern und (Lehr-)Personal ist von entscheidender Bedeutung. Lassen Sie sich regelmäßig darüber informieren, wie sich Ihr Kind entwickelt. Suchen Sie das Gespräch, wenn Schwierigkeiten auftreten. Nur so können Sie Ihrem Kind all die leidvollen und für seine weitere Entwicklung ausgesprochen schädlichen Erfahrungen so weit wie möglich ersparen, die ihm fast zwangsläufig widerfahren, wenn es im Kindergarten oder in der Klassengemeinschaft in die Rolle des Störenfrieds oder Außenseiters gerät.

Unter Umständen kann es sinnvoll sein, das Kind in einer heilpädagogischen Tagesstätte unterzubringen. Allerdings gibt es in Deutschland bislang nur wenige solcher Einrichtungen. Auf jeden Fall sollten Sie sich beim städtischen Jugendamt erkundigen, ob es eine Tagesstätte in der Nähe gibt, die sich auf die praktische Arbeit mit ADHS-Kindern spezialisiert hat.

Entspannungstechniken

Entspannungsverfahren sind heute fester Bestandteil der therapeutischen Arbeit mit Kindern, die unter ADHS leiden. Gerade die sehr unruhigen Kinder erhalten so die Möglichkeit, von (körperlicher) Unruhe, Stress und »Überdrehtheit« auf Erholung umzuschalten. Besonders bewährt haben sich das autogene Training oder die progressive Muskelanspannung nach Jacobsen.

TIPP: Lernen Sie die Entspannungsübungen zusammen mit dem Kind. Dann können Sie sie regelmäßig zu Hause durchführen; am besten immer dann, wenn das Kind schon ein wenig müde ist, etwa nach dem Mittagessen oder vor dem Zubettgehen.

Reizüberflutung vermeiden

Was generell für den angemessenen Umgang mit Kindern gilt, ist für ein Kind mit ADHS-Symptomatik fast lebensnotwendig: ein Überangebot an Spielzeug, der übermäßige Konsum von Fernseh- und Videofilmen, ein überbordender Terminkalender, der dem Kind kaum mehr Freizeit erlaubt, aber auch ein von Hektik, Stress, Unruhe und Streit geprägter Familienalltag – diese und viele andere Faktoren können die ADHS-Symptome dramatisch verstärken. Dagegen sind ein klar strukturierter Alltag und ein stabiles emotionales Umfeld gerade für ein Kind, das praktisch permanent um innere Sicherheit, Ordnung und Halt ringt, ebenso von entscheidender Bedeutung wie fest eingeplante Ruhe- (und Tobe-)zeiten oder eine angemessene Regelung, wann und wie oft das Kind fernsehen darf.

Verhaltenstherapie und ergänzende Bewegungstherapien

Die Verhaltenstherapie bei Kindern, die unter ADHS leiden, umfasst eine Reihe unterschiedlicher Therapieansätze. Sie reichen von einer klassischen Einzel- oder Gruppenpsychotherapie bis hin zur ergomotorisch orientierten Verhaltenstherapie. Im weiteren Sinn gehört auch ein spezieller Förderunterricht dazu, der das Kind bei der Bewältigung der schulischen Anforderungen unterstützt. Eine Familientherapie kann sinnvoll sein, wenn das Kind mit einer besonders schwierigen familiären Situation konfrontiert ist.

Dabei streben Ärzte und Therapeuten an, vorher gemeinsam mit den Eltern festgelegte Behandlungsziele, z.B.Verminderung des Störverhaltens, verbesserte Konzentrationsfähigkeit, Verbesserung der Selbstständigkeit im Alltag oder bei den Hausaufgaben, zu verwirklichen. Dies wird bei Kindern mit einer ADHS-Störung am besten erreicht, wenn im Rahmen der Therapie klare Regeln vorgegeben, Grenzen gesetzt und die Änderungen von Verhaltensweisen in »kleinen Schritten« vollzogen werden. Spezielle Techniken, wie z.B. eine positive Verstärkung durch Belohnungssysteme, negative Konsequenzen wie Belohnungsentzug oder »Time out«, das ist die kurzzeitige räumliche Trennung vom unruhigen Kind, scheinen hierbei besonders erfolgreich zu sein.

Als sinnvolle Ergänzung zur psychotherapeutischen Behandlung bieten sich eine heilpädagogische Betreuung sowie Bewegungs- oder Sporttherapien an. Die Therapien zielen darauf ab, den unstillbaren Bewegungsdrang des Kindes in Leistungsbereitschaft umzuwandeln sowie Spannungen abzubauen, das Konzentrationsvermögen zu verbessern und sein Selbstbewusstsein durch (sportliche) Erfolgserlebnisse zu stärken. Wichtig ist auch, dass das Kind sein kreatives Potenzial, zum Beispiel im Rahmen einer Beschäftigungs- oder Spieltherapie, entdeckt und lernt, es gemäß seiner individuellen Neigungen und Fähigkeiten zu entfalten. Eine Ergotherapie empfiehlt sich, wenn das Kind in der Feinmotorik Auffälligkeiten zeigt, etwa wenn es ihm schwer fällt, den Stift richtig zu halten und leserlich zu schreiben.

Alle verhaltens- und bewegungstherapeutischen Ansätze können letztlich nur dann erfolgreich sein, wenn das jeweilige Behandlungsprogramm auf die individuelle Persönlichkeit des Kindes abgestimmt ist. So darf das Kind weder unter- noch überfordert werden; vor allem sollte es sich akzeptiert und gut aufgehoben fühlen.
Die Kinderpsychologen legen in der Regel großen Wert auf eine Mitarbeit der Eltern. Letztlich geht es immer auch darum, über eine Einbeziehung seiner unmittelbaren Umgebung das Verhalten des Kindes dauerhaft positiv zu verändern. Die Eltern können zum Beispiel ein spezielles Elterntraining besuchen, in dem sie angemessene Verhaltensweisen lernen, um mit ihrem unruhigen und meist auch »anstrengenden« Kind konstruktiv umzugehen.

Behandlung mit Medikamenten

Die medikamentöse Behandlung der Aufmerksamkeits-Defizit-Hyperaktivitäts-Störung ist grundsätzlich nur ein Faktor in einer therapeutischen Gesamtstrategie. Es gehören immer auch psychotherapeutische und weitere unterstützende Verfahren dazu. Hyperaktivität, Aufmerksamkeitsstörungen und aggressives Verhalten wurden in der Vergangenheit mit den unterschiedlichsten Medikamenten behandelt. Inzwischen gelten so genannte Psychostimulanzien auf der Basis des Amphetaminabkömmlings Methylphenidat und des mit Theophyllin verbundenen Amphetamins Fenetyllin als Mittel der Wahl zur Linderung der ADSH-Symptomatik. Ihre Wirkung setzt meist sehr rasch ein, und die Wirksamkeit beider Substanzen ist inzwischen ausreichend belegt. Inzwischen gehört vor allem das methylphenidathaltige Präparat Ritalin® zu den am häufigsten verordneten Medikamenten bei Kindern überhaupt. In Anbetracht dieser Tatsache mehren sich jedoch die kritischen Stimmen, die vor einem Missbrauch der medikamentösen Stimulanztherapie warnen.
In jüngster Vergangenheit hat eine Veröffentlichung über das Ergebnis von Tierversuchen für Aufsehen gesorgt. Danach sollen bei Ratten, denen über einen längeren Zeitraum Ritalin® gegeben wurde, Veränderungen im Nervensystem festgestellt worden sein, die auch bei Parkinson-Patienten beobachtet werden. Befürworter halten aber die Erfahrungen aus der 65-jährigen Praxis dagegen: Nach bisherigem Erkenntnisstand sei bislang bei keinem einzigen Patienten nach einer Methylphenidat-Therapie weder die Parkinson-Krankheit noch eine andere gravierende Gesundheitsstörung aufgetreten.
Fakt ist jedoch, dass aussagekräftige Langzeitstudien noch ausstehen. Man kann derzeit nicht zweifelsfrei ausschließen, dass die Einnahme von Ritalin® auch bei einer langfristigen Behandlung organische oder neurologische Folgeschäden nach sich ziehen könnte. Zu bedenken ist schließlich auch, dass die genaue Wirkweise des Medi-

kaments immer noch nicht bekannt ist. Was genau im Gehirn passiert, bleibt bis heute im Dunkeln. Dagegen gilt inzwischen als gesichert, dass im Gehirn auch dann noch Wirkspuren von Ritalin® zu finden sind, wenn sie im Körper längst nicht mehr nachweisbar sind.

Tatsächlich gibt es Fälle, in denen ein Kind mit ausgeprägter Symptomatik erst durch das Medikament in der Lage war, sich einer psychosozialen oder anderen Therapie zu unterziehen. Andererseits zeigt eine medikamentöse Behandlung bei manchen Kindern überhaupt keine Wirkung. Daher gehört es inzwischen zur allgemeinen Praxis, das Präparat zunächst probeweise für einen Monat zu verordnen, bevor eine längerfristige Einnahme in Frage kommt.

Vor diesem Hintergrund und im Hinblick auf die nicht geringen Nebenwirkungen ist eine sorgfältige Diagnosestellung von entscheidender Bedeutung. Erst wenn zweifelsfrei erwiesen ist, dass ein Kind unter ADHS und nicht unter einer anders begründeten Störung des Sozialverhaltens leidet, sollte eine medikamentöse Behandlung in Betracht gezogen werden.

Generell ist für das Wohlbefinden des Kindes sowie für das Erreichen der Behandlungsziele eine individuell angemessene Dosierung, bei der die Nebenwirkungen möglichst gering sind, Grundvoraussetzung.

Psychostimulanzien

Wirkstoffe	Präparatebeispiele	Darreichungsformen
Methylphenidat	Ritalin® (A, CH, D), Medikinet® (D)	Tabletten
Fenetyllin	Captagon® (D)	Filmtabletten

Methylphenidat ist ein Abkömmling der Amphetamine und unterliegt damit wie Fenetyllin, einer Verbindung aus Amphetamin und Theophyllin, dem Betäubungsmittelgesetz. Beide Wirkstoffe werden zu den so genannten Psychostimulanzien gezählt.

Der genaue Wirkmechanismus von Methylphenidat beim ADHS ist bislang nicht eindeutig geklärt. Fest steht, dass die Substanz auf das zentrale Nervensystem stimulierend wirkt. Es ruft im Gehirn eine vermehrte Freisetzung des Hormons Noradrenalin sowie der Nervenbotenstoffe Dopamin und Serotonin hervor. Man vermutet, dass der Wirkstoff daneben einige aktivierende Nerven im Gehirn hemmt. Vor allem bei Kindern stellt sich eine sedierende und beruhigende Wirkung ein; die typischen Symptome wie motorische Unruhe und impulsives Verhalten werden gemildert, das Konzentrationsvermögen wird gesteigert. Oft ist auch ein positiver Einfluss auf die Feinmotorik erkennbar, so schreibt zum Beispiel das Kind leserlicher als vorher.

Auf ähnliche Weise wirkt das aus Amphetamin und Theophyllin bestehende Fenetyllin. Es wird im Körper teilweise zu reinem Amphetamin abgebaut.

Anwendung

Methylphenidat

Das Präparat wird einschleichend dosiert: Zu Beginn der Therapie nimmt das Kind morgens eine halbe Tablette (= fünf mg). Die Tablette wird unzerkaut mit ausreichend Flüssigkeit eingenommen. Danach erfolgt eine wöchentliche Steigerung um fünf bis zehn mg pro Tagesdosis, bis maximal 60 mg pro Tag, die auf mehrere Einzeldosen verteilt werden.

TIPP: Um Einschlafstörungen zu vermeiden, sollten Sie die letzte Einzeldosis in der Mittagszeit, aber auf keinen Fall später als 16.00 Uhr verabreichen. Bei Behandlungsende wird das Mittel nicht abrupt abgesetzt, sondern die Dosierung wird allmählich reduziert (ausschleichende Dosierung).

Fenetyllin

Fenetyllin gilt als Reservemedikament. Es darf zur Behandlung des ADHS nur eingesetzt werden, wenn Methylphenidat nicht ausreichend wirksam ist. Kinder zwischen vier und zwölf Jahren erhalten am besten morgens und eventuell auch mittags eine halbe Tablette (= 25 mg). Die Tablette wird eine Stunde nach dem Frühstück bzw. dem Mittagessen unzerkaut mit ausreichend Flüssigkeit eingenommen. Kindern ab zwölf Jahren kann morgens eine ganze Tablette (= 50 mg) gegeben werden. Die Gesamtdosis von 100 mg pro Tag sollte nicht überschritten werden. Auch Fenetyllin sollte nicht nach 16 Uhr gegeben werden.

Unerwünschte Wirkungen

Vorausgesetzt, die Dosierung ist optimal auf die individuellen Besonderheiten und Bedürfnisse des Kindes abgestimmt, dann werden unerwünschte Wirkungen in der Regel als harmlos und meist vorübergehend angegeben. Allerdings kann man diese Aussage in Zweifel ziehen, wenn man die Liste der möglichen unerwünschten Wirkungen betrachtet und bedenkt, dass das Mittel über eine längere Zeit gegeben wird.

Eine Reduzierung der Dosis kann in Absprache mit dem Arzt angezeigt sein, wenn eine oder mehrere der genannten Begleiterscheinungen auftreten. Oft verschwinden die Nebenwirkungen durch diese Maßnahme; zumindest werden sie deutlich gelindert. Gelegentlich können schwerere Nebenwirkungen aber auch dazu zwingen, das Medikament ganz abzusetzen. Das darf jedoch nur in Absprache mit dem Arzt erfolgen, der dann gleichzeitig eine neue Behandlungsstrategie erarbeiten muss.

- Die häufigsten Nebenwirkungen sind Einschlafstörungen, Appetitlosigkeit und Gewichtsverlust sowie bei jüngeren Kindern eventuell ein verzögertes Wachstum.
- Des Weiteren kann es durch die Einnahme von Methylphenidat und Fenetyllin zu

Kopfschmerzen, Schwindel, Übelkeit, Herzklopfen und Herzjagen sowie zu erhöhtem Blutdruck kommen.

- Gelegentlich treten Weinerlichkeit, Ängstlichkeit und depressive Verstimmungen bzw. Stimmungsschwankungen auf.
- Seltener kommen Hautausschläge, Juckreiz sowie andere Hautveränderungen vor.
- Weitere eher selten auftretende unerwünschte Wirkungen sind Mundtrockenheit, Bauchschmerzen, Verstopfung oder Durchfall.
- In Einzelfällen sind psychotische Reaktionen, vor allem Halluzinationen oder Wahnvorstellungen vorgekommen. Ebenfalls kam es zur Auslösung von epileptischen Krampfanfällen, Bewegungsstörungen (Dyskinesien) vor allem im Gesichtsbereich, Unruhe, Übererregbarkeit, Aggressivität, Tics sowie eines Tourette-Syndroms. In diesen Fällen muss das Mittel sofort abgesetzt und ein Arzt aufgesucht werden.
- Bei längerfristiger Einnahme und vor allem bei einer abrupten Unterbrechung der Therapie sind so genannte Rebound-Phänomene beobachtet worden. Darunter versteht man eine Verstärkung der ASDH-Symptome nach Absetzen der Stimulanzien.
- Bei Langzeitbehandlungen mit hohen Dosen besteht generell die Gefahr der psychischen Abhängigkeit. Das Risiko erhöht sich vor allem dann, wenn zum ADHS-Syndrom eine Störung des Sozialverhaltens hinzukommt oder wenn im sozialen Umfeld bereits Suchtprobleme bestehen. Das betroffene Kind könnte (später) ein Drogenproblem entwickeln.

Eingeschränkte Reaktionsfähigkeit

Beide Wirkstoffe können die Aufmerksamkeit und Reaktionsfähigkeit herabsetzen. Kinder, die mit diesen Mitteln behandelt werden, sollten deshalb dazu angehalten werden, nicht mit dem Fahrrad oder einem Motorfahrzeug zu fahren. Ebenso sollten sie auf bestimmte Tätigkeiten (z.B. gefährliche Arbeiten an Maschinen), Sportarten und andere Freizeitaktivitäten verzichten, die eine schnelle Reaktion und eine hohe Aufmerksamkeit erfordern.

Gegenanzeigen und Wechselwirkungen

- Kinder unter vier Jahren dürfen wegen mangelnder Erfahrungen mit der jeweiligen Substanz kein Fenetyllin, Kinder unter sechs Jahren kein Methylphenidat einnehmen. Fenetyllin darf nur als Reservemittel eingesetzt werden, wenn andere Medikamente nicht ausreichend wirken.
- Methylphenidat und Fenetyllin dürfen nicht angewendet werden, wenn eine der folgenden Krankheiten besteht: Epilepsie oder eine andere Form der erhöhten Krampfbereitschaft, Magersucht, endogene Depressionen, Angsterkrankungen, Tics, Schizophrenie oder Drogenabhängigkeit.
- Die Wirkstoffe sollten nicht zum Einsatz kommen, wenn das Kind unter Bluthochdruck, schweren Herzrhythmusstörungen, Tachykardie (schneller Puls) oder einer Schilddrüsenüberfunktion leidet.

Alle Medikamente zur Behandlung eines ADHS dürfen nur im Rahmen einer therapeutischen Gesamtstrategie eingesetzt werden. Auf keinen Fall dürfen sie die einzige Behandlungsmaßnahme bilden.

- Bei grünem Star dürfen diese Psychostimulanzien nicht angewandt werden.
- Schließlich dürfen Methylphenidat und Fenetyllin nicht gleichzeitig mit so genannten trizyklischen Antidepressiva eingenommen werden, die zur Behandlung von Depressionen eingesetzt werden. Insbesondere Fenetyllin sollte außerdem nicht mit Neuroleptika (zur Behandlung von Psychosen), dem Schlafmittel Phenobarbital, gerrinungshemmenden Mitteln (Cumarinen) und Medikamenten kombiniert werden, welche das sympathische Nervensystem anregen.

Bewertung

Der Wirkstoff Methylphenidat hat sich bei Kindern mit ADHS zumindest in kürzeren Studien als wirksam erwiesen. Das Gleiche gilt für Fenetyllin, das nur dann zum Einsatz kommt, wenn mit Methylphenidat eine günstige Wirkung ausbleibt. Beide Medikamente sollten nur in einem therapeutischen Gesamtkonzept eingesetzt werden.

Psychosoziale und weitere unterstützende Therapien müssen die Wirkung der Medikamente ergänzen. Andererseits können diese Therapien oft erst mit Hilfe der Psychostimulanzien durchgeführt werden. Sofern die Diagnose zweifelsfrei ADHS lautet, kann eine Medikation mit diesen Präparaten eine wichtige Maßnahme sein, um die angestrebten Behandlungsziele zu erreichen.

Bedenken Sie, dass bislang keine gesicherten Erkenntnisse über die körperlichen und seelischen Auswirkungen einer langfristigen Anwendung vorliegen. Schon allein deshalb sollten heranwachsende Kinder keinesfalls einer Dauerbehandlung unterzogen werden. Eine mehrere Jahre lange Behandlung ohne Unterbrechung und ohne regelmäßige ärztliche Kontrolluntersuchungen alle drei bis sechs Monate ist nicht akzeptabel.

Die medikamentöse Therapie sollte zunächst auf drei bis sechs Monate begrenzt werden. Sofern danach nichts gegen eine Fortführung der Behandlung spricht, sollten die Medikamente in regelmäßigen Abständen für einige Wochen (über eine ausschleichende Dosierung!) ausgesetzt werden. So lässt sich immer wieder überprüfen, ob ihre Einnahme noch notwendig ist. Außerdem kann das Kind während der Pause einen möglichen Gewichtsverlust wieder ausgleichen. Nicht zuletzt wird so die eventuell bestehende Gefahr einer psychischen Abhängigkeit rechtzeitig erkannt.

Kommt es jedoch unter der Behandlung mit Psychostimulanzien zu einer oder mehreren der genannten und zum Teil bedenklichen Nebenwirkungen, sollte das Mittel auf jeden Fall abgesetzt werden, wenn diese Nebenwirkungen auch nach Erniedrigung der Dosis nicht weitgehend verschwunden sind.

Klassische Kinderkrankheiten (Viruserkrankungen)

Unter »Kinderkrankheiten« verstehen Ärzte typische Infektionskrankheiten im Kindesalter, die meist sehr ansteckend sind und in den meisten Fällen durch Viren verursacht werden. Von diesen Infektionen sind Kinder vor allem deshalb häufiger betroffen als Erwachsene, weil sie gegen diese Krankheiten noch keinen Immunschutz besitzen. Hat ein Kind einmal eine klassische Kinderkrankheit durchgemacht, dann hinterlässt diese Infektion in der Regel einen bleibenden Schutz vor einer erneuten Erkrankung.
Zu den häufigsten viral bedingten Kinderkrankheiten gehören Masern, Röteln, Ringelröteln, Windpocken, Mumps (»Ziegenpeter«) und das Dreitagefieber. Allen gemeinsam ist, dass sie – bis auf Mumps – mit einem mehr oder weniger ausgeprägten charakteristischen Hautausschlag einhergehen und daher normalerweise gut diagnostiziert werden können.

Ursachen

Wie schon erwähnt, werden die oben genannten Krankheiten alle durch Viren ausgelöst. Dabei erfolgt die Übertragung der Krankheitserreger durch Tröpfcheninfektion bzw. durch unmittelbaren Körperkontakt.

Typische Beschwerden

• **Masern** verläuft in zwei Stadien. Das Vorläuferstadium oder Prodromalstadium setzt nach einer Inkubationszeit von 9 bis 14 Tagen ein und äußert sich mit mäßig hohem Fieber, Halsschmerzen, Kopfschmerzen, Abgeschlagenheit und eventuell auch mit Bauchschmerzen. Häufig treten auch Schnupfen und ein trockener, bellender Husten auf. Diese Beschwerden lassen zunächst eher an einen grippalen Infekt denken. Eine extreme Lichtempfindlichkeit, die durch eine Bindehautentzündung des Auges verursacht wird, kann der erste Hinweis auf Masern sein. Viele Kinder haben zudem ein aufgedunsenes Gesicht.

Am zweiten oder dritten Tag kommt es zu charakteristischen Veränderungen an der Mundschleimhaut. So treten auf der Innenseite der Wangen kleine, nicht schmerzende graue oder weiße Flecken auf, die so genannten Koplik-Flecken, die von einem geröteten Hof umgeben sind. Meist sind kurze Zeit später auch Mund- und Rachenraum auffallend gerötet. Oft steigt das Fieber in dieser Krankheitsphase an, um dann am vierten oder fünften Tag zunächst auf normale oder leicht erhöhte Körpertemperatur abzufallen.
Der zweite steile Fieberanstieg kennzeichnet das so genannte Exanthemstadium mit dem typischen, eventuell leicht juckenden Masernausschlag. Er beginnt meist auf beiden Seiten des Halses bzw. hinter den Ohren und breitet sich allmählich über den ganzen Körper bis hin zu den Füßen aus. Der Ausschlag beginnt mit schwach roten Flecken, die später dunkler und eventuell erhaben sind. Oft gehen die erhabenen Flecken ineinander über, so dass großflächig geschwollene Hautbereiche entstehen. Manchmal bilden sich auch kleine, mit Flüssigkeit gefüllte Bläschen.
Nach drei bis vier Tagen klingt der Ausschlag ab. Dabei schält sich die Haut meist in kleinen, kleieförmigen Stücken ab und das Fieber sinkt wieder. Wenn sich die Entfieberung verzögert, oder es zu einem erneuten Fieberanstieg kommt, kann man mit ziemlicher Sicherheit davon ausgehen, dass Komplikationen aufgetreten sind (siehe unten). Auch wenn die Erkrankung komplikationslos abheilt, sollte man dem Kind auf jeden Fall noch eine Zeit der Erholung von etwa zwei Wochen zubilligen.
Nach dem Infektionsschutzgesetz, das in Deutschland am 1. Januar 2001 in Kraft getreten ist, fällt eine Masernerkrankung unter die meldepflichtigen Infektionserkrankungen.

- **Röteln** sind vor allem durch einen charakteristischen Hautausschlag gekennzeichnet, der nach einer Inkubationszeit von zwei bis drei Wochen auftritt. Ansteckungsgefahr besteht etwa vier Tage vor Erscheinen des Hautausschlags bis etwa zwei Wochen danach.

Zunächst kommt es meist zu einem leichten Schnupfen, Kopfschmerzen und mäßigem Fieber, mitunter schwellen die Lymphknoten im Nacken, im Hals bzw. hinter den Ohren schmerzhaft an. Ein bis zwei Tage später beginnt im Gesicht und hinter den Ohren der Hautausschlag und breitet sich dann sehr rasch über Arme, Beine und den ganzen Körper aus. Meist handelt es sich um kleine, blasse rosarote Flecken, die manchmal von einem Hof umgeben sind. Sofern keine Komplikationen auftreten, bilden sich die Symptome nach ein paar Tagen wieder zurück.

- **Ringelröteln** (Erythema infectiosum) gehören zu den meist harmlosen Kinderkrankheiten, die besonders Kindergarten- und Schulkinder betrifft. Weil das Allgemeinbefinden nur gering beeinträchtigt ist, erkennen Eltern die Erkrankung ihres Kindes oft erst dann, wenn nach einer Inkubationszeit von sechs bis 14 Tagen plötzlich ein schmet-

terlingsförmiger, mitunter juckender Hautausschlag auftritt, der im Gesicht, vor allem auf den Wangen beginnt, und im weiteren Verlauf in girlandenförmige Rötungen übergeht.
Nur selten gehen dem Hautausschlag Beschwerden wie ein leichter Husten, Schnupfen, Brechreiz und/oder Muskelschmerzen sowie mäßig erhöhtes Fieber voraus. Nach einem Tag breitet sich das Exanthem vom Gesicht auf die Streckseite von Armen und Beinen bis hin zum Gesäß aus. Oft verschwinden die Ringelröteln nach etwa acht Tagen wieder. In manchen Fällen können die ring- bzw. girlandenförmigen Figuren bis zu sieben Wochen bestehen bleiben, wobei der Ausschlag durch Sonnenlicht und hohe Temperaturen provoziert werden kann. In diesem Stadium ist die Erkrankung nicht mehr ansteckend.

- **Windpocken** oder Varizellen entstehen durch eine Erstinfektion mit so genannten Varizellen-Zoster-Viren aus der Gruppe der Herpesviren. Besonders häufig sind Kinder zwischen dem dritten und zehnten Lebensjahr betroffen, doch kann eine Windpockeninfektion auch im späteren Alter auftreten.

Windpocken gehören zu den sehr ansteckenden »fliegenden« Infektionen, das heißt, die Krankheit kann nicht nur durch Tröpfcheninfektion, sondern auch durch Luftschächte, offene Fenster und Türen bis zu einer Entfernung von zehn Metern übertragen werden. Da die Krankheitserreger in der Luft nach etwa zehn Minuten nicht mehr infektiös sind, ist eine Infektion über die Kleidung, Spielzeug oder Bettwäsche dagegen nicht zu befürchten.
Die Inkubationszeit beträgt zwischen zwei und drei Wochen. Oft beginnt die Erkrankung mit Glieder- und Kopfschmerzen sowie mäßig erhöhtem Fieber. Kurz darauf kommt es bereits zum charakteristischen Hautausschlag mit roten Flecken, auf denen sich streichholzkopfgroße, mit Flüssigkeit gefüllte und von einem roten Saum umgebene Bläschen (Varizellenbläschen) bilden. Bei sanftem Druck platzen die Varizellenbläschen und die hochinfektiöse Flüssigkeit tritt aus. Nach einem bis drei Tagen verkrusten die Bläschen allmählich und die Krusten fallen nach etwa weiteren sieben Tagen von selbst ab.
Da der Ausschlag schubweise auftritt, bestehen verschiedene Ausschlagsformen (Flecken, Bläschen, Krusten) zur gleichen Zeit (Sternenhimmel). In der Regel sind der Rumpf, das Gesicht und der behaarte Kopf von dem Hautausschlag betroffen; Arme und Beine sind meist weniger in Mitleidenschaft gezogen. Sind auch Rachen- und/oder Genitalschleimhaut oder die Bindehaut des Auges befallen, besteht ein schweres Krankheitsgefühl.
Eine besonders unangenehme Begleiterscheinung des Hautausschlags ist der zum Teil sehr heftige Juckreiz. Abgesehen davon, dass aufgekratzte Bläschen oder Krusten Nar-

ben hinterlassen können, ist die Gefahr sehr groß, dass es zu einer zusätzlichen bakteriellen Infektion kommt. Deshalb müssen oft medikamentöse Maßnahmen ergriffen werden, um den quälenden Juckreiz zu stillen.

Wann zum Arzt?

Grundsätzlich sollte jede Form von Hautausschlag ärztlich untersucht werden. Ebenso machen zunächst unspezifische Allgemeinsymptome einen Arztbesuch erforderlich, insbesondere wenn Säuglinge oder Kleinkinder betroffen sind. Wenn während der Erkrankungen neue Symptome auftreten, oder Sie den Verdacht haben, dass sich eine Komplikation entwickelt, dann sollten Sie Ihr Kind unbedingt erneut untersuchen lassen.

Mögliche Risiken und Folgeschäden

• Bei Masern sind schwere Komplikationen relativ häufig. Die Weltgesundheitsorganisation (WHO) hat es sich deshalb zum Ziel gesetzt, mit der Schutzimpfung die Masern weltweit auszurotten.
Zu den häufigsten Komplikationen gehören eine Lungenentzündung (siehe Seite 99), eine Mittelohrentzündung (siehe Seite 88) sowie eine Entzündung des Gehirns (Masernenzephalitis). Letztere ist eine besonders schwere Folgeerscheinung, die etwa ein bis zwei Wochen nach Beginn des Hautausschlags auftritt. Schließlich kann fünf bis 15 Jahre nach der Erkrankung die so genannte Spätenzephalitis (subakute sklerosierende Panenzephalitis) auftreten, die meist innerhalb weniger Jahre zum Tod führt.
• Bei Röteln sind Komplikationen wie etwa eine Gehirn- oder Gelenkentzündung sehr selten. Besonders gefürchtet ist die so genannte Rötelnembryopathie. Bei ihr geht die Infektion einer Schwangeren, die nicht gegen Röteln immun ist, auf den Embryo über und ruft schwere Fehlbildungen, zum Beispiel Herzfehler, Augen- oder Ohrfehlbildungen, die zu Erblindung bzw. Taubheit führen, hervor. Besonders groß ist diese Gefahr, wenn es zu einer Ansteckung in den ersten drei Schwangerschaftsmonaten kommt.
• Ringelröteln rufen bei sonst gesunden Kindern nur sehr selten Komplikationen hervor. Bei Kindern mit einer chronisch-hämolytischen Anämie, das ist eine Blutarmut infolge einer Zerstörung von roten Blutkörperchen, kann es zum völligen Erliegen der Blutbildung kommen. Bei Kindern mit Immundefekten, akuter lymphatischer Leukämie oder HIV-Infektion können Ringelröteln eine chronische Blutarmut verursachen. Allerdings können auch Ringelröteln für ein ungeborenes Kind eine große Gefahr sein,

da es zum so genannten Hydrops fetalis kommen kann, der durch abnorme Flüssigkeitsansammlungen in Körperhöhlen und Körpergeweben gekennzeichnet ist. Außerdem kann eine Infektion einen Spontanabort bzw. eine Todgeburt auslösen.

- Auch bei einer Windpockeninfektion sind bei an sich gesunden Kindern Komplikationen sehr selten. Mitunter kommt es zu so genannten Sekundärinfektionen der Varizellenbläschen mit Eitererregern. Sehr selten entwickeln sich zusätzlich eine Lungenentzündung, eine Mittelohrentzündung, im Extremfall auch eine Hirnhaut-, Nieren- oder Herzentzündung.

Kinder, die lange mit Kortison oder anderen Medikamenten behandelt werden, welche die Abwehrfunktionen unterdrücken, sollten besonders sorgfältig vor einer Windpockeninfektion geschützt werden, da bei ihnen die Erkrankung einen schweren Verlauf nehmen kann. Auch Schwangere sollten vor allem vor der 21. Schwangerschaftswoche, den Kontakt mit Kindern, die an Windpocken erkrankt sind, meiden. Unter Umständen kann es zu Fehlbildungen des Ungeborenen kommen.

Auch wenn eine überstandene Windpockeninfektion im Prinzip eine lebenslange Immunität hinterlässt, werden die Varizella-Zoster-Viren vom Immunsystem nicht endgültig vernichtet, sondern sie verbleiben in den Nervenendigungen. Deshalb kann es durch eine Reaktivierung der Krankheitserreger zu einer Zweiterkrankung kommen, die sich dann in Form der sehr schmerzhaften Gürtelrose (Zoster) äußert.

Mumps

Bei Mumps («Ziegenpeter«, Parotitis epidemica) handelt es sich um eine Infektionskrankheit der Ohrspeicheldrüsen, die durch das Mumpsvirus hervorgerufen wird. Meist tritt die Erkrankung zwischen dem vierten und neunten Lebensjahr auf. Von der Infektion bis zum Krankheitsausbruch dauert es durchschnittlich 17 bis 21 Tage.

Typische Beschwerden

Die Krankheit beginnt gewöhnlich mit einem allgemeinem Krankheitsgefühl, Kopfschmerzen und mäßig hohem Fieber. Innerhalb eines Tages treten plötzlich auf einer Seite rund um das Ohrläppchen Schmerzen auf, wobei Kauen, Schlucken und Sprechen die Schmerzen verstärken. In den folgenden Stunden schwillt die betroffene Ohrspeicheldrüse mitunter beträchtlich an, so dass es zu einer typischen »Hamsterbacke« mit einer Anhebung des Ohrläppchens kommt.

Im weiteren Verlauf ist oft auch die Ohrspeicheldrüse der anderen Seite betroffen. Gleichzeitig sind häufig auch die Drüsen unter dem Kiefer tastbar vergrößert. Zudem kommt es nicht selten zu einer Mundschleimhautentzündung, wobei die Mündungsstelle des Ausführungsganges der Ohrspeicheldrüse hervortritt.
Gewöhnlich klingt die Erkrankung nach etwa sieben Tagen von selbst wieder ab. Allerdings sollte das Kind nach Abschwellen der Drüsen mindestens noch weitere sieben Tage zu Hause bleiben, da es die Krankheit immer noch auf andere übertragen kann.
Mitunter können sich Komplikationen entwickeln, so z.B. bei Jungen eine Entzündung der Hoden, die zu Unfruchtbarkeit führen kann, oder eine Entzündung der Hirnhäute (Mumpsmeningitis) bzw. eine Entzündung von Hirnhäuten und Gehirn (Mumpsmeningoenzephalitis). Ebenso kann eine Schädigung der Hörnerven auftreten, die zu dauerhafter Schwerhörigkeit bis hin zum Verlust des Hörvermögens führt. Häufig besteht auch eine Bauchspeicheldrüsenentzündung, die mit Übelkeit, Bauchschmerzen und fettigen Stühlen einhergeht.

Behandlung

Eine medikamentöse Bekämpfung der Viren ist nicht möglich, jedoch können verschiedene Maßnahmen helfen, die Symptome zu lindern. Dazu gehören z.B. das Kühlen der Ohrspeicheldrüsen mit Eisbeuteln sowie die Gabe von Paracetamol (siehe Seite 27) zur Senkung des Fiebers und zur Linderung der Schmerzen. Da vor allem das Kauen sehr schmerzhaft sein kann, geben Sie Ihrem Kind am besten flüssige oder breiige Speisen zu essen. Achten Sie generell darauf, dass Ihr Kind viel trinkt (vermeiden Sie dabei jedoch saure Getränke!).
Ab dem zwölften Lebensmonat kann eine Schutzimpfung gegen Mumps (Kombinationsimpfung) durchgeführt werden.

Dreitagefieber (Exanthema subitum)

Das Dreitagefieber tritt vor allem bei Kindern auf, die älter als sechs Monate, aber nicht älter als drei Jahre sind.

Ursachen und typische Beschwerden

Beim Dreitagefieber (Exanthema subitum) handelt es sich um eine harmlose Viruserkrankung, die durch plötzlich einsetzendes hohes Fieber (bis 40,5 °C) gekennzeichnet ist und etwa drei bis vier Tage andauert. Dann normalisiert sich die Körpertemperatur innerhalb weniger Stunden wieder, und es kommt auf der Brust, dem Bauch und/oder dem Rücken zu einem typischen rosafarbenen, meist kaum bzw. nicht juckenden Hautausschlag, dessen Flecken von einem weißlichen Ring umgeben sind. Auch dieser Ausschlag vergeht nach einem bis drei Tagen wieder. Nach insgesamt fünf bis sieben Tagen heilt die Erkrankung ohne Folgeschäden aus, einzige mögliche Komplikation können Fieberkrämpfe sein, von der jedoch hauptsächlich Kinder betroffen sind, die eine Neigung dazu haben (siehe auch Fieber, Seite 24).

Behandlung
Auch hier beschränkt sich die medikamentöse Behandlung auf eine rein symptomatische Therapie mit Paracetamol zur Fiebersenkung. Außerdem ist es wichtig, dass das Kind ausreichend Flüssigkeit zu sich nimmt.

Nichtmedikamentöse Behandlung

Um eine Ansteckung zu vermeiden, sollten die erkrankten Kinder von ihrer Umgebung isoliert werden. Viel Ruhe, wenn nötig auch Bettruhe, eine gesteigerte Flüssigkeitszufuhr und essen nur dann, wenn das Kind Appetit verspürt, sind bei allen genannten Kinderkrankheiten wichtige Maßnahmen.
Kinder, die während einer Masernerkrankung lichtempfindlich sind, sollten sich in abgedunkelten Räumen aufhalten. Wichtig ist auch, eine direkte Lichteinwirkung zu vermeiden.

Tipps bei Windpocken

- In Kamillentee getränkte Tücher können leichteren Juckreiz lindern.
- Ist auch die Mundschleimhaut von Bläschen befallen, sollten Sie Ihrem Kind flüssig-breiige und säurearme Kost anbieten.
- Schneiden Sie Ihrem Kind die Fingernägel möglichst kurz und halten Sie das Kind zu häufigem Händewaschen an, damit das Risiko, dass sich durch das Aufkratzen der Varizellenbläschen eine bakerielle Sekundärinfektion entwickelt, möglichst minimiert wird.
- Ziehen Sie Ihrem Kind luftige Kleidung an, da enge Kleidung den Juckreiz verstärken kann.
- Baden Sie Ihr Kind erst wieder, wenn die Bläschen verkrustet sind, da sie sich sonst leicht entzünden können.

Behandlung mit Medikamenten

Die medikamentöse Behandlung kann bei allen genannten Viruserkrankungen nur symptomatisch erfolgen. Zur Fiebersenkung und Schmerzlinderung (siehe Fieber, Seite 27) kann Paracetamol, eventuell auch Ibuprofen, eingesetzt werden.

Kommt es im Rahmen der Rötelerkrankung zu einer ausgeprägten Gelenkentzündung, kann – allerdings nur nach ärztlicher Absprache – eventuell die Gabe von entzündungshemmenden Medikamenten notwendig sein (siehe Fieber, Seite 19).
Wenn eine bakterielle Sekundärinfektion aufgetreten ist, wird meist eine Behandlung mit Antibiotika erforderlich.
Zur Linderung des Juckreizes insbesondere bei Windpocken stehen eine Reihe juckreizlindernder Präparate zum Auftragen auf die betroffenen Hautstellen zur Verfügung. In schweren Fällen kann auch die kurzzeitige innerliche Einnahme von Antihistaminika (z.B. Dimetinden, siehe Heuschnupfen, Seite 143) angezeigt sein. Bei einem starken Bläschenbefall der Mundschleimhaut kann unter Umständen ein lokal wirksames Anästhetikum sinnvoll sein.

Lokal wirksame juckreizstillende Mittel

Wirkstoffe	Präparatebeispiele	Darreichungsformen
Isoprenalin, Salicylsäure	Ingelan® Pulver (D)	Pulver
Polidokanol	Anaesthesulf® Lotion (D)	Lotion
Gerbstoffe (synthetisch)	Tannosynt® (A, D), Tannolact® (D), Delagil® (D)	Puder, Gel, Lotion, Creme, Badezusatz

Die genannten Wirkstoffe wirken auf unterschiedliche Weise juckreizstillend. Die Gerbstoffe scheinen darüber hinaus den Säureschutzmantel der Haut zu stabilisieren. Bei dem Kombinationspräparat Ingelan® wird vor allem die leicht entzündungshemmende Wirkung der Salicylsäure genutzt. Ansonsten wird Salicylsäure hauptsächlich zur Auflösung stark verhornter Veränderungen (z.B. Hühneraugen) eingesetzt. Polidokanol hat nicht nur juckreizstillende, sondern auch leicht schmerzbetäubende Eigenschaften.

Anwendung

Puder, Lotion, Creme und Gel werden jeweils nach Angaben auf der Packungsbeilage ein- bis mehrmals täglich dünn auf die betroffenen Hautstellen aufgetragen.
Gerbstoffe können auch als Badezusatz (z.B. Tannosynt® flüssig) in einer Verdünnung von 1: 5.000 angewandt werden. In gleicher Verdünnung kann man das Präperat zu Waschungen und Umschlägen nutzen.

Unerwünschte Wirkungen

Alle genannten Wirkstoffe sind im Allgemeinen gut verträglich und verursachen nur gelegentlich Hautreizungen.

• Bei der Anwendung von Isoprenalin ist relativ häufig mit allergischen Hautreaktionen, der so genannten Ingelan-Dermatitis, zu rechnen. Generell ist der Einsatz von isoprenalinhaltigem Pulver auf sehr große nässende Hautflächen zu vermeiden, weil es zu Herzklopfen kommen kann.
• Auch Polidokanol kann gelegentlich eine allergische Hautreaktion, sehr selten auch allergische Allgemeinreaktionen hervorrufen.
• Sehr selten kann es unter der Behandlung mit salicylsäurehaltigen Arzneimitteln zu einer Kontaktallergie kommen.

Gegenanzeigen und Wechselwirkungen
• Die Präparate dürfen nicht angewendet werden, wenn eine Allergie gegen den Wirkstoff oder einen anderen Inhaltsstoff bekannt ist.
• Synthetische Gerbstoffe dürfen auf keinen Fall in offene Wunden gelangen. Ebenso wenig dürfen Gerbstoffe mit dem Auge in Berührung kommen, weshalb keine Anwendung am Auge erfolgen darf.
• In Form von Puder sollten die Präperate nicht auf nässende Hautflächen aufgetragen werden.
• Salicylsäurehaltige Präparate sollten grundsätzlich nur kurzzeitig eingesetzt werden. Dies gilt insbesondere für die Anwendung bei Säuglingen und Kleinkindern sowie für Kinder, die unter einer Niereninsuffzienz leiden.

Bewertung
Bei einigen Wirkstoffen steht dem zweifelhaften Nutzen das Risiko von Hautunverträglichkeiten und sogar von allergischen Reaktionen gegenüber. Dies gilt vor allem für den Wirkstoff Isoprenalin, der immerhin seit langem gegen den Juckreiz bei Windpocken eingesetzt wird. Demgegenüber scheint die Gefahr einer allergischen Reaktion auf Gerbstoffe, die beliebte Hausmittel sind, äußerst gering zu sein; allerdings ist auch ihre Wirksamkeit bislang nicht ausreichend belegt.
Auch bei Polidokanol ist schon vorgekommen, dass die Substanz sensibilisierend wirkte. Andererseits kann es einen Versuch wert sein, Polidokanol einzusetzen, da dem Wirkstoff eine leicht schmerzbetäubende Wirkung zugesprochen wird.

Impfen: Ja oder nein?

Da in Deutschland keine Impfpflicht besteht, liegt es letztlich allein in der Verantwortung der Eltern zu entscheiden, ob und welche Schutzimpfung für ihr Kind in Frage kommt. In den letzten Jahren ist hierzulande eine Diskussion über Nutzen und Risiken von Impfungen bei Kindern entbrannt.

Heute werden immer weniger Kinder geimpft. Grund hierfür ist die Sorge, das Kind könnte durch die Impfungen so genannte Impfschäden erleiden; hinzu kommt die unbegründete Annahme, eine einmal durchgestandene Kinderkrankheit stärke das kindliche Immunsystem, wodurch der Organismus Krankheiten generell besser bekämpfen könne. Das hat dazu geführt, dass viele Kinder keinen ausreichenden Immunschutz vor schweren Krankheiten und deren mitunter sogar tödlich verlaufenden Folgeerscheinungen haben.

Impfbefürworter, allen voran die Ständige Impfkommission (STIKO) des Bundesministeriums für Gesundheit und die Weltgesundheitsorganisation (WHO), weisen regelmäßig in Bulletins darauf hin, dass Impfungen nach wie vor zu den wirksamsten präventiven Maßnahmen der Medizin zählen, zu denen es tatsächlich bis heute keine »sichere« Alternative gibt.

Um nur ein Beispiel zu nennen: Jährlich sterben nach Schätzungen der WHO weltweit rund eine Million Menschen an den Folgeerscheinungen einer Masernerkrankung. Selbst wenn ein tödlicher Verlauf vermieden werden kann, so ist die Gefahr groß, dass es zu einer Erblindung infolge einer nachfolgenden Hornhaut- oder Netzhautentzündung kommt oder dass eine Masernenzephalitis irreparable Gehirnschäden nach sich zieht. Angesichts der relativ hohen Wahrscheinlichkeit, dass es zu bleibenden Gesundheitsschäden infolge einer Masernerkrankung kommen kann, hat die WHO eine weltweite Kampagne gestartet. Sie möchte erreichen, dass die Gefahr, an Masern zu erkranken, durch Impfungen dauerhaft beseitigt wird.

Demgegenüber ist das Risiko, durch eine Schutzimpfung einen Impfschaden zu erleiden, vergleichsweise gering. Dabei gilt es zu unterscheiden zwischen

- einer harmlosen, vorübergehenden Impfreaktion, zum Beispiel einen kurzzeitigen Temperaturanstieg oder eine Überempfindlichkeitsreaktion im Bereich der Injektionsstelle,
- einer Impfkomplikation, zum Beispiel eine Lymphknotenentzündung infolge einer Impfung gegen Tuberkulose. Eine Impfkomplikation ist meist therapiebedürftig, heilt jedoch in der Regel folgenlos aus, und
- einem Impfschaden, der zu einer schweren Erkrankung mit meist bleibenden Gesundheitsschäden führt. Derzeit wird geschätzt, dass es pro 100.000 Impfungen zu einem Impfschaden kommt, wobei hier auch die geringfügigen Zwischenfälle, die keine bleibenden Gesundheitsschäden nach sich ziehen, berücksichtigt sind.

Natürlich gibt es keine Garantie, dass ein Impfstoff individuell gut vertragen wird. Aber immerhin werden Qualität und Wirksamkeit der Impfstoffe von der Herstellung bis hin zur

Zulassung fortlaufend durch das unabhängige Paul-Ehrlich-Institut (Bundesamt für Sera und Impfstoffe) kontrolliert. Auch die Sicherheit der bereits zugelassenen Impfstoffe wird ständig geprüft. Damit gehören Impfstoffe faktisch zu den sichersten Medikamenten, die in Deutschland zur Verfügung stehen.

Zu bedenken ist auch, dass durch eine Impfung, bei der entweder lebende, meist abgeschwächte oder abgetötete Krankheitserreger in den Organismus eingebracht werden, das kindliche Immunsystem ebenfalls »trainiert« wird. So veranlassen die Impfstoffe (Antigene) das Immunsystem, große Mengen von Antikörpern (Abwehrstoffen) zu bilden. Erfolgt dann später ein erneuter Kontakt mit dem Erreger, sind die benötigten Antikörper, die den Erreger unschädlich machen, bereits im Körper vorhanden – und ein Ausbruch der Krankheit wird verhindert.

Bleibt abschließend festzuhalten, dass ein ausreichender Impfschutz letztlich die einzige wirksame Präventivmaßnahme ist, Kinder vor schweren Erkrankungen und ihren möglichen Folgeerscheinungen zu bewahren.

Dies gilt nicht nur für oft tödlich verlaufende Krankheiten, wie Tetanus, Diphterie oder bakterielle Infektionen mit Haemophilus influenzae b (HIB), die eine lebensgefährliche Kehldeckelentzündung (Epiglottitis) oder Hirnhautentzündung (Meningitis) verursachen können, sondern auch für vermeintliche »Bagatellkrankheiten«, wie Masern, Mumps (besonders für Jungen, bei denen es zu einer schwerwiegenden Hodenentzündung kommen kann), Windpocken (die zu schweren Hirnschäden führen können), Röteln (die immer noch jedes Jahr schwere Fehlbildungen bei Ungeborenen verursachen) oder auch Keuchhusten. Vor allem für Säuglinge kann Keuchhusten lebensgefährlich sein. Aber auch älteren Kindern sollten derart schwerwiegende Symptome wie extrem anstrengende Hustenanfälle und lang anhaltende Atembeschwerden nach Möglichkeit erspart bleiben, zumal es Monate dauern kann, bis sich ein Kind nach überstandener Krankheit von den körperlichen und seelischen Strapazen erholt hat.

Zu den Autorinnen

Gabi Hoffbauer ist Fachärztin für Innere Medizin und Expertin für Ganzheits- und Präventivmedizin. Sie arbeitet als Gesundheitsberaterin, leitet Seminare zur Verbesserung bzw. Aufrechterhaltung der psycho-physischen Gesundheit und ist Autorin mehrerer medizinischer Ratgeber.

Dr. Nicole Schaenzler, promovierte Philologin, ist als Medizinjournalistin tätig. Als Fachautorin hat sie bereits viele Bücher zu medizinischen und naturheilkundlichen Themen verfasst. Außerdem ist sie Herausgeberin eines Gesundheitsmagazins.

Register